国家社科基金项目（17BZS087）成果

2020 年西南政法大学引进人才科研项目（2020-XZRCXM002）成果

重庆市教委人文社会科学研究基地项目"中国共产党对共同富裕的百年探索与经验研究"
（22SKJD033）成果

重庆市社科基金一般项目"重庆开埠与川陕甘交界地区商路市场变动（1890—1949）"
（2023NDYB172）阶段成果

重庆市教委重点项目"善堂近代化转型与川渝基层社会权力秩序重构（1840—1949）"
（24SKGH003）阶段成果

本书出版由西南政法大学马克思主义理论学科建设经费资助

西南政法大学马克思主义理论学科建设丛书

现代化视域下的
西北瘟疫防治"本土经验"演化
（1850—1949）

谢 亮 著

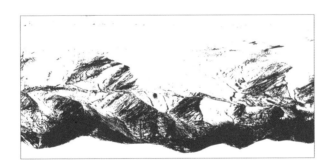

社会科学文献出版社
SOCIAL SCIENCES ACADEMIC PRESS (CHINA)

图书在版编目（CIP）数据

现代化视域下的西北瘟疫防治"本土经验"演化：
1850—1949 / 谢亮著 . --北京：社会科学文献出版社，
2025.3. --（西南政法大学马克思主义理论学科建设丛
书）.--ISBN 978-7-5228-4059-8

Ⅰ. R254.3-092

中国国家版本馆 CIP 数据核字第 2024D6G628 号

西南政法大学马克思主义理论学科建设丛书
现代化视域下的西北瘟疫防治"本土经验"演化（1850—1949）

著　　者／谢　亮

出 版 人／冀祥德
责任编辑／郑彦宁
责任印制／岳　阳

出　　版／社会科学文献出版社·历史学分社（010）59367256
　　　　　地址：北京市北三环中路甲 29 号院华龙大厦　邮编：100029
　　　　　网址：www.ssap.com.cn
发　　行／社会科学文献出版社（010）59367028
印　　装／唐山玺诚印务有限公司

规　　格／开本：787mm×1092mm　1/16
　　　　　印张：19.5　字数：308 千字
版　　次／2025 年 3 月第 1 版　2025 年 3 月第 1 次印刷
书　　号／ISBN 978-7-5228-4059-8
定　　价／128.00 元

读者服务电话：4008918866

序言　西北瘟疫防治与区域社会发展现代转型

  霍乱、鼠疫、白喉、天花、伤寒、副伤寒、猩红热等是 1850—1949 年西北人群易染瘟疫。此期，畜疫亦多发。西北瘟疫种类较多，且多呈点散状暴发，时间分布具有高集中性、季节性特征，空间分布也具有高集中性。人口密度高、生产较发达、商贸活动频度较高的地区是瘟疫流行的主要区域。气候、环境等自然因素影响，经济发展滞后，缺医少药和卫生观念落后等是近代西北地区瘟疫成灾的主要原因。

  1850—1949 年西北瘟疫防治本土经验演化是指其所涉知识、制度、观念、举措及习惯新变化。它的应用实践，使西北瘟疫防治从依赖传统医学知识、卫生观念及以医事、医政制度为支撑，转向以吸纳现代医学知识、卫生观念和发展现代医药产业为支撑，从传统荒政实践向现代国家公共卫生建设转化。瘟疫引发社会公共危机及瘟疫传播的新变化，是促动瘟疫防治本土经验演化的现实原因；传统防疫实践是瘟疫防治本土经验演化的知识基础之一；引介和传播现代医学知识、公共卫生观念及其制度，为本土经验演化增添新知识内涵的同时，进一步加速演化进程。经验演化之应用实践使新、旧"技术"都有被确立为瘟疫防治操作规范者，传统医学和现代医学都在发挥作用。国家促进现代医学技术应用及卫生观念传播，却受"现代化"发展水平所限；而传统医学技术、观念在近代西北社会防治疫病实践中仍发挥作用，是由于其相较现代西医"价昂"而形成的"价廉"优势，也与民众长期的文化心理和选择习惯相关——这并非简单、必然的"文化冲突"。

  传统防疫依赖的医事、医政体系在明清时期实已废弛，此故，西北现代防疫卫生体系整体性重建既是瘟疫防治本土经验演化的应用实践，又同时为本土经验演化提供制度和组织保障。瘟疫防治新、旧"技术"的综合应用，依赖国家、社会的倡导和推动，更依赖现代防疫卫生体系提供组织保障和知识、观念、制度支持。近代西北应对瘟疫的举措与传统荒政虽有可契合之处，但是已转变为国家履行公共卫生建设职责，且多依赖社会动员。于是，防疫卫生宣教成为社会动员同时也是西北瘟疫防治本土经验演化外显为社会行动的展现，其内容丰富且有针对性，形式、载体多样，注重以法令政策宣传、知识教育和观念倡导等规范民众卫生行为，已显著区别于传统荒政所言化民成俗。此外，西北瘟疫防治本土经验演化亦有体现地方特色的典型事例。以"延安经验"为例，其形成根源于群众路线的实践，突出广泛动员群众与服务军民、服务革命相结合，并依照"中西医结合""积极预防和认真治疗相结合"两大方针，实践"中医科学化，西药中国化"。而1932年陕甘霍乱防治和1942年青海牛瘟防治则展现了瘟疫防治"本土经验"演化在操作规范层面的"一般性"特征。

公共卫生危机缓解，上联国家、下贯省县的现代防疫公共卫生行政体系和医疗、医学教育培训体系的初步成形，以及现代医药产业的初步发展，皆是1850—1949年西北防疫实践所获主要成效。但是，政治不良和社会衰败，地处偏远和交通梗阻，经济落后和财政困难，人才缺乏和民众卫生观念落后等亦是此期西北瘟疫防治本土经验演化面临的挑战。需指出，对西北瘟疫防治本土经验演化过程中知识、制度供给的"外源"与"内生"，以及二者相互调适中的"应然"与"实然"问题，都应予以重视。

近代西北瘟疫防治本土经验演化受中国传统思想、知识资源及现实问题影响。主动接纳现代西医及公共卫生观念，固然有中、西医之间存在某些知识或观念契合的原因，更是源于现代中国构造之自主性。中医在瘟疫防治与民众日常问诊救治中仍发挥作用，"延安经验"中的中医科学化和现代西医民族化，都是地方性知识创造性转化和新知识、新技术"地方化"的体现。国家促进民众接受新知识、新观念，社会贤能引介现代西医并参与防疫，与"化民成俗""官民合力"的传统相合，亦助推了"地方性知识"的新转化。

在近代西北，尽管国家引导社会力量参与瘟疫防治是缘于自身能力不足而被迫让渡出管理与治理社会公共事务的部分空间，其行政目标并非以促进社会自治为应对公共危机之方，但是，国家在开展防疫社会动员时又确实试图规范所有参与者的行为及其参与领域，且是以国家（政府）在知识、观念、组织和经费、物质等方面提供保障为基础，其中，国家承担了组织者和"知识""技术""制度"发展的引领者、宣传者、实践者的角色。这些又都与现代国家（state）建设关联。此期，国家（政府）亦以医政等隐蔽方式将权力触角向基层社会扩张，渗透于民众家居环境改善和个人卫生观念、行为重塑等私性领域。这能促进防疫和公共卫生网络完善，亦能促进民众卫生观念转化，其实效亦与现代国家建设实现程度相关。

总之，现实挑战的应对，以及社会卫生观念、行为的重塑本就过程漫长，1850—1949年西北瘟疫防治本土经验演化由此呈现出独特的应然可期而实然尴尬的历史局面。

目　录

绪　论 / 1

第一章　近代西北瘟疫概述 / 18

　　第一节　近代西北瘟疫病种分类 / 18

　　第二节　近代西北瘟疫流行特征 / 26

　　第三节　近代西北瘟疫流行原因 / 30

　　第四节　典型重大瘟疫疫情 / 41

　　小　结 / 55

第二章　西北传统防疫实践 / 56

　　第一节　传统防疫临灾举措 / 56

　　第二节　比较视域下传统中医防疫知识对勘 / 63

　　第三节　传统医政管理与瘟疫防治 / 76

　　小　结 / 80

第三章　近代西北瘟疫防治"本土经验"演化的原因 / 81

　　第一节　瘟疫引发近代社会公共危机 / 81

　　第二节　瘟疫传播的新变化 / 89

　　小　结 / 96

第四章　近代西北瘟疫防治新观念、新知识、新制度引入 / 97

　　第一节　近代公共卫生观念嵌入 / 97

第二节　缺医少药与近代西北西医发展 / 105

第三节　近代西北医政建设与防疫法规体系草创 / 111

第四节　近代西北医院与医学教育的草创 / 127

小　结 / 141

第五章　防疫社会动员和卫生宣教 / 142

第一节　国家主导下的防疫社会动员 / 142

第二节　防疫社会动员中的民众卫生宣教 / 163

小　结 / 178

第六章　近代西北官民合力防疫的新旧举措 / 180

第一节　政府防治瘟疫新措施 / 180

第二节　民间瘟疫防治举措 / 212

小　结 / 219

第七章　近代西北瘟疫防治本土经验演化案例 / 220

第一节　"延安经验"：群众卫生运动与陕甘宁边区
　　　　瘟疫防治 / 220

第二节　1932 年陕甘霍乱和 1942 年青海牛瘟的
　　　　临灾救治 / 254

小　结 / 265

结　语 / 267

参考文献 / 286

后　记 / 302

绪 论

一 问题的缘起

疫病史、文化史、环境史和灾荒史研究相融，是目下"新史学"研究的新动向和热点、难点问题域。近代西北灾荒与瘟疫交相为害，西北地区如何应对瘟疫，对其近代公共卫生建设有何影响？近代公共卫生建设促动现代化因素加速嵌入西北，又会对区域社会变迁产生何种影响？前述追问常迫使学人渴望能探究此间缘由。

相较于学界高度关注东南社会医疗史、疫病史研究的"话语"热点，学界对近代西北瘟疫防治关注度确实不高。既有研究讨论前述问题主要集中于下述方面。①瘟疫成因及影响。从自然地理环境、交通条件、政治局势和民众生活状况等分析成因，从人口死亡、劳动力损失、社会生产受挫等论及影响。②霍乱、鼠疫、牛羊瘟疫等个案研究。此类研究多在灾荒史视域下分析具体瘟疫何以暴发、如何防治，且多以民国时期某类个案为主。③归纳瘟疫防治举措及启示。这类研究常以个案讨论某阶段防疫的政策、措施及其变化，丰富了防疫现代化转型的个案史实。

但是，既有研究所做论断未必是近代西北瘟疫防治的全部知识镜像。

第一，以研究切入点选择而言，偏重于分析成因、影响或探讨染病民众的赈济及社会秩序维护举措，仍是在灾荒史范畴下审视问题。前者常论自然、地理和社会原因——灾荒实皆根因于此；后者多言制度松弛及何以效果不佳。它不能凸显下述事实：瘟疫暴发及防治实与区域社会的气候、环境、制度与文化心理演变等因素相关，从社会变迁来看，这些因素又关涉区域社会发展转型中"传统""现代"能否相互调适的问题。

第二，基于相应核心命题设定得出结论，遮蔽了近代西北瘟疫防治本土经验演化的复杂性，致使论断未必能符合历史实际。因为，当瘟疫防治现代化转型成为研究逻辑预设，研究者多会以是否合乎现代化之标准考究政策变化，或探究诸多地方性举措何以因此而发生。于是，复杂历史易被简单化为规律之应用或证明。具体于西北，它未能系统讨论西北社会应对瘟疫暴发的本土机制如何发挥作用，以及近代防疫与公共卫生建设实践嵌入西北发生了何种调适，是否能折射出区域社会发展现代化转型的某类规律。

第三，接续前论，下述追问当是西北疫病史深度研究应关切的重要命题：如何界定疫与病、疫病与灾荒之关系？近代西北疫病何以流行，其规模、特征为何？疫病流行成因、影响在现代化境遇下发生何种新变化？特别是，各类力量如何参与防疫、公共卫生建设，这些公共卫生建设如何实现社会动员、资源整合？若前述问题值得讨论，那么，在"现代化"因素影响日渐凸显时，防疫及公共卫生建设的变化是如何体现在知识、制度、观念、社会习俗等方面？与之对应，此类变化又如何反作用于近代西北瘟疫防治本土经验演化？综上诸因素，可否区分主因与次因，它们对近代西北瘟疫防治本土经验演化有何消极或积极影响？从社会变迁看，上述追问仍关涉区域社会发展转型中"传统"与"现代"的调适。

第四，对近代西北瘟疫防治本土经验演化的总结，虽散见于一些论述，但总体上讲，研究的深度和系统性仍亟待加强。笔者目前眼界所及，发现以本书拟定命题为问题意识的系统性研究尚属鲜见。

综上而论，既有研究未能完备地回答前述追问，其理论思考缺失亦客观存在。因此，若以"近代西北瘟疫防治之本土经验演化"为问题意识而探究西北社会变迁，并考辨区域社会发展现代化转型命题，必将助益于对"历史连续性"命题讨论的推进。同时，近代西北瘟疫防治本土经验演化呈现为防治瘟疫各类举措的实施，尤其是其中国家主导作用的发挥，既关涉内生性思想文化资源和嵌入性新知识的调适与融合，又关联现代国家建构。近代西北瘟疫防治的本土经验演化更可能表明，近代以降医疗卫生领域的变化已超越中西医之争而成为"现代中国"建设的重要步骤。即如学人所论，医疗史研究的任务非仅在于描述现代西方"殖民品格"嵌入中国并渐获所谓"合法性"的历史过程，更应自觉关注此间知识分子、社会贤能、政治人物如何通过"颠倒的想象"并将其与本土资源结合，使医疗行为成为型构现代中国新传统的关键要素。① 此外，能为部分后发展地区公共卫生建设和传染病防治提供借鉴，是近代西北瘟疫防治本土经验演化研究显见的现实意义。

二 学术史回顾

学界公认陈邦贤先生著《中国医学史》是近代中国第一部医史著作，也是中文学界近代疫病史、医疗史研究之肇端。此后虽时经沉寂，但自 20 世纪末始，中文学界疫病史、医疗史研究再度活跃，且向文化史、社会史、政治史等研究领域拓展。具体于西北地区，20 世纪八九十年代灾荒史研究日趋活跃，瘟疫或疫病的一些史实常零星散布于西北灾荒史相关研究中。而且，随着疫病史、医疗史研究渐成规模，西北瘟疫防治研究在西北地方史研究中逐步凸显。

需指出，近年来医史学界和历史学界都关注疫病研究等，但二者又有区别。医史学界的研究主要是基于相应医学理论的指引而运用方志、医书等资料，分析疫病病候、症状及病理演变，考辨瘟疫治疗的医理、诊治方案与技术演变，梳理医学脉流及医家流派传承等，偏重讨论不同历史时期不同瘟病在各地区的发生及治疗。历史学界的研究则偏重梳理医事、医政制度变化，讨论疫病影响，考察国家、社会防疫政策变化及其与社会发展的互动关系。此外，疫病易扩散成灾的特点使此类研究曾在长时段内被纳入灾荒相关研究。近年来历史学界此类研究的新变化主要是：疫病史研究与文化史、社会史、政治史、环境史研究相融而引入新理论、新方法，不仅逐渐超越灾荒研究而成一相对独立领域，更使瘟疫防治研究与防疫工作、公共卫生建设、现代国家建设、社会变迁等命题深度关联。

基于对医史学界和历史学界研究特点的把握，笔者以瘟疫防治本土经验演化对应的举措及公共卫生建设演变为主线，并以"疫病史"、"医疗

---

① 杨念群：《再造"病人"：中西医冲突下的空间政治（1832—1985）》，中国人民大学出版社，2006，第409页。

史"和"公共卫生史"为核心词展开学术史梳理。

（一）近代西北疫病史、医疗史研究的海外视野借鉴

近代以降，中国渐被裹挟入世界，其疫病防治亦渐与世界发生关联。显见者，近代医学、检验检疫和公共卫生建设从通商口岸向内陆扩展，而这也是讨论近代西北瘟疫防治本土经验演化的关键历史背景。传教士及其他游历者撰写游记或调查报告、新闻报道记述西北疫病灾害，虽非严肃学术研究，却可视为海外人士较早注目近代西北地区瘟疫防治和卫生状况的例证。又如井村孝全著《地方志所载之中国疫疠略考》①较早从医疗史视角考辨了中国瘟疫问题。总体而论，海外学者严格且较系统的中国疫病史研究主要是在 20 世纪 60 年代后，而他们对近代西北疫病史、医疗史的研究似乎处于空场状态，鲜见专题性著作。

此期，除伏尔泰、李约瑟较早论及中国种痘术外，学界多认为邓海伦（Helen Dun-stan）是海外学者中最早研究中国瘟疫问题者。威廉·H. 麦克尼尔、W. 霍普金斯（Jack W. Hopkins）、梁其姿、本尼迪克特（Carol Benedict）、程恺礼、费克光、D. R. 霍普金斯、饭岛涉等的成果堪称精要。②另外，余新忠教授指出，Christopher Cullen、Wilt Idema、韩嵩（Maria Hanson）等学者的研究注重分析国家医疗政策和地方医疗资源变化之关系，③于我们亦有启发意义。

---

① 〔日〕井村孝全：《地方志所载之中国疫疠略考》，《新医药》第 4 期，1937 年。
② Helen Dun-stan, "The Late Ming Epidemics: A Preliminary Survey"（《明末时疫初探》），*Ch'ing Shih Wen-ti*, Vol. 3（3），1975；〔美〕威廉·H. 麦克尼尔：《瘟疫与人》，余新忠、毕会成译，中国环境科学出版社，2010；Jack W. Hopkins, *The Eradication of Smallpox*（《天花的消亡》），Westveiw Press, 1989；梁其姿，"The History of Diseases in Pre-modern China"（《中国前近代时期的疾病》），in K. F. Kiple ed., *The Cambridge History and Geography of Human Diseases*, Cambridge University Press, 1993；Carol Benedict, *Bubonic Plague in Nineteenth-Century China*（《中国 19 世纪的腺鼠疫》），Stanford University Press, 1996；程恺礼（Kerrie MacPherson）：《霍乱在中国（1820—1930）：传染病国际化的一面》，刘翠溶、伊懋可主编《积渐所至：中国环境史论文集》，台北：中研院经济研究所，1995；〔澳〕费克光（Carney T. Fisher）：《中国历史上的鼠疫》，刘翠溶、伊懋可主编《积渐所至：中国环境史论文集》；〔美〕霍普金斯（D. R. Hopkins）：《天国之花：瘟疫的文化史》，沈跃明、蒋广宁译，上海人民出版社，2006；〔日〕饭岛涉：《"传染病的中国史"诸问题探讨》，徐慧译，《历史研究》2015 年第 2 期；〔日〕饭岛涉：《鼠疫与近代中国：卫生的制度化和社会变迁》，朴彦、余新忠、姜滨译，社会科学文献出版社，2019。
③ 余新忠：《20 世纪以来明清疾疫史研究述评》，《中国史研究动态》2002 年第 10 期。

上述研究涉及霍乱、鼠疫等在中国的传播源、传播路线、传播方式及防治举措，或在公共卫生视野下考辨国人公共卫生意识及卫生防疫体制演进，凸显灾荒、瘟疫与环境演变、社会心理、观念变迁等的关联性。此类研究将疫病史、医疗史研究与社会史、新文化史、环境史研究相融合，令人耳目一新。

但是，需指出，海外疫病史研究渊源有故，有自身的理论视域。如麦克尼尔著《瘟疫与人》不仅凸显传染病史研究的重要性，亦将此类研究与环境史研究相融。环境史研究是以现代生态学为理论基础，关注疫病与人类活动的关系，思考人类活动的环境伦理等。又如，前田正名著《河西历史地理学研究》①从历史地理和环境史视角对历史时期河西地区的瘟疫与灾荒、环境演变的关系进行了少量考论，但未能凸显西北地区作为历史地理单元的整体性。

海外疫病史研究的支撑理论与近代西北的实际情况有较大隔膜，尤其是引入生态史、生态思想相关命题，学界在借鉴此类研究成果时应注意此种"隔膜"的客观存在。如马什、梭罗、缪尔、施韦泽等的生态思想研究，主要反思工业化以来人类活动与自然环境、疫病的关联性，②但是，近代西北工业化尚未真正展开，其人类活动与环境、瘟疫的关系也因文化背景不同而有所差异。

（二）近代西北疫病史、医疗史研究的本土整体知识境遇演进

瘟疫频发常引起社会公共危机，同样会激发人们对疫病、医疗相关主题的研究，这奠定了近代西北疫病史、医疗史研究的"整体知识境遇"。所谓"整体知识境遇"，主要是指近代西北疫病史、医疗史研究的基本知

---

① 〔日〕前田正名：《河西历史地理学研究》，陈俊谋译，中国藏学出版社，1993。
② 按，乔治·珀金斯·马什、亨利·大卫·梭罗、约翰·缪尔、阿尔贝特·施韦泽是现代生态学和生态思想史研究必涉关键人物。他们的下述重要著作更是现代生态思想史研究必涉关键文本。具体可参 G. E. Marsh, *Man and Nature: Or, Physical Geography as Modifide by Human Action*, Cambridge: Charles Scribner Press, 1864；〔美〕梭罗《瓦尔登湖》，高格译，中国华侨出版社，2018；John Muir, *My First Summer in the Sierra*, Houghton Mifflin Press, 1911；〔德〕阿尔贝特·史怀泽著，〔德〕汉斯·瓦尔特·贝尔编《敬畏生命》，陈泽环译，上海社会科学院出版社，1996；〔德〕史怀哲《文明的哲学》，郑泰安译，台北：志文出版社，1975。

识体系、概念、方法受整体的疫病史、医疗史研究规范。总体而论，其演进可分为发端、发展、繁盛及深度拓展四个阶段。

发端阶段是 20 世纪初至中叶（1912—1949 年）。此期间，陈垣、陈寅恪等开始注目医学史研究。前述陈邦贤《中国医学史》论通古今，尤详于明清，可视为近代中国疫病史、医疗史研究作为独立研究领域被确立的标志。《中国医学史》遵照现代医学之分科，论伤寒、霍乱、痢疾、肺痨病、梅毒、麻风、疟疾、天花等总计 18 种其时已知且在中国流行的传染病。① 此后，李祥麟、李健颐、余云岫、伍连德②等开始系统专论某一疫病的流行原因及预防、治疗措施，此类医家著述多注目于疫病本身，而很少如历史学那样观照疾病与社会变迁的关系，但仍是后世学人讨论近代中国疫病史、医疗史不可回避者。

新中国成立后，疫病史、医疗史研究进入发展阶段（1950—1990 年）。此期，一批类通史性的疫病史、医疗史研究著作相继出版。③ 论著多以明清医书为据，专注于探讨医疗技术与病理，详论明清以降中国主要传染病病名内涵、症候演变及诊治方剂演进，但未及审视国家、社会如何应对疫病，或疫病流行如何影响社会生活和民众生活、心态等。其中，范行准著《中国预防医学思想史》考证天花传入中国时间、防治措施，又详考牛痘

----

① 陈邦贤：《中国医学史》，上海书店，1984。

② 按，其影响大者：李祥麟《鼠疫之历史》，《中西医学报》第 8 期，1910 年；李健颐《鼠疫之研究》，《医药卫生月刊》第 5 期，1932 年；余云岫《霍乱沿革说略》，《新医与社会会刊》第 1 期，1928 年；余云岫《中国霍乱流行史略及其古代疗法概括》，《同仁医学》第 4 期，1935 年；余云岫《中国鼠疫史》，《中华医学杂志》第 11 期，1936 年；余云岫《鼠疫概论》，上海海港检疫所刊印，1937；余云岫《流行性霍乱与中国旧医学》，《中华医学杂志》第 6 期，1943 年；伍连德《鼠疫预防之总论》，《中华医学杂志》第 2 期，1929 年。

③ 按，20 世纪 60—70 年代研究有停顿；50 年代和 80—90 年代，疫病史、医疗史研究呈加速发展。研究成果包括论文、专著，影响大者：范行准《中国预防医学思想史》，人民卫生出版社，1953；范行准《中国病史新义》，中医古籍出版社，1989；余云岫《古代疾病名候疏义》，人民卫生出版社，1953；刘牧之《麻风病在中国医学及历史上的记载》，《中华皮肤科杂志》1956 年第 1 期；庞京周《中国疟疾概史》，《医学史与保健组织》1957 年第 1 期；李庆坪《我国白喉考略》，《医学史与保健组织》1957 年第 2 期；陈方之《中国猩红热简史》，《医学史与保健组织》1957 年第 2 期；陈胜昆《中国疾病史》，台北：自然科学文化事业公司，1984；何斌《我国疟疾流行简史（1949 年以前）》，《中华医史杂志》1988 年第 1 期；余永燕《烂喉痧（猩红热）病史考略》，《中华医史杂志》1998 年第 3 期。

方法传入时间、过程，该书可视为中国医学史研究里程碑式的著作。[①]

改革开放促进中外学界交流扩大，疫病史、医疗史研究遂自 20 世纪 90 年代始相继进入繁盛阶段（1991—2010 年）和深度拓展阶段（2011 年至今）。历史学与疫病史、医疗史、环境史研究深度结合而成的专题性疾病医疗社会史研究渐成新热点。梁其姿、曹树基等[②]分别以霍乱、鼠疫等典型疫病为例，专论瘟疫对社会经济发展、区域人口结构变化的影响，审视国家、社会如何应对瘟疫，并据此讨论瘟疫传播、防治与区域社会变迁的关系。特别是，因关注生命健康和审视整体社会环境变化对生命健康的影响，一些研究把疫病史、医疗史同政治史、文化史、环境史的研究相结合，或从生态、环境视角审视疫病与人口结构变迁、社会经济发展之关系，或在社会变迁视野下审视现代医学、公共卫生等现代性因素在近代中国之嵌入及对现代国家建设的促进等，又或是在传统与现代的二分中以生态关系、民风民俗为切入点审视瘟疫防治与区域社会变迁之关系。

需指出，随着公共卫生命题引发关注，疫病史、医疗史研究时段不再集中于明清或晚清，而是逐渐以晚清、民国并重，并向新中国时期延展，亦与现代国家建设乃至社会治理等关联。此类研究的空间地域仍多以东南

---

① 参余新忠《清代江南的瘟疫与社会：一项医疗社会史的研究》，中国人民大学出版社，2003，第 26 页。

② 按，影响大者：梁其姿《明清预防天花措施之演变》，《国史释论：陶希圣先生九秩荣庆祝寿论文集》，台北：食货出版社，1987；曹树基《鼠疫流行与华北社会的变迁（1580—1644 年）》，《历史研究》1997 年第 1 期；曹树基、李玉尚《鼠疫流行对近代中国社会的影响》，李玉尚、曹树基《18—19 世纪云南的鼠疫流行与社会变迁》，《自然灾害与中国社会历史结构》，复旦大学出版社，2001；李玉尚、曹树基《咸同年间的鼠疫流行与云南人口的死亡》，《清史研究》2001 年第 2 期；李玉尚《霍乱在中国的流行（1817—1821）》，《历史地理》第 17 辑，上海人民出版社，2001；余新忠《嘉道之际江南大疫的前前后后——基于近世社会变迁的考察》，《清史研究》2001 年第 2 期；余新忠《20 世纪以来明清疾病史研究述评》，《中国史研究动态》2002 年第 10 期；余新忠《中国疾病、医疗史探索的过去、现实与可能》，《历史研究》2003 年第 4 期；余新忠《清代江南疫病救疗事业探析——论清代国家与社会对瘟疫的反应》，《历史研究》2001 年第 6 期；余新忠《清代江南的瘟疫与社会：一项医疗社会史的研究》；余新忠《医疗史研究中的生态视角刍议》，《人文杂志》2013 年第 10 期；杨念群《再造"病人"：中西医冲突下的空间政治（1832—1985）》；邓铁涛主编《中国防疫史》，广西科学技术出版社，2006；李化成、沈琦《瘟疫何以肆虐？——一项医疗环境史的研究》，《中国历史地理论丛》2012 年第 3 期；单丽《中国霍乱始发问题辨析》，《中国历史地理论丛》2014 年第 1 期。

地区或沿海沿边口岸为主。如杨念群、李玉尚、何小莲等①的研究是前述变化的重要推动力量。另需补充者，与疫病史、医疗史研究的肇始几乎同步，公共卫生相关研究随之而起，颇具影响的研究论述相继出版。② 此类著述虽属"初步"，但它们是时代风气开先者。同时，其还表明时人已是以现代公共卫生理念思考防疫及公共卫生建设问题。

（三）近代西北疫病史、医疗史研究的现状——以瘟疫防治及公共卫生建设研究为中心

疫病史、医疗史研究整体知识境遇演进虽在事实上为近代西北瘟疫防治本土经验演化研究提供了理论支撑，推动了知识、概念规范及问题域拓展，但是，就历史溯源而论，晚清新政以降公共卫生建设在西北嵌入，特别是近代媒体的兴起，方使西北灾荒和瘟疫逐渐在更大范围内进入时人视线。《申报》《大公报》《民国日报》等当时的主流媒体和地区的《民国甘

---

① 按，此期研究成果影响较大者：杨念群《"兰安生模式"与民国初年北京生死控制空间的转换》，《社会学研究》1999 年第 4 期；杨念群《我国近代"防疫"体系的演变》，《文汇报》2003 年 8 月 3 日；杨念群《如何从"医疗史"的视角理解现代政治》，《中国社会历史评论》第 8 卷，天津古籍出版社，2007；李玉尚《近代中国的鼠疫应对机制——以云南、广东和福建为例》，《历史研究》2002 年第 1 期；黄庆林《国民政府时期的公医制度》，《南都学坛》2005 年第 1 期；何小莲《论中国公共卫生事业近代化之滥觞》，《学术月刊》2003 年第 2 期；何小莲《西医东渐与文化调适》，上海古籍出版社，2006；何小莲《冲突与合作：1927—1930 年上海公共卫生》，《史林》2007 年第 3 期；曹树基《国家与地方的公共卫生——以 1918 年山西肺鼠疫流行为中心》，《中国社会科学》2006 年第 1 期；彭善民《公共卫生与上海都市文明（1898—1949）》，上海人民出版社，2007；彭善民《商办抑或市办：近代上海城市粪秽处理》，《中国经济史研究》2007 年第 3 期；郑大华《民国乡村建设运动之"公共卫生"研究》，《天津社会科学》2007 年第 3 期；余新忠《从避疫到防疫：晚清因应疫病观念的演变》，《华中师范大学学报》2008 年第 2 期；张泰山《民国时期的传染病与社会——以传染病防治与公共卫生建设为中心》，社会科学文献出版社，2008；王小军《中国史学界疾病史研究的回顾与反思》，《史学月刊》2011 年第 8 期。

② 按，近代此领域研究成果影响较大者：伍连德《论中国当筹防病之方　实行卫生之法》，《中华医学杂志》第 1 期，1915 年；胡定安《中国卫生设施行政计划》，商务印书馆，1928；胡鸿基《公共卫生概论》，商务印书馆，1929；俞风宾、程瀚章《卫生要义》，商务印书馆，1930；齐仿良《卫生警察急宜开办》，《卫生杂志》第 2 期，1932 年；马允清《中国卫生制度变迁史》，天津益世报馆，1934；宋介《市卫生论》，商务印书馆，1935；黄子芳《中国卫生刍议》，《公共卫生月报》第 1 期，1936 年；余觉《卫生集》，国光印书局，1939；毕汝刚《公共卫生学》，商务印书馆，1945；赖斗岩《公共卫生概要》，中华书局，1949。

肃日报》《新疆日报》《西京日报》等，以及一些卫生杂志，皆报道过西北瘟疫，或有专文讨论其成因、防治方案，宣介公共卫生知识。然而，受时代所限，加之西北地处偏僻，时局不靖，此类文论明显缺乏系统性和深度学理阐释，实难视为严格意义上的学术研究。因此，近代西北疫病史、医疗史、公共卫生史研究的真正繁荣应如前述，在新中国成立后，尤以改革开放以降为要。

因灾、疫常相连，学界较长时期内把灾、疫、饥荒等皆纳入广义灾荒史研究，一些对西北瘟疫的讨论常被淹没于灾荒史资料的编纂和整理中。改革开放以后，新理论、新方法引入，无论资料编纂与整理，还是具体问题讨论，虽一度仍被置于灾荒史研究范畴，但是亦出现了一批重要成果，对助推西北疫病史研究向前发展有重要贡献。如袁林教授《西北灾荒史》①对西北方志有关灾荒记载的梳理纵跨千年，尤详于清。该书对西北方志中清以降的包括畜疫在内的瘟疫记载有较详细的总结，是研究西北瘟疫防治的重要参考。

总之，20世纪90年代以降，纵然一度仍被淹没于灾荒史研究，但是，理论与方法的更新使近代医疗、公共卫生建设及现代国家建设等命题在近代西北瘟疫防治研究中的重要性日趋凸显。笔者眼界所及的代表性成果可概述如下。

第一类，灾荒史视野下的西北瘟疫史实梳理。代表者如前述袁林教授《西北灾荒史》等。此外，一些重要著作的出现，如《近代中国灾荒纪年》《近代中国灾荒纪年续编（1919—1949）》等②，既是20世纪90年代灾荒史研究在较长时间沉寂后再度活跃的标志，亦有助于学界关注瘟疫防治等专题。然相较于同期其他区域疫病史、医疗史资料整理及研究，专注西北地区的同类成果仍显薄弱。

第二类，疫病史、医疗史视野下对西北瘟疫防治问题的总体讨论。目下所及，现有成果多是讨论西北瘟疫频发原因，关注瘟疫对地区社会经济发展的影响，如劳动力损失、社会生产遭到破坏等。此类研究又属近代西

---

① 袁林：《西北灾荒史》，甘肃人民出版社，1994。
② 李文海、林敦奎等：《近代中国灾荒纪年》，湖南教育出版社，1990；李文海、林敦奎等：《近代中国灾荒纪年续编（1919—1949）》，湖南教育出版社，1993。

北瘟疫防治问题研究中居主导者。例如，李玉尚、李并成等①从气候、环境、交通、经济和卫生条件等层面讨论西北瘟疫的成因及影响。

第三类，疫病史、医疗史、公共卫生史、环境史等多学科视野交融下的西北瘟疫防治的专题性论述。此类研究虽仍会分析疫病成因与影响，但多综合运用不同类型史料，论证近代公共卫生建设在西北的嵌入发展。其距离东南地区相关同类研究仍有较大差距，且学理深度和系统性亦亟待提升。其中，王睿、姚远等②于此有相应贡献。

上述第二、三类研究反映出下述事实：西北疫病史、医疗史和公共卫

---

① 按，其要者如下：李玉尚《民国时期西北地区人口的疾病与死亡——以新疆、甘肃和陕西为例》，《中国人口科学》2002年第1期；李并成《民国甘肃疫灾与畜疫灾研究》，《甘肃社会科学》2020年第5期；李雪琴《民国时期甘肃传染病的流行与防治》，硕士学位论文，西北师范大学，2013；陈健《民国时期新疆疫病流行与新疆社会》，硕士学位论文，新疆大学，2005；张向华《民国时期晋陕甘宁地区疫灾流行与公共卫生意识的变迁研究》，硕士学位论文，华中师范大学，2015。

② 按，成果多论文或学位论文，其要者如下：王睿、姚远《近现代陕西医学期刊的起源和发展》，《河北农业大学学报》（农林教育版）2005年第4期；杨智友《1942年青海牛瘟案述评》，《中国藏学》2006年第3期；刘炳涛《1932年陕西省的霍乱疫情及其社会应对》，《中国历史地理论丛》2010年第3期；贾秀慧《晚清民国时期新疆的公共卫生建设探析》，《伊犁师范学院学报》2011年第1期；温艳、岳珑《民国时期地方政府处理地方突发事件的应对机制探析——以1930年代陕西霍乱疫情防控为例》，《求索》2011年第6期；曾达《农林部西北兽疫防治处述论（1941—1949）》，硕士学位论文，兰州大学，2011；张瑞彬《国民政府时期陕西公共卫生事业研究》，硕士学位论文，西北大学，2011；杨雨茜《1932年陕西省霍乱研究》，硕士学位论文，上海交通大学，2013；王荣华《民国时期宁夏现代医疗卫生业述论》，《宁夏社会科学》2013年第6期；李雪琴《民国时期甘肃传染病的防治措施》，《天水师范学院学报》2013年第1期；石雪婷《民国21年（1932）陕西霍乱研究》，硕士学位论文，陕西师范大学，2013；张萍《环境史视域下的疫病研究：1932年陕西霍乱灾害的三个问题》，《青海民族研究》2014年第3期；张萍《脆弱环境下的瘟疫传播与环境扰动——以1932年陕西霍乱灾害为例》，《历史研究》2017年第2期；凌富亚《民国时期西北地区现代医疗卫生事业的发展——以甘肃省为例》，《西安文理学院学报》2015年第4期；李佳晔《二十世纪三四十年代甘肃省卫生处研究》，硕士学位论文，兰州大学，2016；李明慧《近代陕西中西医交流与社会变迁》，硕士学位论文，陕西师范大学，2016；杨阳《民国西北防疫处述论》，《新乡学院学报》2017年第1期；吕锐《晚清吐鲁番牛痘局的设立与运转——基于〈清代新疆档案选辑〉的分析》，《原生态民族文化学刊》2019年第1期；牛桂晓《边疆·卫生·抗战：全面抗战时期西北卫生建设述论》，《日本侵华南京大屠杀研究》2019年第1期；刘锦增《清末民国边疆地区疫情的治理与反思——以新疆鼠疫为中心》，《青海民族研究》2020年第4期；吕强、王昕《民国西北卫生状况与防疫体系建构——基于报刊舆论的考察》，《西安电子科技大学学报》2020年第3期；高升荣《民国时期西安居民的饮水问题及其治理》，《中国历史地理论丛》2021年第2期。

生史研究渐趋活跃，开始审视瘟疫防治中国家（政府）与社会互动关系，对近代防疫、公共卫生建设在西北地区的展开及相应社会变迁有初步阐述。但是，受史料所限，又或受学科训练所限，现有此二类成果多属一般性述评，对此一地理单元的系统性、普遍性研究尚显不足。

第四类，医疗史、公共卫生史视野下的陕甘宁边区防疫和公共卫生建设研究。受自然地理环境、交通条件和社会经济发展等因素影响，陕甘宁边区亦时常面临防疫的现实问题。仅就知识和技术层面而论，陕甘宁边区防疫和公共卫生建设举措与其时西北其他地区的同类举措"形似"却"神异"。学界有关陕甘宁边区的防疫和公共卫生建设研究是近代西北疫病史、医疗史研究的重要构成。除考察边区疫病成因及影响，此类研究更重要的落脚点在分析边区防疫及公共卫生建设的指导思想、政策法令变化和边区医疗卫生事业成就。此外，还常讨论边区开展群众卫生运动和倡导"中西医结合""预防为主治疗为辅"的公共卫生建设方针。①

综上所述，近代西北疫病史、医疗史研究可前溯至晚清民国，历史渊源有踪，已有令人注目的学术成果，但其局限也客观存在：既缺乏对近代西北瘟疫防治及与之相关的疫病史、医疗史、公共卫生史研究的整体性、系统性把握，对核心命题"瘟疫防治本土经验演化"亦缺乏论述。一些述论式研究多以史料梳理为主。另外，既有研究对近代西北疫病史、医疗史、公共卫生史资料——如档案资料、方志资料、调查报告、时人游记

---

① 按，其要者如下：高钦颖《陕甘宁边区中西医团结合作史话》，《中西医结合杂志》1984年第7期；梁烈庭《陕甘宁边区的卫生防疫及卫生运动》，《陕西卫生志》1985年第2期；孔淑贞《陕甘宁边区防疫工作的成就》，《中华医史杂志》1991年第2期；孔淑贞《陕甘宁边区的妇幼卫生事业》，《陕西卫生志》1985年第3期；陕西卫生志编纂委员会办公室编《陕甘宁边区医家传略》，陕西科学技术出版社，1991；卢希谦、李忠全主编《陕甘宁边区医药卫生史稿》，陕西人民出版社，1994；张启安《陕甘宁边区的医疗卫生工作和医德建设》，《中国医学伦理学》2001年第3期；秦爱民《论抗战时期陕甘宁边区的医疗卫生工作》，《宁夏社会科学》2003年第5期；温金童、李飞龙《抗战时期陕甘宁边区的卫生防疫》，《抗日战争研究》2005年第3期；温金童、罗凯《抗战时期陕甘宁边区的妇幼保健》，《医学与社会》2010年第10期；温金童《试析抗战时期陕甘宁边区的中西医合作》，《抗日战争研究》2010年第4期；王斐、贺启翔、谢小梅《论抗战时期陕甘宁边区的医学教育》，《南昌高专学报》2008年第6期；王元周《抗战时期根据地的疫病流行与群众医疗卫生工作的展开》，《抗日战争研究》2009年第1期；王飞、王运春《陕甘宁边区传染病防治机制》，《经济社会史评论》2020年第4期。

等——的挖掘和利用仍待加强。

三　概念界定及相关说明

（一）概念界定

1. 瘟疫、防疫、公共卫生建设

对瘟疫与疫病是否应做区分，学界争论较大。方志类文献等记述疫情常较简略，对诱发瘟疫的疫病病名与具体对应又常存不同表述，如"瘟疫""疫病""伤寒""霍乱"等。

中医学的疫病史研究一般对疫病做如下分类：①按《黄帝内经》所论，依五行学说分为金疫、木疫、水疫、火疫、土疫五大类；① ②依入侵人体之寒邪、厉气、时行之气、乖戾之气、邪毒的性质，将疫病分为寒疫、温（瘟）疫、杂疫三类；② ③依寒邪、厉气、时行之气、乖戾之气、邪毒入侵人体脏腑之位置——中医将人体脏腑分为上、中、下三焦——将疫病分为上焦疫病、中焦疫病、下焦疫病；③ ④依入侵人体之寒邪、厉气、时行之气、乖戾之气、邪毒造成疫病症状分类，即中医所谓病症分类，将中医疫病病名、病症与现代医学传染病的病名、病症对应。其中，五行分类历史悠久，但在《黄帝内经》以外的后世医家临床治疗实践或医书著述中论述相对较少；寒温杂疫病性分类、三焦分类与病症分类在后世医家临床治疗实践中运用较多，论述亦较丰富。具体而论，伤寒伤风可归列寒疫，"头痛、身热、脊强。感于风者有汗，感于寒者无汗"是其主要病症；④ 温疫分温热类、湿热类，大头瘟、烂喉痧等属前者，痢疾、疟疾等归列后者；霍乱、百日咳、黄疸病可列入杂疫。痄腮、百日咳、烂喉痧、白喉、肺结核等，是疫病邪毒从口鼻而入，侵袭上焦所致；霍乱、痢疾等多在脾、胃、肠部位发病，是邪毒经口鼻侵袭而内犯中焦；黄疸、毒淋等多在肾、膀胱、肝部位发病，是邪毒经口鼻侵袭而犯下焦。西风东渐前，

① 田代华等整理《黄帝内经素问》，人民卫生出版社，2005，第 19、69—70、76、170、205—207 页。
② 刘奎：《松峰说疫》，李心机等点校，人民卫生出版社，1987，第 41—42 页。
③ 中华中医药学会编《中医必读百部名著·伤寒卷》，华夏出版社，2007，第 214 页。
④ 刘奎：《松峰说疫》，第 41—42 页。

除有明确病名记载外，诸多西北地区文献常以"疫病急起""时疫盛行"等记述疫病或疫情。

有学人指出不能将瘟疫与疫病等同，强调"瘟疫即温疫，亦即火热疫毒所致的疫病"，① 认为瘟疫仅是疫病的一种。现代中医认为瘟疫是温病中具有强烈传染性的一种。若此，瘟疫与伤寒、鼠疫、霍乱皆有区别。例如，人们熟知的伤寒疫病——近代西北地区主要流行疫病病种之一——有广、狭义之分，伤寒还可能包括多种传染性疾病、感染性疾病及其他发热性疾病。《伤寒论》所论即涵盖狭义伤寒、中风、温病及其他内伤杂病。有研究认为，寒疫、伤寒是属不同性质和辨证论治体系的两类疫病（也不宜把二者对立）。相反者，有学人强调，"《伤寒论》所论的伤寒当属于疫病，即为寒疫"。②

瘟疫还被视为因感受时邪而暴发的具有季节性特征的时令病。西北方志和其他文献中常见的"时疫""疫"或"时疫盛行""盛行疫疠"等记载便是前此事实的折射。除寒疫、温疫外，发病情况、病死率、传染性、流行性仍是区别内伤疾病与杂疫类疫病的关键标准。如鼠疫、霍乱、痢疾、红白痢等与泄泻类内伤疾病，或肺痨（肺结核）、百日咳等与肺痿，虽彼此间有一些共同病症，但就前论四个关键标准而言仍有较大区别。在近代西北无明确疫病病名的疫情记载中，短时间内大量人口死亡的案例较普遍，亦显示出一种强传染性和流行性特征。

另需指出，笔者目下所及资料对近代西北瘟疫的记载显现出的关键特点，对考辨"疫病"概念及病种分类亦有重要参考价值。这些特点可概括为如下几项。①疫病资料中的病名有繁有简，加之在中医诸多著述中（以传统医书为要），"疫气""时行""天行""瘟疫""温疫"等本就常被用来记述疫病，或就是别称。③ 在中医学著述中，"疫病"概念本就内含传染

① 万友生：《再谈寒温统一》，《江西中医药》1988 年第 1 期。
② 邱模炎等主编《中医疫病学》，中国中医药出版社，2004，第 19—20 页。
③ 按，将近代西北诸多瘟疫病名与医书所论对勘，可发现，中医著述中"疫病"概念涵盖病名多有别称。如：痄腮（流行性腮腺炎）在有些医书中称大头病、时行腮肿、大头天行、捻颈瘟、温毒等；丹痧、疫痧、疫喉痧、烂喉丹痧、喉痧、温毒喉痧等常作为烂喉痧（猩红热）的别称；疫咳、鹭鸶咳、天哮呛、鸡咳、鸬鹚咳等常作为百日咳（肺结核）的别称；虎烈拉、虎疫是霍乱的别称；黑死病是鼠疫的别称。

性疾病和非传染性疾病。②疫病资料中的记载显示，近代西北瘟疫暴发及流行既有显见的传染性、流行性，更有明显的季节性，如诸多资料常以春夏秋冬四季或以具体农历月份记录疫病暴发事件。疫病感染对象亦不分男女老少，病毒传播有聚集性。③疫病资料中的记载常以"疫"、"时疫"或"疫疠"指代疫情，依照中医所论，这显示近代西北疫病多为"疫毒之邪"或"疫疠之气"侵袭所致。④疫病资料中有明确记录显示，近代西北暴发疫病亦有毒、邪、疫疠之气经外感而注入上、中、下三焦致病的情形。

综上，遵照医史学界和历史学界的研究惯例，鉴于民国时期已明确划分法定报告传染病种类这一事实，以及近代西北疫情记载和防治实践之实际，本书使用广义上的"瘟疫"概念，凡是"疫病流行成灾"或"瘟疫传染成灾"，本书皆视为"瘟疫"——它兼顾了"病变""传染""流行""成灾"四要素，主要是指能形成跨越数乡、数县乃至跨省传播且致人、畜高死亡率的传染病。在近代西北，于畜疫，主要是指猪、牛、羊、马等牲畜瘟疫；于人疫，对应于霍乱（虎疫）、鼠疫、白喉、天花、伤寒、副伤寒、猩红热等。南京国民政府颁行《传染病防治条例》中要求进行流行病学调查和预防管理的法定报告传染病，本书亦将其纳入"瘟疫"范畴，以烈性传染病为要。

与前论对应，本书所言"防疫"及"公共卫生建设"主要关涉下述事实：国家（政府）、社会为阻止传染病传播和救治染病病患或牲畜，颁布政策、法令，建立相应行政机构和专门组织，进行以促进公众健康或畜牧业健康发展为目的的检验检疫、医疗救治、医学教育和研究，以及发展现代医药业和进行相应社会动员与资源整合。

2."瘟疫防治本土经验"与"演化"

瘟疫防治本土经验是经长期累积而形成的瘟疫防治的观念、知识、制度和技术举措的总和。概括而论，它是指以本土医学知识为支撑的传统防疫实践，其实践或相对有效，或无效，都会沉淀为一种文化心理或生活习俗、习惯。因此，其演化势必意味着对各类新知识——包括所谓科学知识、经验知识和默会知识——的创造或吸收，新观念借鉴，以及新技术、新制度的引入。这当然也包括对外来知识、观念、技术、制度的吸收和再创造，从而形成新的知识、观念、技术、制度运用。其演化在实践层面上是对相对有效的继续提升和对无效的改进，从而产生新技术或新举措。接纳新知识、新观念，并将其"在地化"，使其扎根于"本土"，亦是"化外而为内"。而且，正是基于此，人们回过头去审视曾经的本土经验并加以改进，从而形成所谓的经验演化。由此，一些习惯被改变，一些观念被注入新的知识内涵。

事实上，言"经验"必有对应的具体事实、举措，必关涉知识、观念、制度、机构，其变动不仅是经验演化的具体呈现，更是本土经验演化的原因或条件。当经验演化势必要对应于行为发生时，从社会变迁来看，本土经验演化实际又是一种广义的社会秩序变动。在近代西北，传统防疫低效，传统医事、医政管理之功能日渐废弛，医学教育不彰，皆属客观事实。因此，近代西北瘟疫防治本土经验演化势必关联于下述社会发展趋势，即"一个以农业为基础的人均收入很低的社会，走向着重利用科学和技术的都市化和工业化的这样一种巨大转变"。① 这意味着西北瘟疫防治势必转换其曾经依赖的社会经济基础，从小农经济条件下的防疫知识教育、运用及药物生产流通，转向以现代医学支撑的卫生防疫体系建设和医学教育、医药产业发展。此间，西北瘟疫防治定然会因需改进和丰富传统瘟疫防治的知识、技术、制度，而引入现代防疫知识、观念和制度体系，并实现其"在地化"。而且，在时人对瘟疫频发原因的省思中，此种改进又表现为拓展西北瘟疫防治本土经验演化的知识范畴。

基于"传统"与"现代"比照，"本土经验演化"外显为瘟疫防治具体举措、行动，亦即近代西北为推进公共卫生建设而建立新组织或机构，采行新的政策和制度，颁行卫生防疫法令和开展防疫社会动员等。从表现形式来看，它关涉下述内容：一方面，本土医学知识支撑下的传统防疫实践，包括防疫风俗习惯作为"经验性"知识的传承；另一方面，西风东渐使近代新式防疫在西北"在地化"，此间既包括西医因传教等进入西北并参与防疫，更涵盖近代国家主动在西北创设防疫和公共卫生体系。前述事实又是东南沿海先行发生防疫、医疗现代化在西北的"重演"或

---

① 〔美〕吉尔伯特·罗兹曼主编《中国的现代化》，国家社会科学基金"比较现代化"课题组译，沈宗美校，江苏人民出版社，1998，第1页。

曰"拓展"。

需指出，随着中医瘟疫防治理论在明清时期基本成熟，人们在西北利用传统中医防治疫病，与东南沿海同类举措并无实质差异。因此，本书的"本土经验"指涉的内、外之分主要是将中国传统医学（涵盖民族医学）及防疫举措与现代西医学及其公共卫生建设、防疫举措在西北的"在地化"相区别。仅就此而论，本书所谓"本土"的空间范围，就是涵盖西北地区在内的整个中国。综上又皆被本书视为"理论知识"和"实践经验知识"外化为具体行动的展现。若此，所谓"本土经验演化"主要指涉前述行动或举措的相应变动及其在知识生产、制度和组织建构、观念确立方面的新变化。它们既是西北瘟疫防治本土经验演化的具体事实呈现，又是促动本土经验发生演化的原因和条件。与之对应，凡与近代西北瘟疫防治相关的主要史实或事件，皆在本书的讨论范畴之内。

（二）研究时段与资料来源

西北切实感受到"现代化"的影响，较中东部地区要晚。但是，1840年后中国社会变动剧烈，这对包括瘟疫防治在内的各类事务都产生了深刻影响。故而，本书将19世纪50年代确定为研究时段上限，同时，为保持完整性，实际研究会涉及1850年之前部分史实；其下限则被拉伸至20世纪40年代末。

史书、地方志、档案、近代报刊、官员文牍选集、档案文献汇编，以及时人游记、日记等——以清代和民国时期为要，都是本书涉及资料。鉴于史书文献记载西北灾害或灾疫确属简略，且散布于各类记述中，在收集、整理、分析前述资料的同时，一些未专论西北瘟疫的研究性著作亦被本书纳入文献资料范畴。

就馆藏档案而言，西北五省中，陕西、甘肃两省省档案馆中与本书相关的馆藏档案相对较多，但较分散。如甘肃省档案馆馆藏的"西北防疫处""卫生实验处""建设厅""民政厅""警察厅""卫生厅"等卷宗条目下常散布有民国时期甘肃瘟疫或烈性传染病防治的历史记录。其余三省档案馆与本书相关的馆藏档案则相对较少。一些市或县级档案馆馆藏资料中与本书相关者更是零星，且因开放较少而不便查阅。同时，除《申报》

《大公报》这类当时的主流报刊中有报道西北灾荒、瘟疫事件外，一些地方报刊亦对西北瘟疫或传染病事件有散见报道，或刊载一些卫生预防知识等。所遗憾者，此类资料涉及案例较简略，一些数据统计零散而不连续，亦不利于观察疫病在一连续时段内的症候及时间、地域分布等情况。

　　前述资料可互相印证，切实可信，能保证研究结论尽可能地符合历史实际。

第一章　近代西北瘟疫概述

近代西北社会疫病多发，且常是灾疫相连。西北瘟疫流行状况、特征展现及原因分析，仍是近代疫病史、医疗史、公共卫生史研究亟待加强的部分。此故，本章拟概论近代西北瘟疫相关情况，以奠定本书的史实基础。

第一节　近代西北瘟疫病种分类

鉴定、分析瘟疫或传染病的种类是疫病史研究中的难点问题。鉴定、分析近代西北瘟疫病种于此亦不例外，甚至难度更大。其主要原因在于，晚清之前，甚或是民初之前，西北地区现代意义上的瘟疫流行病学调查或记录甚少。既有记录以传统中医记载为主，对瘟疫或疫病症候记录过于粗略。基于对现有资料的统计，可以发现，霍乱（虎疫）、鼠疫、白喉、天花、伤寒、副伤寒、猩红热等传染病是近代西北人群易感的主要瘟疫。"霍乱""杆菌性及阿米巴性痢疾""伤寒""副伤寒""天花""流行性脑脊髓膜炎""白喉""猩红热""鼠疫""斑疹伤寒""回归热"亦被南京国民政府列为法定急性传染病。[①] 它们往往能跨越数乡、数县乃至跨省传播，且致死率高。

一　人群易染瘟疫病种

（一）大头瘟（风瘟）与鼠疫

大头瘟（风瘟），其俗称有大头痛、时毒、大头伤寒、捻头瘟、大头

---

① 《传染病防治条例》，中国社会科学院近代史研究所、民国时期文献保护中心编《民国文献类编·医药卫生卷》，国家图书馆出版社，2015，第283页。

天行、疫毒等。"头面部红肿"是其典型病症。[1] 医史学界多认为大头瘟系瘟疫之一种，受风温时毒侵入肺胃而致病发，因脸部红肿或咽喉肿痛（颈项肿胀）使头、脸大如虾蟆，故亦称虾蟆瘟，重者会有"耳聋、口禁、神昏谵语等危候"。[2] 一些研究认为大头瘟（风瘟）或应是"丹毒"，包括痄腮、颜面丹毒等，颇类现代医学所称"流行性腮腺炎"。[3] 但是，其究竟是"伤寒"还是"鼠疫"，时常被争论。有学人不认为大头瘟（风瘟）是鼠疫。[4] 范行准等认为不少学者把"大头瘟、疙瘩瘟"看作丹毒是错误的，强调"大头瘟"应是鼠疫，且主要为腺鼠疫或皮肤鼠疫。[5] 曹树基、余新忠等也认为应将"大头瘟（风瘟）"划入鼠疫这类烈性传染病。[6] 较多学者强调鼠疫的发病条件、流行方式与时间无关，四季皆可暴发；它受交通、人口流动等因素的影响更大。鼠疫俗称黑死病，患者发病急，伴有寒冷、高热症状，皮肤会出现较多黑斑。

在近代西北，方志等文献对风瘟、鼠疫多有记录。例如，1919年秋冬交替，甘肃华亭民众多患大头瘟；同期，宁夏泾源人亦多得大头瘟。又如，1929年2月皋兰"风瘟大行"，重病患者全身多发黑斑；同年夏秋之间，华亭民众多患大头瘟和窝儿寒。明确记载鼠疫者，如1901年新疆玛纳斯、呼图壁两地天山牧场鼠疫流行；1914年7月，当地再度流行鼠疫，疫情持续半月左右而自然熄灭，致60余人死亡。[7]

前述记载显示，近代西北风瘟、鼠疫疫情暴发时间不论春夏秋冬，非如一些学者所论多在春夏干旱时节发作。这似乎确实符合鼠疫大类流行时

---

① 李经炜等：《中医大辞典》，人民卫生出版社，1995，第5-78条。
② 中医研究院、广东中医学院合编《中医名词术语选释》，人民卫生出版社，1978。
③ 邓铁涛主编《中医学新编》，上海科学技术出版社，1971，第32—42页；袁钟、图娅、彭泽邦：《中医辞海》（上），中国医药科技出版杜，1999，第189页；朱文锋：《实用中医辞典》，陕西科学技术出版社，1992，第735页；石学敏：《中医纲目》（下），人民日报出版杜，1993。
④ 单联喆：《明清山西疫病流行规律研究》，博士学位论文，中国中医科学院，2013，第31页。
⑤ 范行准：《中国医学史略》，中医古籍出版社，1986，第162—163、242—743页。
⑥ 曹树基：《鼠疫流行与华北社会的变迁（1580—1644年）》，《历史研究》1997年第1期；余新忠等：《瘟疫下的社会拯救》，中国书店，2004，第80页。
⑦ 见袁林《西北灾荒史》，第1520—1524页。

间症候。同时，除发热和全身毒血症外，在传统中医医书的记载中，"头疼身痛""憎寒壮热""头面颈项赤肿""咽喉肿痛""昏愦""体重""头面痛""上喘""咽喉不利""症发于头上，并脑后、项、腮颊与目""赤肿而痛"等语词也常被用来描述"大头瘟"症状。[1] 从疫病地理来看，西北五省本处北方鼠疫带。时至近代，东北鼠疫经山西、内蒙古传入西北之路线亦是民众走西口或进行商贸活动的主要路线。综上，本书倾向于将风瘟与鼠疫并列，并认为其是近代西北在人群中流行的最主要瘟疫病种之一。

（二）烂喉丹痧、白喉等喉疫

烂喉丹痧、白喉或与传统医书中记录的"喉痹""喉肿""喉症""喉疾""喉疫"等对应。有人认为"喉症""喉疫"属"鼠疫"；有人则认为"喉疾""喉疫"是"白喉"；[2] 还有人认为白喉是近代自外洋输入后经由沿海渐次向内地传播，[3] 清人相关论述似乎可为此说提供证据。[4]

---

[1] 李杲：《东垣试效方》，《杂门方时毒治验》第9卷，引自《金元四大医学家名著集成》，中国中医药出版社，1995，第634页；吴崑：《医方考》，江苏科学技术出版社，1985，第73页；龚廷贤：《万病回春》，天津科学技术出版社，1993，第4—49条；刘奎：《松峰说疫》卷三《杂疫》，第145页；沈金鳌：《杂病源流犀烛》卷二〇，《明清中医著作丛刊》，中国中医药出版社，1994；吴瑭：《温病条辨》卷一《上焦篇》，《中医四部经典》，中国医药科技出版社，2010，第411页；林佩琴编著《类证治裁》卷一，人民卫生出版社，1988。

[2] 按：曹树基教授认为明清一些地方暴发的"喉症""喉疫"可对应于现代医学的"鼠疫"[曹树基：《鼠疫流行与华北社会的变迁（1580—1644年）》，《历史研究》1997年第1期]。但是，宋正海、单联喆等指出不能将其划入鼠疫，认为其属于白喉（宋正海、高建国、孙关龙等：《中国古代自然灾异群发期》，安徽教育出版社，2002，第7—219页；单联喆：《明清山西疫病流行规律研究》，博士学位论文，中国中医科学院，2013，第31页）。

[3] 李庆坪：《我国白喉考略》，《医学史与保健组织》1957年第2期，第97—101页；中华医学会总会医学史与保健组织编辑委员会编《医学史与保健组织》，人民卫生出版社，1958。

[4] 按：清人郑梅涧（1727—1787年）认为乾隆四十年前中国并无"白喉"疫病记录，其传入应是在晚清，因洋人东来而输入。他还指出"白喉"的主要感染人群以孩童为主，且传染速度快，病死率高，其显见症状是"嘴间起白如腐一症"。他据此而直称此疫病是"白喉"。郑梅涧：《又论喉间发白治法及所忌诸药》，《重楼玉朗》上卷，余瀛鳌主编《中国科学技术典籍通汇·医学卷》，河南教育出版社，1994，第486页。另按，郑梅涧在《又论喉间发白治法及所忌诸药》中言"白喉"在"乾隆四十年前无是症，即有亦少。自二十年来患此者甚多。按，白腐一症，所谓白缠喉是也"。郑氏所论表明"白喉"应是在乾嘉交替之际传入中国。

"喉疫"是近代西北又一主要流行疫病,且死亡率较高。1885年,甘肃皋兰喉疫流行,是次疫情时跨1885—1886年,染病死者甚众,又以孩童为多。1912年甘肃皋兰喉痧疫大行,以幼童感染者众。1917年甘肃华亭百姓多染喉症。1926年甘肃靖远喉症盛行,县府遣医救治。1929年甘肃秦安、清水、武山、岷县有白喉、赤痢、痢疾等时疫暴发,死亡甚众,尸横满野。其时,文献记载又多称喉疫为春瘟。岷县记录白喉发作症状是:一二日初起斑点而三四日即告死亡,日死亡者超200人。1939年夏季甘肃华亭、庆阳霍乱、白喉相继暴发:华亭从是年6月至7月间,人多喉痹麻疹;庆阳西峰镇十日内200余人染病死亡。①

民国时期一些确切传染病防治记录显示,白喉是西北地区时常暴发的疫病之一。而且,从发病时间和主要病症来看,不应将白喉等划入鼠疫。例如,1943年5月9日,兰州市卫生事务所向市政府报告,"本市河北庙摊街王家沟居民王秃子等家发现白喉,经当地居民呈请卫生处前往救治",卫生所"即派医师田家昌前往调查"。报告略称"王秃子家中小孩十四岁确患白喉。经河北医院贾大夫注射白喉血清(5000单位)及樟脑溶液一支,未愈病故,其女孩年三岁,于前日觉喉部疼痛,经检查喉部略有炎症,体温亦较高,当即嘱令前往医院诊疗外,复于王秃子住宅附近十余家挨户访问,尚无该项症状之象征云"。该报告还强调,"时届春令白喉一症,深值预防"。② 次年兰州市卫生事务所有关夏季防疫工作给兰州市政府的报告呈文中亦声称:"夏令防疫工作以注射霍乱伤寒混合疫苗及白喉沉淀类毒素为中心工作。"③

(三)霍乱(虎烈拉)

传统中医首次记录霍乱及其症候,或当以《黄帝内经素问》为据,④《灵枢经》之《经脉》《五乱》亦有记录。传统医书记载霍乱的典型症状

---

① 见袁林《西北灾荒史》,第1519—1526页。
② 兰州市卫生事务所:《关于上报庙摊街发现传染病白喉给兰州市政府的呈文》,1943年5月9日,甘肃省档案馆藏,059-009-0044-0002。
③ 兰州市卫生事务所:《关于上报本年度夏季防疫工作鉴定审核给兰州市政府的呈文》,1944年9月16日,甘肃省档案馆藏,059-009-0044-0004。
④ 田代华等整理《黄帝内经素问》,第40、79页。

是：沉晕吐泻、四肢抽搐，指甲先青后遍体皆青，缓治即死。但是，霍乱又常被学人认为是在近代前后由外洋传入中国，如罗尔纲先生认为1820年前后霍乱传入中国。① 若咸同江南鼠疫、霍乱暴发并因较大规模人员流动而形成传播载体，那么，太平军余部影响西北或因清军镇压同治回民起义而致战乱和人口流动，抑或当是近代西北鼠疫、霍乱暴发的关键诱因，霍乱亦当是在咸同之际传入。例如，1864年秋陕西乾县县城霍乱暴发，死者数千。近代西北霍乱疫情记录较多，较典型者是众所周知的1932年陕甘霍乱，而且，霍乱暴发时间、原因、伴生灾害亦不同。又如，1944年初延安川口、柳林、金盆等乡霍乱暴发，至是年·5月蔓延至河庄、丰富等区乡，致病死者超500人，其中半数是5月前半月染病。再如，1923年9月宁夏固原地震后"霍乱流行，死亡众多"。②

（四）烂喉痧（猩红热）

烂喉痧（猩红热）的主要病症是：患者咽部红肿并致疼痛或发生糜烂，发热且全身发红疹。因患者通常首先是咽部发病且传染迅速，烂喉痧在方志等文献中常被归入喉疾、喉疫、喉痹等类疫病。传统中医多认为烂喉痧是受疫疠之邪而发。在近代西北，方志等文献中诸多时疫亦常有发疹之症候记录，致使后人在研究中难具体区分风疹、烂喉痧、鼠疫、斑疹。近代西北有关烂喉痧（猩红热）、喉疫、斑疹的症候记载显示它们与鼠疫有别。

此类疫病于西北而言亦属于本土疫源且疫情记录较多者。除方志等简略记录外，一些档案记载显示烂喉痧在西北冬春时节流行，感染者多是孩童，死亡率高。例如，1937年11月2日兰州市警察局报告"曹家巷、南府街、县门街一带发生猩红热，幼孩染疫，伤亡甚多"，该局请求西北防疫处"派员检查施诊，以期扑灭而免蔓延"。西北防疫处派技佐马光礼前往。11月5日西北防疫处的回函言："近来传染病时有流行，尤以猩红热症流行最毒最广。患者大半丧亡。"③ 又如，1941年1月31日，因烂喉痧

---

① 罗尔纲：《霍乱病的传入中国》，《人民军医》1956年第7期。
② 见袁林《西北灾荒史》，第1517、1526—1527、1522页。
③ 见西北防疫处《为复派员防止猩红热传染给甘肃省警察局公函》，1937年11月5日，甘肃省档案馆藏，029-001-0227-0025。

疫情暴发，国民政府空军第四路司令部亦向西北防疫处发函求购血清。该
函称："本军伊宁教导队电称伊地发现猩红热，请代向西北防疫处购买抗
猩红热血清五十瓶，猩红热类毒素二十瓶……兹派员前往贵处洽购抗猩红
热血清五十瓶，猩红热类毒素二十瓶。"①

（五）天花、麻风

天花常称痘疹，清人袁句在《天花精言》中称天花是"痘疮"。因症
状类似，天花与麻疹又易混同。一些档案记载显示，天花、麻疹是近代西
北主要疫病，且与伤寒等伴生暴发。例如，1943 年 2 月 7 日、2 月 9 日、3
月 12 日，兰州市卫生所向兰州市政府报告"盐场堡一带发现天花伤寒"，
但是，"该处所发现者均系麻疹并非天花伤寒"。同时，对"南稍门外闵家
桥张家庄等处发现天花一案"，兰州市卫生所"即派员驰赴患者各户，逐
一调查均系麻疹并非天花"。此后，"南稍门发现麻疹刻已痊愈"，兰州市
政府要求兰州市卫生事务所鉴于"现值春夏之际天花最易流行。此后务仰
切实防范以免传染为要"。② 如上所论，麻疹易被人混同为天花，而且此次
疫情记录显示，麻疹是冬春时节容易暴发的主要流行疫病之一。

（六）斑疹

传统中医认为，斑疹系温热之毒侵袭人之肺、胃，波及营血，透发于
肌肤而为斑。③ 近代西北，斑疹暴发亦有出现，且与其他瘟疫伴发。如
1948 年甘肃华池"斑疹伤寒流行，死亡多人"。④ 风疹、猩红热、鼠疫、
流行性脑膜炎亦有发斑、发热、恶寒等症状。斑疹似乎与前此疫病属同
类。但是，学界对此一直存有论争。笔者认为不能将斑疹划入鼠疫。一些
类似斑疹疫情出现的症候亦说明，没有充分理由可将斑疹划入鼠疫。如

①　空军第四路司令部：《关于购猩红热血清给西北防疫处函》，1941 年 1 月 31 日，甘肃省档
案馆藏，029-001-0202-0003。
②　分见兰州市政府《关于麻疹病案问题防范兰州市卫生事务所的指令》，1943 年 2 月 7 日，
甘肃省档案馆藏，059-009-0045-0013；兰州市卫生事务所《关于南稍门麻疹案例已痊
愈给兰州市政府的呈文》，1943 年 2 月 9 日，甘肃省档案馆藏，059-009-0045-0012；
《关于审查防疫工作总结报告给兰州市政府的呈文》，1943 年 3 月 12 日，甘肃省档案馆
藏，059-009-0045-0016。
③　中医研究院、广东中医学院合编《中医名词术语选释》，人民卫生出版社，1978。
④　袁林：《西北灾荒史》，第 1527 页。

1917年宁夏固原"小儿多浮花疹癍，羊、猫出浮花，有死者"。[①]

（七）痢疾、红白痢

现代医学常认为痢疾、红白痢是由痢疾杆菌引起的急性肠道传染病，二者可归为同类疫病。痢疾，亦是中医病名。近代西北有关此类疫病的记载所在多是。痢疾、红白痢疫病与其他疫情常伴生暴发。这也是近代西北瘟疫流行相较于其他地区的一突出特点。例如，在甘肃，1914年华亭人多染患痢疾，次年春夏间又多泻痢。1928年6月天水热症疫情暴发，至9月又痢疫大作致病死者众。1929年秦安、清水、武山春瘟暴发，民众染白喉、红白痢等而死亡者众。又如，1914年宁夏化平（今泾源）人多染痢疾。1933年秋七月间，宁夏固原疫情暴发，染疫者吐泻转筋，有半数染疫者一天之内即告死亡。[②]

（八）伤寒、副伤寒、窝儿寒

传统中医认为伤寒病名有广、狭之分。狭义论者主要强调伤寒系外感风寒之邪而引发的外感疾病；广义论者如《伤寒论》这类著述不仅言及狭义伤寒，亦将中风、温病及其他内伤杂病纳入伤寒疫病。伤寒、副伤寒是经粪-口途径传播的肠道传染病，可经水、食物、日常生活接触和生物媒介传播。因伴有发热、咽痛、咳嗽且有发（玫瑰）疹现象，一些研究曾将其划入鼠疫、霍乱或是斑疹一类；又或因伤寒、副伤寒皆是经粪-口传播而在消化系统发病，将其划入痢疾、红白痢之属。

伤寒、窝儿寒是近代西北流行的主要疫病。据1790—1949年不完全统计，伤寒、窝儿寒在西北流行达七八县次之多。记载还显示，伤寒、窝儿寒常与痢疾、红白痢等疫病伴生暴发。例如，1900年6—9月甘肃华亭霖雨肆虐下，人多染伤寒，牛多得硬腿黄。此后，1929年夏秋间，人又多得大头瘟和窝儿寒。[③]

二 人畜共患瘟疫和牲畜瘟疫

近代西北畜疫流行是普遍现象。畜疫流行多因炭疽病、结核病、布鲁

① 袁林：《西北灾荒史》，第1521页。
② 见袁林《西北灾荒史》，第1525页。
③ 见袁林《西北灾荒史》，第1519—1520、1523页。

菌病、狂犬病、口蹄疫及旋毛虫病等侵入牲畜身体而诱发。炭疽病、结核病、布鲁菌病、狂犬病、口蹄疫及旋毛虫病等又多是人畜皆易感染者。如前已论及，1900年6—9月华亭人多染伤寒，牛多得硬腿黄。1917年，华亭县人、猪、牛多染（白）喉症。在宁夏固原，1916—1917年，孩童多得浮花疹瘼，羊、猫亦多出浮花且起瘟病，死者众。又如，在青海隆德，1926年牛染硬腿黄而死，人染疫亦不能犁耕。[①]

需说明者，因确切记录人畜共患疫病及其共同病症的资料较缺失，实难将前述病菌引发瘟疫一一对应于具体病名及其类别，故在此仅举例论证而不做病种鉴定和病因分析（表1-1）。

表1-1　近代西北牲畜疫情简计

地名		牲畜疫情
陕西	甘泉、富县	1943年2、3月，甘泉、富县一带曾发现牛瘟流行，耕牛因瘟致死者众
甘肃	和政	1882年秋冬，瘟疫流行，耕牛死者无数。1914年，牛多胃干，栏空，几辍农事
	华亭	1914年秋冬，耕牛染瘟疫，死者无数。1915年牛瘟，死十分之四。1916年秋，牛瘟。1917年人与猪、牛多喉症。1920年春，猪疫。1921年夏，牛疫。1924年冬，牛疫。1925年春，牛疫，十栏九空。1928年猪疫喉疯。1929年夏秋，牛疫硬腿黄。1933年春，牛疫
	天水	1925年春，秦州新军牌瘟伤牛羊400余头。1929年春畜疫又起，骡马死者亦复不少
	庄浪、茶马厅	1928年庄浪、茶马厅所属瘟疫流行，大损牲畜
	宁县	1940年新宁县三区发生牛疫，死亡1500头。1944年新宁县地区畜疫，死牛2170头、驴129头、羊3695只、猪30头
	两当	1942年遭瘟疫，牲畜死者不计其数
	华池	1943年瘟疫流行，死羊甚多
	文县	1943年，洋汤乡发生牛瘟，死耕牛246头
	庆阳地区	1944年陇东牛羊死亡现象严重，共死羊16万只，死牛2600头
青海	隆德	1900—1901年大旱，牛害瘟黄半死，驴大多伤。1926年牛害硬腿黄，死一空，人不能犁耕
宁夏	固原	1914年春夏之交，四乡牛大疫，有罄圈者。1916年羊、猫多出浮花，起瘟病，死者不少。1917年小儿多浮花疹瘼，羊、猫出浮花，有死者。1939年冬，牛瘟

---

① 见袁林《西北灾荒史》，第1532—1533页。

续表

地名		牲畜疫情
宁夏	泾源	1920 年春，化平牛瘟。1933 年春，牛瘟
	海原	1928 年冬，牛瘟盛行，倒毙甚多
新疆	伊犁	1936 年伊犁发现病马甚多，竟至百分之四五十以上，闻此病亦如人之患肺病，染力极强
	尉犁、且末、若羌	1938 年 7 月 5 日，尉犁牲畜发生剧性传染病，牛羊倒毙日甚一日，阿不都等七家之牛羊倒毙一半。据云婼羌（若羌）、且末亦发生此病，传染甚速
	乌什	1939 年 11 月，乌什县发生牛蹄病、牛舌蛆病和羊肺病
	昭苏	1942 年 11 月，昭苏附近羊、驼发生牙裘尔传染病
	焉耆	1942 年 7 月，焉耆大小山内，羊患浮船牛惠口盐病，为数颇多，其传染甚烈

资料来源：袁林：《西北灾荒史》，第 1532—1535 页。

表 1-1 能证成下述结论：近代西北人畜共患某种疫病的事实属客观存在，或较普遍，且近代西北畜疫时常暴发属客观事实。

第二节　近代西北瘟疫流行特征

西北地域广阔，地质构成多元，地貌多样。除几个关键时期外，人口总体上日渐增多，且习俗亦渐改变。但是，频繁的人类活动造成森林砍伐、水土流失，生态环境破坏亦渐加重。同时，灾害频繁，且种类多、地域广、灾情重。综上对瘟疫暴发及其流行特征表现都有影响。本节将结合前述因素并以相关统计为据，分析近代西北瘟疫暴发频度、烈度特征及流行时间、空间特征。

关键统计要素、指标说明。一是关键统计要素，包括时间、空间区域，瘟疫病种、症状及诱因，瘟疫暴发次数。二是县次数。本书参照清代、民国西北行政区划，以"总县次数""县次数"统计瘟疫暴发、流行情况。此统计虽不定然能精准计量西北各省、县瘟疫数据，但是它确实有助于说明瘟疫暴发频度、烈度及时间、空间特征。主要做法：同一季节在府、州或一县邻近者暴发某类瘟疫，合计一次；同一季节在不同府、州，或一县不邻近者暴发某类瘟疫，分别记数，以县为单位统计某类瘟疫暴发次数；同一季节某类瘟疫症状不同，亦以县为单位分别统计暴发次数。对于设州（城）不设县者，行政区域由州官直接治理者，与民国或新中国成立后的行政区域相参照而将暴发的疫病计入其内。若记载具体县名，或能明确界定相应县属发生瘟疫，计入相应县属的统计；未明确记载具体县属，则计入相应省属的统计。

一 瘟疫的频度、烈度特征

表 1-2 西北瘟疫暴发总县次数（1790—1949）

单位：县次

省别	1 次	2 次	3 次	4 次	5 次	6 次	7 次	8 次	9 次	10 次
陕西	6	4	57	0	0	0	0	0	0	0
甘肃	14	20	9	0	15	0	7	8	9	10
新疆	3	4	0	0	0	0	0	0	0	0
宁夏	11	10	15	4	0	0	0	0	9	0
青海	5	0	0	0	0	0	0	0	0	0

资料来源：袁林：《西北灾荒史》，第 1516—1535 页。

表 1-3 西北瘟疫暴发烈度情况（1790—1949）

省别	特大疫	大疫	疫
陕西	22 县 41 次	4 县 6 次	20 县 20 次
甘肃	12 县 14 次	37 县 56 次	17 县 22 次
新疆	3 县 3 次	1 县 1 次	3 县 3 次
宁夏	0 县 0 次	8 县 19 次	9 县 30 次
青海	1 县 1 次	1 县 1 次	3 县 3 次

说明：笔者遵从学界研究古代中国与近代中国早期疫病史的惯例，采用史志记载分级统计疫病烈度，将疫病暴发烈度分为"特大疫""大疫""疫"三级。

1. 疫情传播导致死亡人数在 2000 人及以上，文献记载中有"死者枕藉"等描述，或疫情传播超过十县者，本表皆计入"特大疫"；死亡人数在 2000 人（含）以下，或方志等文献明确有"大疫""疫大作"等类似记录者，本表计入"大疫"；综上两类之外，本表将其计入"疫"类。

2. 民国 6 年（1917）有记载，新疆"和、于、洛三县"自民国初元瘟疫暴发"迄今未息"，致民死亡十万。据洛浦呈报，自民国 2 年秋迄今，"疫死三万二百余人"。

资料来源：袁林：《西北灾荒史》，第 1516—1535 页。

表 1-4   西北瘟疫流行区域分布县次数（1790—1949）

单位：县次

省别	流行于邻近 1县内	流行于邻近 2—3县内	流行区域为 4—5县	流行区域为 6—10县	流行区域超过 10县
陕西	4	6	0	0	57
甘肃	14	27	14	7	30
新疆	3	4	0	0	0
宁夏	2	1	40	6	0
青海	2	3	0	0	0

资料来源：袁林：《西北灾荒史》，第 1516—1535 页。

表 1-2—4 显示：①陕西、甘肃、宁夏三省相较于青海、新疆两省瘟疫发生频率高；②各县瘟疫暴发县次数以 1—3 次记录为主，说明近代西北瘟疫大多呈多点散状暴发；③甘肃瘟疫记录最为频繁，青海、新疆相对少，当与其地理环境和气候条件相关；④陕、甘两省特大疫情较多，其余三省特大疫情相对较少；⑤表 1-3 中，陕、甘两省发生 "疫" 和 "大疫" 分别达 37 县 42 次和 41 县 62 次，几乎覆盖两省行政县半数以上，其余各省疫情记录县次数总体上接近半数。

二 瘟疫的时间、空间分布特征

表 1-5   西北瘟疫暴发季节（含跨年）分布县次数（1790—1949）

单位：县次

省别	春	夏	秋	冬	春夏	夏秋	秋冬	秋冬春	无季节记录
陕西	5	2	1	0	21	38	0	0	0
甘肃	6	17	16	4	3	7	4	7	28
新疆	0	4	0	0	0	0	0	0	3
宁夏	0	0	5	15	0	11	6	0	12
青海	3	0	1	0	0	0	0	0	1

说明：遵循惯例，笔者对跨季节流行者直接据实统计。

资料来源：袁林：《西北灾荒史》，第 1516—1535 页。

表 1-6　西北瘟疫疫情连续年限县次数（1790—1949）

单位：县次

省别	一年内者	跨年持续两年者	连续三年及以上者
陕西	27	21	19
甘肃	75	15	2
新疆	7	0	0
宁夏	42	7	0
青海	5	0	0

资料来源：袁林：《西北灾荒史》，第 1516—1535 页。

表 1-7　西北瘟疫暴发地质环境区域分布县次数（1790—1949）

单位：县次

陕西	关中平原	陕北黄土高原	陕南山区	陕南平原
	10	56	1	0
甘肃	黄土高原农耕区	河西戈壁农业区	陇南农耕区	甘南青藏高原畜牧区
	80	10	2	0
新疆	北疆牧区	北疆农业区	南疆牧区	南疆农业区
	3	1	0	3
宁夏	宁夏南部山区	宁夏中部干旱区	河套沿黄农业区	
	48	1		
青海	青藏高原牧山区	湟水河流域农业区		
	0	5		

说明：依据行政区划及人口密度，并结合西北地理环境，以省为单位统计平原、山区（高原），城镇、乡村或农耕区、畜牧区的瘟疫暴发、流行情况。这有助于更深度地讨论地理环境、生产生活方式、人口密度与近代西北瘟疫暴发、流行之关系。

资料来源：袁林：《西北灾荒史》，第 1516—1535 页。

由表 1-5—7 可见：①近代西北，春夏秋冬四季皆有瘟疫流行，但春夏之交、秋冬之接与冬春交替之际属瘟疫高发时期，这表明近代西北瘟疫流行时间分布有高集中性、季节性特征；②数据可客观上印证人们常以"时疫"记录疫情是深层文化心理的折射；③从空间分布看，关中平原、黄土高原、湟水河流域这类人口密度较高、农业生产较发达、商贸活动和人员往来较多地区，是近代西北瘟疫流行主要区域，这再次凸显了近代西北瘟疫流行在空间分布上的高集中性。

三 瘟疫病种分布特征

表 1-8 西北瘟疫病种分布县次数（1790—1949）

单位：县次

陕西	白喉	霍乱	伤寒	痢疾	猩红热	窝儿寒		其他疫病
	4	20	5	6	4	4		24
甘肃	白喉	霍乱	伤寒	痢疾	猩红热	窝儿寒		其他疫病
	13	23	2	6	4	4		40
新疆	白喉	霍乱	伤寒	痢疾	猩红热	窝儿寒	鼠疫	其他疫病
	0	0	0	0	0	0	4	3
宁夏	白喉	霍乱	伤寒	痢疾	猩红热	窝儿寒	鼠疫	花疹（类）	其他疫病
	0	5	0	1	0	1	0	5	37
青海	白喉	霍乱	伤寒	痢疾	猩红热	窝儿寒	鼠疫		其他疫病
	0	0	0	0	0	0	0		5

说明：除有明确病种记录外，对无明确病种记录者，据其描述症状、流行时节、特征，并结合其时周边类似者或医书相应论述，确定病种及对应病名。

资料来源：袁林：《西北灾荒史》，第 1516—1535 页。

由表 1-8 可见，白喉、霍乱、伤寒、痢疾、猩红热、窝儿寒、鼠疫、花疹流行县次数分别是 17、48、7、13、8、9、4、5，无明确疫病记录的高达 109 县次。综上说明：①疫病种类较多是近代西北瘟疫流行一显见特征，民国时期主要传染病在西北地区皆有出现；②霍乱、鼠疫、白喉等记录较多，但太过粗略，鲜见疫病症候的详细记录。这些情况加大了识别近代西北流行疫病病种的难度，同时也表明，疫病名称记录存在中西间杂现象，缺乏现代意义上科学规范的医学记录。这都是相应社会变迁在瘟疫记录上的反映。

第三节 近代西北瘟疫流行原因

为探究灾、荒、疫与西北社会经济发展的互动关系及其对瘟疫防治的本土经验演化的影响，本节从自然因素、社会因素两个层面分析近代西北瘟疫流行的原因。

一　自然因素

鼠疫、天花、霍乱、伤寒、痢疾、水痘、麻疹、猩红热、斑疹伤寒、白喉、肺疥病、破伤风等是民国政府法定报告中列举的传染病，亦是近代西北地区主要流行的瘟疫疾病。它们各有症候与流行条件。一些学人曾以为气候较干冷和地广人稀是西北地区瘟疫传染病不多发的关键原因，然事实未必如此。如张萍教授的研究即显示气候突变和脆弱生态环境的共同作用是导致 1932 年陕西霍乱疫情暴发的关键原因。[1]

陕甘宁青新五省居北纬 31—50 度，处大陆腹地，高原、山地、戈壁、河谷和平原等地质构造多样且复杂。此封闭环境虽有助于形成隔绝瘟疫传播的相对独立地理单元，但是，也正因地理环境封闭，加之交通、通信不便，一遇灾害常致大量伤亡人口救治、掩埋困难，而这又成为瘟疫关键诱因。显见事实：1920 年海原大地震和 1927 年古浪、武威大地震，人员死亡皆在数万，压毙牲畜数万，地理环境封闭且交通不便造成大量伤员未及时救治而死亡，未及时掩埋尸体或未防疫消毒，季风气候又叠加干燥空气与风沙天气，导致细菌繁衍加速而迅疾引发瘟疫。

西北在地理上处中国北方鼠疫带重要地段，青藏高原是中国鼠疫高发区之一，且暴发多在夏秋季节。这也是近代西北鼠疫、霍乱多发的关键原因之一。同时，西北区域内既有人口稠密农耕区，亦有人口较少畜牧区及二者间的过渡地带，生产、生活迥异亦致各地抗灾能力差异，对瘟疫的暴发及流行产生不同影响。

依照传统中医所论，气候突变——水旱等灾害发生时气候变化尤剧烈——常使寒邪之毒、疫疠之气等易侵袭人体，造成瘟疫暴发和流行。西北以典型大陆性季风气候为主，早晚温差大。区域内高山大川——青藏高原、秦岭山脉等——阻挡西南、东南暖湿气流北上，致降水稀少且不均，蒸发量大。西北全年降水的 60% 多在 8、9 两个月，但从关中平原到黄土高原，再西至河西、新疆及青海大部，年降水量分别在 500—700mm、

---

① 张萍：《脆弱环境下的瘟疫传播与环境扰动——以 1932 年陕西霍乱灾害为例》，《历史研究》2017 年第 2 期。

400mm、200mm、100mm 以下。[①] 综上影响之下，西北地区水、旱灾害频发。灾、疫相连是学界研究共识。袁林教授指出，西北瘟疫与旱、涝灾害有较高时间重合性。例如，"丁戊奇荒"侵袭西北陕甘且持续数年，此间，秦晋赤焰千里，时人目之所及是饿殍载途，百余年之未有。高陵在是次大旱期间的 1877 年，斗米二千有奇，疫毙男妇三千余人。[②] 甘肃 20 余县被灾。

此外，在现代医学看来，灾害造成人口大量死亡、洁净饮用水源恶化及物资紧张（贫困地区于此尤为突出），卫生保障弱化下易出现瘟疫暴发和疫情传播。西北灾害较多，此种现象亦较突出（表 1-9）。此故，灾、荒常与饥馑相伴，灾、荒、饥馑又与疫病相连。

表 1-9　历史时期西北旱灾次数

单位：次

朝代	时间	地区	旱灾次数	平均发生年
两汉	前 206—220 年	陕甘宁青	82	5.18
魏晋南北朝	220—581 年	陕甘宁青	78	4.63
隋唐五代	581—960 年	陕西	151	2.52
		甘宁青	117	3.25
宋辽金元	960—1368 年	陕西	150	2.73
		甘宁青	127	3.22
明	1368—1644 年	陕西	162	1.71
		甘宁青	154	1.80
清、民国	1644—1949 年	陕西	189	1.62
		甘宁青	203	1.51

资料来源：吴晓军：《生态环境影响：解读西北历史变迁的新视野》，《甘肃社会科学》2005年第 5 期，第 197 页。

---

① 张波：《西北农牧史》，陕西科学技术出版社，1989，第 6—7 页。
② 袁林：《西北灾荒史》，第 1518 页。

表 1-10 20 世纪 20—40 年代西北自然灾害概览

单位：个

灾害年份	被灾省/县数				
	旱灾	水（涝）灾	风、蝗灾	雪、霜灾	其他
1920	1/75	1/7	5/17	1/1	2/16
1921	1/46	3/89	1/1	1/1	3/33
1922	2/9	2/6	2/5	1/2	2/7
1923	2/43	2/15	—	2/17	2/12
1924	3/77	1/5	1/2	1/2	2/11
1925	3/35	1/45	1/4	1/2	1/21
1926	3/39	2/29	1/3	1/1	2/32
1927	2/4	1/3	1/2	1/1	2/21
1928	2/150	2/11	2/8	1/3	2/39
1929	2/150	3/9	2/8	2/29	2/11
1930	5/146	1/37	2/38	5/36	3/42
1931	4/54	3/63	1/43	3/27	4/32
1932	5/143	4/68	2/134	2/85	4/103
1933	4/64	4/114	1/68	5/100	4/119
1934	3/42	4/81	2/27	2/4	4/83
1935	5/69	5/48	1/10	4/24	5/41
1936	5/18	5/33	3/4	3/12	5/52
1937	4/11	3/34	2/3	3/5	4/40
1938	3/21	2/5	1/15	—	2/4
1939	3/50	3/48	2/4	1/3	3/13
1940	4/51	5/60	2/30	2/30	5/54
1941	5/99	4/17	3/19	3/10	4/46
1942	4/91	4/43	2/12	3/36	5/46
1943	4/28	5/83	3/48	3/40	5/60
1944	3/78	5/66	3/86	4/12	3/82
1945	3/154	2/28	2/28	3/15	2/46
1946	2/36	2/27	1/9	2/40	3/45
1947	3/68	2/46	1/18	2/37	3/71
1948	1/16	3/52	1/9	2/6	4/14
1949	1/6	2/20	2/3	—	3/18

资料来源：温艳：《20 世纪 20—40 年代西北灾荒研究》，硕士学位论文，西北大学，2005。

从表 1-9 可见，西北地区旱灾具有持续性、多发性，且间隔时间越来越短的趋势——灾害发生频率不断升高。表 1-10 更显示出民国时期西北自然灾害频发。灾害频发影响西北社会经济发展，造就瘟疫暴发的温床。尤其是，免疫力低下的灾民在客观上易成为疫病流行的传播载体。如据记载，1868 年甘肃 60 余州县亢旱，饥民"于路皆是，有挖尸和易子而食者"。① 此种情势下，民众自然免疫低下而难抵疾病侵袭，其外出逃荒势必又造成疫病传播。

二 社会因素

方志等文献常言嘉道以降国家纲纪不张，"水、火、盗贼、兵戈、饥馑、疠疫辄无十岁不书"。② 在西北，除受太平天国、捻军起义影响，咸同回民起义亦造成该区域社会秩序大坏。辛亥鼎革，军阀混战，加之西北经济发展水平较东南本属滞后，缺医少药属常态。若此，灾害叠加，带来非常态的较大规模人员流动，使疫病传播时时处处存在。

（一）战乱、灾荒影响叠加

战乱导致人口大量死亡，破坏社会秩序和生存环境，容易诱发疫病灾害。清代黄河上游曾"重熙累洽，关陇腹地不睹兵革者近百年"。然同治回民起义持续十余年，大量伤亡人员未及时妥善救治、掩埋，战乱与灾、荒、瘟疫叠加，致西北人口损失惨重。这也是晚清西北社会秩序失范大规模显性化之始（表 1-11）。

表 1-11 同治回民起义前后西北瘟疫疫情一览

年份	灾区	瘟疫疫情
1863	蓝田、三原	八月，蓝田大疫，三原大疫
	兰州	六月，皋兰大疫（又记：夏六月，皋兰县瘟疫大行）
1864	乾县	秋，城内霍乱大作，死者数千人

---

① 漳县志编纂委员会编《漳县志》，甘肃文化出版社，2005，第 270 页。
② 《武冈州乡土志》，1907 年活字本，杨奕清编《湖南方志中的太平天国史料》，岳麓书社，1983，第 418 页。

续表

年份	灾区	瘟疫疫情
1866	泾川、永昌	泾州、永昌疫大作，死者无算（又记：疫大作，死者无数）。五月，永昌大疫（又记：五月，疫大作，死者无算）
1867	合水、秦安、通渭、镇原	秋，合水大疫，十死三四（又记：兵乱后瘟疫盛行，十死三四）。通渭、秦安亦大疫。（镇原）时疫大作，伤人甚众。（通渭）秋，大疫
1868	甘谷、皋兰、靖远	秋七月，（甘谷）染疫者殒。是年自秋经冬，皋兰、靖远大疫，死者甚众
1869	天水、武山	宁远、秦州大疫（又记：秋，宁远大疫，死者甚众，秦州亦大疫。又记：秋，秦州大疫）
1871	柞水	五月，孝义厅疫
1872	临泽	时疫大作，伤人无算
1874	临夏	春，东乡白庄、西乡尹家瘟疫流行，染者鼻流血而死

资料来源：袁林：《西北灾荒史》，第 1517—1518 页。

1862—1863 年，皋兰、临洮等地旱灾暴发，渭南南部、平凉、庆阳、定西、固原、陇中等遭水灾。1863 年夏秋，陕甘两省的蓝田、三原、皋兰等疫疠大作，病患全家皆死者不在少数。又如 1866 年，战乱仍持续之际，陕甘再度遭遇旱灾，疫病灾害叠加，战乱之区又成疫区，民众外出逃荒亦造成疫病四处扩散。是年，陕南、关中、陕北和甘肃陇东、陇中、陇南皆成灾区，文献记载，1866 年前后甘肃自春及夏久无雨露，全省饿殍载途，兰州斗粟米价需银 30 余两，人相食而致死亡者难以计数。[①] 陕西兴平，民众饮用水源、食品及卫生状况急剧恶化，其南山之石因岁久酷似面粉而被饥民称为"神面"，和榆皮制饼曰"神饼"，饥民食用之后多因无法消化而毙命。[②] 同年秋，甘肃合水、通渭、秦安、镇原瘟疫流行，民因饥荒、瘟疫而死伤不计其数。

在近代西北，瘟疫与战乱、灾荒伴生并非个案。同治回民起义造成战乱导致社会失序仅是开端，此后西北匪患丛生，兵燹之灾时常袭扰。辛亥鼎革前后堪称此间高点，文献中此类记载所在多是。例如，1890 年甘肃靖

[①] 慕寿祺：《甘宁青史略·正编》卷二一，兰州古籍书店，1990 年影印本。

[②] 王廷桂、张元祭：《重纂兴平县志》，1932 年铅印本。

远、静宁瘟疫大作，此后甘肃第三次"河湟事变"爆发，河州（今临夏）被围而疫疠大作，致死者万余。同年，青海大通瘟疫大作，病死者万余。1896 年夏，甘肃皋兰再度疫疠流行。1897 年，甘肃天水西乡大疫。1900年 6—9 月，甘肃华亭霖雨肆虐，人多染伤寒而牛多得硬腿黄。1901 年，甘肃陇东庆阳、静宁、灵台等饥荒之余又疫疠大作，死者枕藉，夫妻对缢而无人掩埋。是年，新疆天山牧场的玛纳斯、呼图壁鼠疫暴发。[①]

辛亥鼎革陕西率先响应，潼关一带战事激烈且持续到是年 12 月下旬，又与疫病暴发叠加。辛亥之后，陆建章、陈树藩、刘镇华、冯玉祥、吴新田、宋哲元、金淑仁、杨增新等相继驻军西北。此外，本地马家军阀相继成势，祸害甘宁青三省。据《申报》报道，1917 年 10 月至 1919 年 3 月，在陕西，南北八省之主客军计 13 万余人，又合数省之匪，市圜可谓糜烂殆尽。[②] 总之，民国之期的西北，战乱、灾荒、瘟疫叠加之势较晚清有过之而无不及。又如，众所周知者，1920 年海固震灾，又接续瘟疫暴发，然而此期直皖军阀大战正酣，北洋政府根本无力也无暇顾及甘肃震灾。同时，"争督风潮"之下甘肃地方赈灾不力。此故，此次震灾和瘟疫致 20 余万人口死亡。

在陕西，刘镇华所部"镇嵩军"1926 年 4—9 月围困西安达半年。1928—1933 年陕甘大旱，又逢冯玉祥率部逐鹿中原。此间，冯玉祥部国民军与甘肃地方军阀矛盾激化，第四次"河湟事变"爆发。此次事变持续将近 6 年，波及甘宁青新四省，匪患遍地，与兵燹叠加，"杀人逾数十万，财物损失无算"。[③] 从 1933 年 11 月至 1934 年春，宁青爆发四马拒孙战争。接连战乱使此一时期瘟疫灾害损失更巨（表 1-12）。

表 1-12　1926—1935 年西北瘟疫疫情一览

年份	灾区	瘟疫疫情
1926	靖远	喉症盛行，遣员施医救治

---

① 见袁林《西北灾荒史》，第 1517—1523 页。
② 见夏明方、康沛竹主编《20 世纪中国灾变图史》上册，福建教育出版社，2001，第71 页。
③ 康天国：《西北最近十年来史料》，西北学会，1931，第 8 页。

续表

年份	灾区	瘟疫疫情
1928	天水、庄浪、和政、固原	6月间，（天水）热症流行，9月间，痢疫大作，人民死亡甚多。庄浪、茶马厅所属瘟疫流行。宁河被围，（和政）自入暑后瘟疫盛行，前后死七八千人。冬，（固原）瘟疫迭见
1929	庆阳、庄浪、华亭、天水、秦安、清水、武山、甘谷、武都、礼县、徽县、皋兰、临洮、岷县、陇西、渭源、临夏、和政、永靖、广河、隆德	（庆阳）瘟疫流行，伤亡甚多。春，（庄浪）发现疠气。夏秋，（华亭）人多大头瘟、窝儿寒。秋，秦州（天水）疫，四乡共死2171人，城内死300余人（又记：时疫又复盛行，城内死者……公家掩埋者共计2200余名。乡间时疫更甚）。（秦安）白喉、红痢等时疫流行，死亡甚多。（清水）流行痢疾、白喉……死亡不少。（武山）春瘟，白喉、红白痢等症，死亡甚多。（甘谷）患疫者不少，至死亡相继。（武都）疾病相继，灾民越形狼狈。（礼县）瘟疫流行，死亡相继，人民死于疫者十之四。六月，徽县时疫大行，饥病死亡甚众。时疫盛行……难民死于疾病者十之二三。皋兰县风瘟大行。（临洮）瘟疫盛行，死亡枕藉（又记：洮沙县全县瘟疫流行）。（岷县）瘟疫……每日死者竟达200余人……尸体满野。（陇西）时疫流行，死亡甚多。（渭源）瘟疫发生，每日死亡尤属不少。（临夏、和政）时疫流行，死亡甚多。（永靖）时疫流行，死亡无算。（广河）时疫流行。秋，（隆德）大疫，死亡满路
1930	天水、临夏、广河、永靖、靖远	时疫流行。（靖远）大疫，死亡甚众
1931	陕北、乌鲁木齐	（陕北）旱、疫尤烈……蔓延十九县。（乌鲁木齐）时疫，患病者日多
1932	平凉、华亭、灵台、天水、定西、固原、泾源	（平凉）大疫传染甚速……西医曰虎列拉。（华亭）瘟疫大作……死人客多于主……达3000余人。（灵台）疫症由东传来，西医称为虎列拉……瞬息死亡……死伤客土约600余名，感染千余户。（秦州）虎疫，城乡伤230余人。（定西）瘟疫流行，伤亡甚众。（固原）时疫流行……有一半日毙命者。（泾源）瘟疫大作……城乡疫死之人甚多
1933	甘肃全省、华亭、海原	疫者50余县，人民损失甚大。（华亭）夏，人多喉痹麻疹……霍乱症、喉症。（海原）时疫流行，死亡相继
1935	固原、西宁	（固原）时疫流行。（西宁）四月……时疫亦乘发作

资料来源：袁林：《西北灾荒史》，第1522—1526页。

（二）民众普遍贫困、营养不良

民众普遍贫困、营养不良而难抵御瘟疫侵袭，是近代西北瘟疫暴发又一社会因素。时人研究显示，20世纪30年代，涵盖西北在内，非灾荒年景，米稻、豆类、高粱、杂粮是农家糊口口粮，至多以蔬菜、大蒜为富足营养物。研究者亲见北方乡民面黄肌瘦，孩童多是营养不良者，两岁"望之如有六个月者"，此类情状"乡村中极为普遍，皆因营养不足之故也，儿童如此，成人亦然"。[1] 无卫生观念、习惯，却又挣扎于贫困、疾病的大量民众常难顾及卫生防疫，一旦疫起即哀鸿遍野。西北此情形较东南更甚。需说明者，因后文仍会讨论西北民众贫困问题，为免罗列文献之嫌，本小节分析前述现象以甘肃相关史实为据。

大量农民破产。1924—1934 年十年时间，甘肃耕地面积从 269382.9 顷（另荒地 148635.17 顷）猛降至 176100 顷，无地或少地农民唯作为雇工或佃户求存。农业技术及农具无明显改进。文献记载显示，地租收入常占甘肃岁赋税一半甚至 70% 以上。另外，高利贷盛行造成民众普遍贫困甚至破产。如民国时期甘肃河西高利贷月息在 5 分者属普遍；陇东礼县典当月息一度高达 14 分左右；岷县之"集账"一集还本，1 元一年需付本息 4.096 元。[2]

贫困民众营养不良致免疫力低下，自易为疾病侵袭，且纵有医药可用，亦因贫困而唯有坐以待毙。更何况，近代甘肃乃至整个西北本缺医少药，更致药价腾昂。例如，1918 年河西武威天花盛行，甘肃省府拨付牛痘疫苗防治，然民众皆少接种之主因，仅是每种痘苗 3 颗即需花费小麦 3 升。[3] 又如，1932 年 9 月 7 日秦安霍乱疫情暴发，然注射霍乱疫苗一支需银圆 1 元。[4] 民众贫困而药价高昂，是近代西北瘟疫防治实效难如预期的关键原因之一。如西北为遏制天花等流行，曾尝试免费种痘——有倡导民众改变种痘"成见"之考虑。但是，因西北各省财力所限，终究成效有限。

据时人在 20 世纪 30 年代调查，甘肃凡掌各级财政责任者无不因财政窘困而有"不可终日之势"，其财政窘迫之苦痛亦"不减于人民之受苛捐

---

① 李廷安：《中国乡村卫生问题》，商务印书馆，1935，第 10 页。
② 见中共甘肃省委研究室《甘肃省情》，甘肃人民出版社，1988，第 107—109、113 页。
③ 武威市凉州区卫生局编纂《武威市卫生志》，兰州大学出版社，2005，第 231 页。
④ 秦安县志编纂委员会编《秦安县志》，甘肃人民出版社，2001，第 312 页。

杂税"，是"官民交困"。① 例如，1935 年、1936 年甘肃财政总支出分别为10197594 元、8771081 元，而卫生经费支出占比仅 0.118%、0.508%；与之相对，1935 年，宁、沪、京卫生经费占比分别达 8.26%、3.29%、5.06%。② 纵然国民政府实施西北大后方建设，甘肃财政"官民交困"的情况有所缓解，但卫生经费投入低的状况仍难有实质改变。如 1937—1939 年，甘肃财政支出分别为 8732722 元、12044421 元、9075691 元，然此三年，甘肃的卫生经费支出仅 45163 元、35326 元、41531 元，占比 0.52%、0.29%、0.46%。③

（三）缺医少药，卫生观念落后

缺医少药与民众缺乏卫生观念，是西北瘟疫时常暴发的又一关键影响因素。

西北地区普遍性缺医少药是近代防疫和公共卫生建设发展滞后之显见表征。近代西北，凡遇瘟疫即有大量人口死亡，典型者如 1932 年陕甘霍乱，陕西 60 余县人口死亡 20 万之巨。④ 医疗卫生事业落后致使官民都深陷困境，如潼关民谣言："乡曲愚民死万千……卫生不讲更何言？"与之相应，民众无奈、无助中唯跪拜祈神，然"香火戏剧报神愆"，终却是"无如病亡日相连"，目之所及，"新冢累累尸堆山"。⑤ 又如，1930—1931 年、1941—1942 年陕北两发鼠疫，其中后一次，陕北 13 县 612 村中 9649 人染病，8732 人死亡，死亡率 90.5%。⑥

前此惨景亦为其时政要感叹。1934 年 6 月宋子文在西北考察时言，

---

① 《甘肃之财政状况》，《银行周报》第 38 期，1932 年。
② 《甘肃省财政收支实况对照表（二十四、二十五年度）》，《甘肃统计季报》第 4 期，1938 年；李延安：《我国重要都市卫生经费预算总额百分数比》，《中华医学杂志》第 1 期，1935 年。
③ 梁敬：《抗战三年来之甘肃财政与金融》，《中央银行经济汇报》第 2 期，1940 年。
④ 亦有 34 县 10 万人死亡、25 万人感染的说法。参陕西省地方志编纂委员会编《陕西省志·人口志》，三秦出版社，1986，第 93 页；陕西省地方志编纂委员会编《陕西省志·卫生志》，陕西人民出版社，1996，第 19 页；陕西省卫生厅等编《陕西省预防医学简史》，陕西人民出版社，1992，第 1 页；刘炳涛《1932 年陕西省的霍乱疫情及其社会应对》，《中国历史地理论丛》2010 年第 7 期。
⑤ 吉星北：《长相思》，《西京医药》创刊号，1933 年，第 24 页。
⑥ 陕西省卫生厅等编《陕西省预防医学简史》，第 1 页。

"对于卫生事宜"，西北"较各省落后"，各省都会卫生治疗机构仅属初成，其余则无设备且民不知卫生为何物。① 如据甘肃学院 1934 年调查，仅1928—1933 年西北各省有 200 万余人死于鬼神、巫觋、疾疫等。② 就甘宁青三省论，900 万余人每年计有 8 万余人死于疾疫。③ 有研究还统计，1936年 7 月至 1937 年，兰州死亡 1657 人中因痨病和伤寒而亡者占比达 41.7%。痨病、伤寒、中风、白喉、产褥热、天花、赤痢、霍乱和抽风症是导致兰州民众死亡的主要疾病。在新疆，1912—1916 年疾病亡故者占新疆民众总死亡数的比例分别是 71.5%、75.1%、72.2%、72.6%、78%。④

医疗发展水平低下与经济贫困、缺乏公共卫生设施及民众卫生观念落后相伴生，因此，时人分析瘟疫暴发原因，常归结为民众无卫生观念、习惯及公共卫生设施弛废，非仅灾害本身所致，"乃社会囿于迷信神权之锢习"。⑤ 且看传教士明恩溥笔下的北方民众居家环境：入夜后屋内弥散难闻气味的菜油灯是黑暗中唯一光亮，垒炕所用土砖坯常滋生小虫子，按年拆换"也无法保证除去这些不受欢迎的'客人'"，"到处都有动物的侵害"，而人们似乎从未想过害虫可防治……总之，"完全缺乏'卫生设备'"。⑥ 此在近代西北甚至是整个中国，属普遍现象。又如甘肃民谣所述农家街院，随处可见人畜粪便或生活、生产垃圾："苍蝇蚊子弥于天……牲畜猪狗常为伙……室内老鼠拉米面……臭虫跳蚤屋内跑，做饭烧的牛粪团，煨炕用的马粪蛋，人畜从来不分居，同饮同吃污水池。"⑦ 新疆迪化（今乌鲁木齐）在防疫及卫生建设难兴时，间巷弃物遍地，售贩食品上灰垢满布又蝇虫飞舞，"澡堂浴池肮脏污秽情形更不堪言状"。⑧

缺少现代公共卫生常识与观念，使民众对瘟疫既麻木又迷信——实已

---

① 《宋子文报告考察西北经过》，《申报》1934 年 6 月 24 日。

② 《举办西北卫生事业计划书》，《拓荒》1934 年第 1 期。

③ 王荣华：《民国时期宁夏现代医疗卫生业述论》，《宁夏社会科学》2013 年第 6 期。

④ 李玉尚：《民国时期西北地区人口的疾病与死亡——以新疆、甘肃、陕西为例》，《中国人口科学》2002 年第 1 期。

⑤ 《国人卫生》，《申报》1919 年 7 月 30 日。

⑥ 〔美〕明恩溥：《中国人的素质》，秦悦译，学林出版社，2001，第 113、117、119 页。

⑦ 甘肃省爱国卫生运动委员会编《甘肃卫生民歌选》第 1 辑，敦煌文艺出版社，1959，第15 页。

⑧ 李英奇：《新疆的保健事业》，《新新疆》第 4 期，1943 年。

成当时一种普遍文化心理。如民众于细菌传布致疫病流行"都不置信"，[①]
多将染疫身死归因于鬼神妖孽作祟和命运劫难。此等情势下，时人曾痛
论，倘"我国能够稍微利用现代医学的学识，实现公共卫生的初步设施"，
那么"每年六百万的冤枉死亡，都是可以避免的"。[②] 相较于东南或通商口
岸，西北处内陆且经济落后，因卫生设施不足而致染病者大量死亡的情形
更甚。即如甘肃民谣所叙，灾荒、疫情时常侵袭，"乞丐讨饭满街转，死
神马脚各街串，人死财散怨苍天。……各种疾病经常患，要请卫生难上
难"。[③] 再如，在新疆，省域之内神教医病的风气弥漫，多数贫穷汉民遇疫
病侵袭，或寻道士或请巫婆，以焚香诵经或书画符咒祈神、招魂。维吾
尔、哈萨克等少数民族民众除请阿訇诵经祈神外，亦重施舍以成祈祷，延
请巫医、术士，或跑绳，或燎莘草，或点长命灯以求神助。[④] 可印证者，
时人转引《回疆风土记》中所记："回俗寝疾卧病"，富者"多杀牛羊"，
贫者除延阿訇诵经祈神救助，"亦请阿洪用药，药多大黄附子，往往杀
人"。处偏远而遇疫病侵袭，无论夏冬，则必河水洗浴，"燥结之症，亦于
河灌洗股道，纳葫芦柄于其中，借水出入操动，以求通利焉"。民初南疆
瘟疫流行，杨增新遣医诊治，"然缠民迷信宗教……不信汉人医药"，对防
治天花，民众多认为是在孩童手臂以小刀划破种痘，多视危险而不愿尝
试。时人感慨："回疆治病，尚未摆脱宗教信仰，及利用天然"；又瘟疫流
行，皆苦无医诊治，受交通闭塞和缺医少药之苦，"唯有坐以待毙"。[⑤]

第四节　典型重大瘟疫疫情

近代西北暴发的一些典型的重大瘟疫疫情值得关注，它们能为前论近
代西北地区瘟疫流行特征分析提供案例支撑。简要分析它们因何而起、传
播路线如何、造成何种影响，对理解近代西北瘟疫防治本土经验演化有重

---

① 李廷安：《中国乡村卫生问题》，第 13 页。
② 《甘肃竹枝词》，《大公报》1932 年 7 月 19 日。
③ 甘肃省爱国卫生运动委员会编《甘肃卫生民歌选》第 1 辑，第 15 页。
④ 李英奇：《新疆的保健事业》，《新新疆》第 4 期，1943 年。
⑤ 见李寰《新疆研究》，安庆印书局，1944。

要意义。此故，本节拟对"丁戊奇荒""庚子辛丑大旱"的陕甘瘟疫疫情、1932 年陕甘霍乱疫情以及 1942 年青海牛瘟疫情做简要呈现。

一 "丁戊奇荒""庚子辛丑大旱"之陕甘瘟疫疫情

"丁戊奇荒"历时四年（1876—1879 年），席卷晋、豫、陕、直隶、鲁及苏北、皖北、陇东、川北等地，为祸惨烈，民众死于饥荒、疫病之人数至少在 1000 万人。[①] 是次旱灾，鬻女弃男所在多是，惨况"为百余年来未有之奇"。[②] 甘肃辖下 60 余县有 20 余县被灾。陕西自 1876 年立夏至 1877 年夏五月，滴雨未降，民不知"禾稼为何物矣"，一时间饿殍载道，死亡遍野。"丁戊奇荒"造成陕西人口损失巨大，其中，华阴县经"五十余载人口犹未复原"，[③] 蒲城县"饿死者三之二"，[④] 郃阳县经此旱灾"计其死亡之数约三分之一"。[⑤]

于陕甘乃至西北而言，"庚子辛丑大旱"是近代第三次灾害高峰。是次旱灾发端于 1899 年，持续至 1901 年。其间，陕西受灾州县从 20 余扩展至 70 有余，"饥黎至百数十万之多"。凤翔县 183000 余人口因灾而亡 22000 余人；[⑥] 三原县城人口原有 50000 人上下，灾后不足 20000 人。外人游历渭河北岸乡间，骑行四天，言渭河北岸人口 30% 因饥荒而亡。[⑦] 罗斯则估计其时陕西十分之三人口死于此次旱灾。[⑧] 此外，1899 年甘肃陇东、陇南、定西、甘南及宁夏南部、中部被灾，至 1901 年仍有十余州县受灾。

① 李文海等：《中国近代十大灾荒》，上海人民出版社，1994，第 98 页。
② 陕西省气象局编《陕西省自然灾害史料集》，1976，第 52 页。
③ 李天秀：《华阴县志》卷八《杂事志》，《中国地方志集成》第 25 册，凤凰出版社，2007，第 635 页。
④ 李体仁修，王学礼纂《光绪蒲城县新志》卷三二《杂志》，《中国地方志集成》第 26 册，第 423 页。
⑤ 萧钟秀：《郃阳县乡土志·户口》，《陕西省图书馆稀见方志丛刊》，北京图书馆出版社，1987，第 87 页。
⑥ 见袁林《西北灾荒史》，第 555 页。
⑦ 〔美〕弗朗西斯·亨利·尼科尔斯：《穿越神秘的陕西》，史红帅译，三秦出版社，2009，第 89 页。
⑧ 〔美〕E. A. 罗斯：《病痛时代：19—20 世纪之交的中国》，张彩虹译，中央编译出版社，2005，第 82 页。

（一）灾害造成人、畜死亡及瘟疫暴发

饥荒使灾民免疫力下降，并易遭受寒邪或温毒、热毒侵袭，是其大量死亡的关键原因之一。旱灾通过"切断维持人类生命的能源补给线从而造成的饥馑以及饥馑引发的瘟疫来摧残人类的生命"，[①] 在近代西北，此类情形所在多是。1877 年春夏间，陕西高陵亢旱，几近绝收，"疫毙男妇三千余人"；蒲城因旱，民大饥而亡故三分之二。[②] 1878 年春，陕西横山县"大疫，山中野狼成群"。[③] 又如，陕西周至县光绪二十六年大旱，次年瘟疫暴发而民病死无数。[④] 庚子大旱甘肃宁县绝收，草根树皮食尽而饿毙数千，复瘟疫流行而尸横遍野，民谣谓"人吃人，狗吃狗，山里老鸦吃石头"。[⑤] 1901 年甘肃陇东冬无雪春无雨，"饥荒之余，疫疠大作"，是年，静宁、灵台、礼县皆饥荒复瘟疫大作。[⑥]

灾害造成人、畜大量死亡，加之未及时进行消毒、掩埋，常污染、破坏公共水源等，进一步加剧细菌传播，为瘟疫流行创造条件。特别是近代西北普遍性缺医少药，因灾突然造成大量人口伤病，更难得到及时诊治。1879 年 6—8 月，甘肃武都、文县等涝灾、震灾并发，淹殁 10830 余人，毁坏城垣、营署、民房、牲畜无算。又 7 月舟曲涝灾、震灾暴发，"地裂水出"，城垣、庙宇、学宫多半崩塌，各庄房屋坍塌十之七八，压毙 437 人。同年甘肃武都震灾压毙大量牲畜，"甘人迷信，每以死亡牲口抛弃沟中，不若是以为将来家中必不详"，[⑦] 致使病菌在水中迅速滋生，"地震雾塞臭弥千里，灾变之来莫此为甚"。[⑧]

需补充者，与"丁戊奇荒""庚子辛丑大旱"类似灾害者在近代西北不乏其例。同治七年甘肃全省 64 州县亢旱，川滩山原几成焦土，饥民甚至

① 夏明方：《民国时期自然灾害与乡村社会》，中华书局，2000，第 76 页。
② 袁林：《西北灾荒史》，第 1518、1540 页。
③ 刘济南、张斗山修，曹子正纂，曹思聪续纂《民国横山县志·纪事》，凤凰出版社，2007，第 316 页。
④ 刘济南、张斗山修，曹子正纂，曹思聪续纂《民国周至县志·杂记》，第 356 页。
⑤ 宁县县志编委会编《宁县志》，甘肃人民出版社，1988，第 141 页。
⑥ 袁林：《西北灾荒史》，第 1520 页。
⑦ 王烈：《调查甘肃地震之报告》，甘肃省图书馆西北文献室藏。
⑧ 徐学聚：《国朝汇典·祥瑞》，北京图书馆出版社，1996，第 1430 页。

易子相食。① 同年，武山县饥荒又逢 7 月瘟疫，致死者无算。② 又如 1928—1933 年北方大旱，其间，1929 年 6—9 月甘肃天水热症流行继以痢疫大作，致民大量死亡；庄浪及茶马厅所属亦 "瘟疫流行"。同年，甘肃地方军阀与冯玉祥的国民军交战，和政被围，自入暑至冬因瘟疫而致七八千人染病而死；1930 年、1932 年，甘肃均有六七县暴发瘟疫，1933 年激增至 50 余县，同时，陕北旱、疫尤烈，蔓延 19 县。③

综上可见，较大规模瘟疫往往是在严重的旱、涝等灾害后暴发。

（二）灾民逃荒，疫情传播载体扩大

传染源、传播途径和易感人群是瘟疫流布三大要件。凡患病或携带病原体的人或动物皆可成为传染源，病源亦有可能借助如空气、水、食物、土壤等介质传播，造成疫情扩散。

"丁戊奇荒" 时期，陕甘流民载道而奔宁、灵一带；④ 同官灾民 "逃甘肃者无数"；⑤ 邠州大荒而民逃亡者不可胜计；⑥ 华州民逃亡者半；⑦ 汧阳县 "逃亡死绝之户" 有十分之一。⑧ "庚子辛丑大旱" 时，陕西凤翔饥民流离死亡，"厥状甚惨"；⑨ 岐山县 "饥黎刜草根树皮殆尽"。⑩

1900—1901 年冬，陕西巡抚担心抢粮等恶性事件频发，竟然阻止饥民进入西安城。游历外人发现灾民 "几乎全都死在他们逃难以求庇护的城市当中"，饥民在路边挖洞栖居，吃草根树皮对抗死亡。西安之外，男女老少数以千计地涌入三原，"徒劳地寻找逃避饥饿的办法"。⑪

---

① 漳县志编纂委员会编《漳县志》，第 70 页。
② 武山县志编纂委员会编《武山县志》，陕西人民出版社，2002，第 104 页。
③ 见袁林《西北灾荒史》，第 1522—1523、1526 页。
④ 引自李文海、林敦奎等《近代中国灾荒纪年》，第 1877 页。
⑤ 余正东修，黎锦熙纂《民国同官县志·合作救济志》，《中国地方志集成》第 28 册，第 197 页。
⑥ 刘必达修，史秉贞等纂《民国邠州新志稿·社会》，《中国地方志集成》第 10 册，第 441 页。
⑦ 吴炳南修（光绪）《三续华州志·省鉴志》，《中国地方志集成》第 23 册，第 107 页。
⑧ 焦思善修，张元璧、王润纂《光绪增续汧阳县志·社会》，《中国地方志集成》第 34 册，第 478 页。
⑨ 袁林：《西北灾荒史》，第 555 页。
⑩ 田惟均修，白岫云纂《民国岐山县志·灾祥》，《中国地方志集成》第 33 册，第 553 页。
⑪ 〔美〕弗朗西斯·亨利·尼科尔斯：《穿越神秘的陕西》，第 96 页。

逃荒灾民自身免疫力下降，卫生条件恶化亦加剧感染。1864年甘肃发生特大旱灾，64州县河川断流龟裂，无种绝收，树皮、草根被掘食尽，村落十室九空。① 逃荒灾民作为潜在的疫病传播载体或最易被感染者，其逃荒所经之处又往往造成疫病传播，加速其流布。

二 1932年陕甘霍乱疫情

（一）疫情暴发前后的自然环境和旱涝等灾害

1932年陕甘霍乱疫情暴发既受其时全国疫情影响，更有西北自身地理环境、气候等因素影响。西北居内陆，跨亚热带、温带，冬冷夏热，降水集中又风旱同季，黄土、荒漠地带水土流失严重，加之交通不便而经济开发困难，是典型的生态环境脆弱区。降水少且不稳定的干旱环境，或涝灾形成的过度湿润环境，为一些病菌滋生和蔓延形成便利条件。1932年陕甘霍乱大流行前后，两省极端气候和自然灾害频发。

一方面，1928—1932年北方大旱涵盖陕甘宁青四省，1931年长江水灾影响亦波及西北。学界既有研究指出，1932年全国性霍乱，传播途径除经汉江水道进入西北外，亦有通过火车、船舶经武汉、南京、上海等向华北传播后而向西北流动者。② 如据报道，是次霍乱在沪、宁、赣等省猖獗，"陇海线沿途都有发生疫情，以潼关为最重，而后蔓延东西"。③ 另一方面，1928—1932年北方大旱引发灾、疫相连。1929、1930、1932年甘肃均有数十县瘟疫暴发。④ 时人记载和气象史研究显示，1932年霍乱暴发时，陕西月平均气温较日常平均值高1℃—2℃；尤其是，6—8月月平均气温较1932—1947年同时段月平均气温高2℃—3℃；西安降水则不及日常年份半余。⑤

综上说明，1932年陕甘霍乱虽系外部疫源输入，但是，西北相对封闭的地理环境、干旱气候加上较长时期内持续灾害影响，亦是霍乱大暴发的

---

① 漳县志编纂委员会编《漳县志》，第70页。
② 《中国自然灾害史与救灾史》，当代中国出版社，1999，第81页。
③ 《霍乱疫情流行》，《大公报》1932年7月24日、8月6日。
④ 见袁林《西北灾荒史》，第1521—1526页。
⑤ 李国桢：《陕西小麦》，陕西省农业改进所，1948，第2—7、9—15页。

关键因素。事实上，20世纪二三十年代正处全球气温又一快速上升期，北半球气候快速变暖，导致同期内中国北方降水急速减少。① 大旱或洪灾结束，都会引起公共水源污染乃至地下水源破坏，公共卫生条件加速恶化。大灾之年，大量灾民尸体未能及时处理，又常形成污染叠加，而且民众免疫力和抵抗力普遍下降，这些都为霍乱传播创造了条件。

（二）霍乱的疫源与人员流动、商贸活动

在"近代"境遇下，一些学者讨论的下述命题在1932年陕甘霍乱疫情中亦可得以观察，即经济扩张使长期以来的生态间隔被打破，导致烈性传染病跨区域传播的深度、广度均被加强。② 笔者认为1932年陕甘霍乱应是外地输入性疫源所致，与较大范围的人员流动、商贸活动的开展密切相关。其关键理据在于，档案文献、报刊报道及时人笔记均显示1932年陕甘霍乱具有显见的疫情传播路径。具体而论，除陕甘外，同年晋、豫、冀、鲁、苏、浙、皖、川、蒙、宁、青皆受霍乱侵袭，③ 而且，它在西北形成了以陕西关中地区为中心并沿主要河流、商路、交通要道而向邻近地区或省份扩散的疫情带。

1. 关中疫情带溯源：以武汉为中心的汉江水系（商路）疫情带

关中疫情带（以西安为中心）溯源可对接汉江水系（商路）疫情带（以武汉为中心）而呈西北向传播。1931年长江大水灾是1932年霍乱疫情暴发的关键诱因。霍乱疫情沿长江经由武汉、上海等交通节点向东、西、北传播。

对西北而言，可经由江汉平原、鄂西山区沿汉江水路（商路）入陕西商县、蓝田，或洛南、渭南入关中而接陕西—甘肃商路，而后或北去宁夏、内蒙古，或继续西去青海、新疆。1932年全国霍乱大流行时，鄂、陕疫情分布与前述商路展现出高度重合性。在湖北，以武汉为中心，形成武汉—孝感—安陆—随州—枣阳—襄樊—河口—丹江口（入陕西），与武汉—汉川—仙桃—荆州/咸宁—荆门—宣城—襄樊—河口—丹江口（入陕

---

① 〔苏〕Л. С. 贝尔格：《气候与生命》，王勋译，商务印书馆，1991，第3—4页；叶笃正、陈泮勤主编《中国的全球变化预研究》，地震出版社，1992，第42页。
② 胡成：《医疗、卫生与世界之中国（1820—1937）》，科学出版社，2015，第120—144页。
③ 陈邦贤：《中国医学史》，第890页。

西）的疫情带。

县志记载显示，1932 年关中霍乱或是沿商路、古道、铁路由邻近晋、豫两省输入，或是先自邻省河南输入，而在潼关、关中等地暴发疫情后，再反向沿商路、古道、陇海铁路输入河南、山西等地，形成更大规模疫情。潼关报告的第一例霍乱系 6 月 19 日，在关中较早发现霍乱。[①] 其时，晋省一旅客在潼关东关住店出现症状，后城内疫情扩展。此外，时人回忆，1932 年霍乱流行时陕西本已"内灾外疫"，认为霍乱系河南输入。此间，豫省灾民向关中逃荒，关中民众向陇东逃荒，引起霍乱传播。[②] 是年 6 月 15 日—7 月 15 日，豫西伊川县已报告霍乱发生且死人甚多。[③]。

2. 关中疫情带：沿商路、河流、公路、铁路扩展

（1）秦豫间的传播

1932 年全国霍乱大流行时，河南 30 余县受灾，形成接陕西关中而以郑州等城市为中心的疫情带，即关中渭南—华阴—潼关—灵宝—陕县（今属三门峡市）—义马—洛阳—孟津县—偃师—巩义—郑州—开封—杞县—许昌—郾城—叶县—方城—商水—上蔡疫情带。在河南境内为三门峡—洛阳—郑州—开封—商丘。入河南以郑州为中心的南北向疫情带为渭南—华阴—潼关—灵宝—陕县—义马—洛阳—孟津县—偃师—巩义，经郑州北向接原阳—新乡—鹤壁—安阳，经郑州南下则为新密—许昌—漯河—驻马店—信阳。[④] 1932 年霍乱主要在沿河流两岸或平原地区修建的陇海、京广铁路及其附近公路沿线分布，在远离铁路、公路的山区地带，霍乱疫情相对较轻。据载，是次霍乱大流行，郑州市四人医院、仁民医院日均需救治40—50 位感染霍乱病患；[⑤] 洛阳染疫死者万余而病者五万；[⑥] 淅川县万余人口死亡，染病者"购药店前身未死，送葬未归又命亡"；[⑦] 陕县万人感染

① 商州市地方志编纂委员会编《商州市志》，中华书局，1998，第 616 页。
② 见郑怀林《1932 年陕西霍乱大流行》，《陕西卫生史丛刊》1985 年第 1 期。
③ 李耀曾主编《伊川县志》，河南人民出版社，1991，第 595 页。
④ 河南预防医学历史经验编辑委员会编《河南省预防医学历史经验》，江苏科学技术出版社，1990，第 371 页。
⑤ 郑州市地方史志编纂委员会编《郑州市志》第 6 分册，中州古籍出版社，1998，第 466 页。
⑥ 洛阳市郊区地方史志编纂委员会编《洛阳市郊区志》（下），中州古籍出版社，1998，第 824 页。
⑦ 淅川县地方史志编纂委员会编《淅川县志》，河南人民出版社，1990，第 547 页。

并致千余人死亡。[①] 另外，豫陕鄂同处汉江水系商路，从陕西商南接河南淅川、南阳、桐柏并与信阳交合，又形成一区域规模相对较小的疫情带，东西贯通豫南南阳。[②]

（2）秦晋间的传播

秦晋自古商路、古道相连。1932 年霍乱大流行时，从关中东北而上接晋西南之运城—永济—芮城—平陆—临晋（今临猗县）—夏县—万荣；晋西北之河曲—五寨—朔州—汾阳—兴县—左云—平鲁（今朔州）—灵丘—阳高—天镇，形成疫情带。

阳高、天镇、灵丘（与河南相接），处陕甘宁蒙间商路（晋陕甘宁民众"走西口"路线）与平绥铁路、公路、商路（京师通西北商路、古道、官道）交会之地。颇类陕、豫，1932 年山西霍乱亦在晋西南同蒲铁路沿线和汾河流域形成疫情带，全省 34 县被灾，死亡 19755 人。同年 7 月底霍乱"开始自晋西南之永济、芮城、平陆、临晋及晋西北之河曲、五寨等县"，[③]其时，方志记载皆言永济、芮城霍乱自陕西关中传入，[④] 夏县不足两月已有 2000 余人亡于霍乱。[⑤]

（3）陕甘间传播

咸阳、长安是西向陆路丝路的起点，亦是陕西接西北商路的重要起点之一。此商路经鄠县—周至—武功—扶风—郿县—凤翔—宝鸡—汧阳—陇州，接天水、平凉而与陕甘间的商路、古道相连，其后或北上宁夏绥蒙，或西去青海、新疆而通中亚、西亚。1932 年关中霍乱经前此通道向甘宁青扩展形成东西向疫情带，即泾河上游华亭县、崇信县、泾川县，渭河上游天水、定西，甘肃省东部河西走廊区。尤需指出，此疫情带与西兰公路具有较高重合性。西兰公路东起西安，经咸阳、乾县、邠县、长武而接甘肃

---

① 陕县地方史志编纂委员会编《陕县志》，河南人民出版社，1988，第 476 页。

② 《霍乱疫情》，《申报》1932 年 8 月 2 日；《豫省霍乱》，《大公报》1932 年 7 月 10 日、7月 26 日、8 月 6 日。

③ 见山西省史志研究院编《山西通志·卫生篇》，中华书局，1997，第 444 页。

④ 永济县志编纂委员会编《永济县志》，山西人民出版社，1991，第 434 页；芮城县志编纂委员会编《芮城县志》，三秦出版社，1994，第 12 页。

⑤ 夏县地方志编纂委员会编《夏县志》，人民出版社，1998，第 646 页。

泾川、平凉、定西到达兰州，① 是年沿西兰公路且邻近陕西关中的平凉、华亭、泾川、天水、清水、定西、兰州等地疫情烈度较高。② 时人亲历所记，关中民众多向陇东逃荒，"逃荒之民，体质极弱，饥不择食，易吃到被污染的带菌食物，从而感染、传播"。③ 华亭、灵台方志资料言"死人客多于主"亦能证实灾民逃荒是病毒传播关键载体，1932 年甘肃霍乱确系关中输入。城市及附近地区因人口密度大而疫情较乡村严重，此又与陕、豫、晋霍乱流行特征基本一致。

需说明者，与 1928—1932 年陕甘大旱灾同期，1929—1933 年前后甘肃地区亦有其他瘟疫暴发记载。如 1928 年夏秋之间甘肃天水、庄浪、和政等地瘟疫暴发而死人者众。1929 年，甘肃陇东、陇中和陇西区域共计 21 县遭受疫灾，其中，秦州四乡夏初城内死 2200 余人，而乡村更甚；又是年秋因疫而亡 2171 人。岷县民众因染疫而日亡 200 余人，致尸体遍野。1930 年，甘肃临夏、宁定、和政、永靖、天水时疫流行，死亡甚众。1933 年，宁夏海原民众因瘟疫流行而毙命者众。同年，甘肃 50 余县瘟疫再度流行，是年夏季 6—7 月华亭等地喉痹麻疹、霍乱、喉症并发，④ 甘南亦有 3500人因感染伤寒、鼠疫、霍乱等而致死亡。⑤

（4）川陕间霍乱疫情传播

关中疫情或自汉江水系输入，沿川陕商路、古道、公路传播，形成连接川陕的东北—西南向疫情带。陕南汉中属川陕相接之地，是华北或中原经关中而通西南的重镇。1932 年霍乱大流行时，四川地区较早发现疫情较重者是邻近陕西的广元，以及由此西南向的绵阳—绵竹—德阳—成都—眉山—内江疫情带（沿川陕公路分布），同时，离广元越远，疫情烈度亦越

① 中国公路交通史编审委员会编《中国公路史》第 1 册，人民交通出版社，1990，第 210 页。
② 见平凉市志编纂委员会编《平凉市志》，中华书局，1996，第 621 页；泾川县县志编纂委员会编《泾川县县志》，甘肃人民出版社，1996，第 613 页；袁林《西北灾荒史》，第 1525 页；清水县地方志编纂委员会编《清水县志》，陕西人民出版社，2001，第 926 页。
③ 郑怀林：《1932 年陕西霍乱大流行》，《陕西卫生史丛刊》1985 年第 1 期。
④ 见袁林《西北灾荒史》，第 1522、1523、1525 页。
⑤ 甘南藏族自治州地方史志编纂委员会编《甘南藏族自治州志》，民族出版社，1999，第 1154 页；甘肃省舟曲地方史志编纂委员会编《舟曲县志》，生活·读书·新知三联书店，1996，第 556 页。

轻。^① 在广元县，病患常死于路旁而无人收尸，民众外出或赶集常于腰带扎上姓名、住址以便识别。^② 另外，是年川东北万源亦因邻近陕西——主要是邻近陕南汉江水系——而疫情较重，万源沿后河一线 400 余人亡于霍乱，^③ 渠县临巴一地千余人亡于霍乱。^④

1932 年陕甘霍乱是从湖北沿长江、汉江水系传入关中，并以此为中心向邻省传播。其传播情势、特征是以城市等人口密集区为中心沿商路、古道或铁路、公路形成疫情带；地质环境以沿河流分布的平原、盆地为主，而山地相对较少。此间，西北常多疫病叠加，又多次暴发，这与地区气候、地质等环境因素密切相关。1932 年陕甘霍乱疫源系外部输入，并与人员流动、商贸活动密切相关。

（三）灾、疫重叠

与"丁戊奇荒""庚子辛丑大旱"类似，1932 年陕甘霍乱中再次凸显了近代西北瘟疫成因和流行特征，即灾、疫、荒重叠导致人员流动而扩大疫情传播。1932 年陕甘霍乱正处于 1928—1933 年北方大旱期间。1928—1933 年北方大旱，陕西、甘肃旱灾肆虐又叠加雪灾、兵燹、匪患。首年陕西 75 县报灾，至 1929 年报灾者"仍络绎不绝"，夏秋颗粒无收，又灾疫相继，举目所见皆是弃家逃难者。^⑤ 1929 年冬春交替又暴雪六次，成"千古之巨灾"，大荔、华阴、咸阳、礼泉等县家畜乃至树木被冻死者不可胜计。陕西关中、榆林及汉中北部等近 57 县在 1928—1933 年大旱后即暴发"春瘟"，传染病难以控制，腐尸弃露，气温日高，"熏蒸尤奇臭气味"，"而枵腹之灾民，难胜病魔之缠绕，是以死者日众"。^⑥ 在甘肃，1929 年 57 县报备旱灾，且兵燹、匪患成灾，灾民约 457 万人，死亡 200 万人。^⑦ 灾民

---

① 见德阳县志编纂委员会编纂《德阳县志》，四川人民出版社，1994，第 840 页；绵竹县志编纂委员会编纂《绵竹县志》，四川科学技术出版社，1992，第 678 页；眉山县志编纂委员会编纂《眉山县志》，四川人民出版社，1992，第 990 页；内江市东兴区志编纂委员会编纂《内江县志》，巴蜀书社，1994，第 703 页。
② 广元市地方志编纂委员会编《广元县志》，四川辞书出版社，1994，第 704 页。
③ 四川省万源县志编纂委员会编纂《万源县志》，四川人民出版社，1996，第 889 页。
④ 四川省渠县地方志编纂委员会编《渠县志》，四川科学技术出版社，1991，第 749 页。
⑤ 袁林：《西北灾荒史》，第 555 页。
⑥ 夏明方：《民国时期自然灾害与乡村社会》，第 254 页。
⑦ 见袁林《西北灾荒史》，第 555 页。

逃窜亦是持续不断。《山丹县志》记载，山丹县继 1928—1933 年大旱后，1935 年又亢旱绝收，全县计约三分之二人口逃荒。① 大旱和兵燹叠加，甘青皆暴发饥荒，甘肃饥民涌入邻近民和——又多集中于民和上川口——饿死者无计而不得不挖"万人坑"掩埋尸首。② 又如 1931 年旱灾叠加瘟疫致青海灾民 20 万人死亡。③ 1929 年兰州瘟疫流行，死亡众多，难民死疫病者十之二三。是年秋宁夏隆德瘟疫大作，死亡满路，④ 甘肃饥民涌入青海亦死亡众多。⑤

三　1942 年青海牛瘟疫情

农牧业是西北社会经济的重要支柱。据 1933 年调查，陕、绥、甘、宁四省，牛、马、骡、驴分别有 2400 万头、600 万头、600 万头、500 万头，可见耕牛所占比重之大。⑥ 耕牛安危关系农业兴衰，"间接则关工商之兴衰"。⑦ 威胁牲畜安全者又以瘟疫为大宗。

西北诸省中，青海畜牧业经济单一性相对更突出。除马、羊外，牛是青海农牧民重要的生产、生活资料及交通工具。牛瘟、羊蹄疫、马鼻疽是青海畜群长期流行的三大疫病，尤其牛瘟常呈周期性暴发。20 世纪三四十年代青海有两次遍及全省的大规模畜疫。其中，1930 年海北、海南和玉树畜疫突发，死亡牛羊数分别为 120 万、180 万、220 万。⑧ 1942 年 9—10 月，海西汪什代克族首发牛瘟，迅疾引发环海（青海湖）、贵德、同仁、同德等至祁连山麓广大牧区畜疫。是次牛瘟地域纵横 1000 余华里，有 110 万头牛死亡，是近代西北畜疫堪称典型者。⑨

综合时人记述、研究，笔者认为 1942 年青海牛瘟暴发原因可归纳如下。

① 山丹县地方志编纂委员会编《山丹县志》，甘肃人民出版社，1993，第 100 页。
② 民和回族土族自治县志编纂委员会编《民和县志》，陕西人民出版社，1993，第 17 页。
③ 李文海、林敦奎等：《近代中国灾荒纪年续编（1919—1949）》，第 344 页。
④ 袁林：《西北灾荒史》，第 1523—1524 页。
⑤ 平安县志编纂委员会编《平安县志》，陕西人民出版社，1993，第 78 页。
⑥ 乔玉琇：《西北畜牧事业之检讨》，《新青海》第 5 期，1936 年。
⑦ 寿标、吴德铭：《上海区域内牛瘟之调查》，《国际贸易导报》第 1 期，1930 年。
⑧ 陆年轻、雷易：《青海农业调查》，《西北专号》第 2 期，1942 年。
⑨ 中国第二历史档案馆：《国民政府赈济 1942 年青海牛瘟档案史料》，《民国档案》1996 年第 2 期。

1. 生产方式落后

青海少数民族逐水草而居，靠天养畜。一旦春夏缺雨使牧草枯黄或难生长，又或遇寒湿、湿热天气，皆易生疾病。青海处青藏高原，大部地区属苦寒地，牲畜饲养终难摆脱"夏壮、秋肥、冬瘦、春死"的恶性循环。牲畜放养，难有干燥卫生棚圈，寄生虫、细菌常易侵袭牲畜。另外，交通闭塞加之养殖技术不成熟，难有真正克疫之方。如牧民常采用旧法"种牛痘"以图克服牛瘟，终因难以推广而效果有限。[①]

2. 北方牛羊瘟疫带疫情扩散影响

青海与甘、新、川、藏四省相接，平均海拔超4000米，辖地广阔。青海盆地、高山、河谷相间，属高原高寒气候，气温低且夏短冬长，年气温变化小而日气温变化大。具体而论，1941年青海牧区普遍春寒，黑霜增多且春夏雨水少；是年秋多雨而阴湿，叠加霜期早至，气候异常。另外，1942年北方大旱且多地鼠疫暴发，祸及青海。因此，牲畜生存条件恶劣，利于滋生病菌且蔓延迅疾。加之青海接北方牛羊瘟疫带，青海牛瘟暴发，陕甘宁新势必受其影响。

牛、羊瘟常被记述为牛、羊疫，民间通称烂肠瘟，属急性发热接触性传染病，牛最易，羊次之，而猪鲜见。[②] 20世纪20年代有研究认为牛瘟或源于东亚，因蒙古军队西征传入欧洲并扩散至非洲。[③] 中国古代牛瘟最早暴发时间难考，文献记载显示牛瘟常见，小流行者三五年一次，大暴发一般十年一次，致死亡则计数万。[④] 西北华北相连共处北方牛瘟带，包含青海在内，一地暴发势必互相祸及（表1–13）。

表1–13　民国时期西北及邻近省份牛瘟暴发一览

暴发地区	时间	发源地记录
宁夏固原	1914年春夏	牛大疫，"有罄圈者"

---

① 按，旧法"种牛痘"，杀死染牛瘟的牛犊并将其剁成肉泥而为药引，以灌食少许于其余染病之牛。经此，待其发热出痘并存活即产生所谓免疫体。
② 程绍迥：《中国之牛瘟》，《国际贸易导报》第3期，1934年。
③ 罗清生：《病害牛瘟》，《农学》第5期，1925年。
④ 罗清生：《中国兽医概况》，《世界农村月刊》第6期，1947年。

续表

暴发地区	时间	发源地记录
甘肃和政	1914 年秋冬	耕牛死者无数
甘肃华亭	1915—1933 年	每两年即发生瘟一次
宁夏阿拉善旗（今属内蒙古）	1919 年	牛瘟，60% 牛死亡。又，购自青海之数百头牛死亡
河南开封	1924 年 2 月	仅开封一区……约 50000 头耕牛死亡，值洋百万
河南伊川、永城、嵩县、鲁山	1924 年 3 月	四县耕牛仅存 5%，牲畜价格昂贵
青海全省	1932 年	全省百万余头牛羊倒毙于瘟疫
甘肃岷县	1932 年冬，1933 年 6—7 月	死伤过半，疫情加剧
甘肃永登、武威等	1932—1933 年	牛死亡殆尽
陕西三原	1933 年	牛瘟流行，数千耕牛倒毙
甘肃合水	1934 年 7 月	华严、太和、太平、北乐等村突发牛瘟，百余头耕牛数日内死亡，四乡恐慌甚巨
甘肃徽县	1934 年 7 月	牛瘟突发，数日内耕牛死亡甚多
四川松潘、理塘	1934 年	牛瘟暴发，蔓延至甘肃成县
甘肃兰州	1935 年 1—2 月	牛死亡不多
河北夏津	1936 年 7—8 月	龙泉寺、七里屯、阎庙、孔市等村……耕牛倒毙甚多
河北盐山	1936 年 7—8 月	崔家口镇牛瘟，牛染病两日即死
河北广宗	1936 年 8 月	董里镇一带牛瘟暴发……时闻连日死牛
河北隆平	1936 年 10 月	牛瘟流行，从初期县东北村庄迅疾蔓延全县
绥远归绥	1936 年 11 月	洪津桥、点农上等村至台阁牧南部暴发牛瘟，耕牛死亡甚多
四川广元	1936—1937 年	牛瘟暴发。1937 年牛瘟再度暴发，南向从苍溪波及阆中，或沿川陕公路向昭化→剑阁→梓潼蔓延。是年冬由梓潼→盐亭→三台，继而蔓延全川及周边省份（远至湘西）。是次牛瘟，全川耕牛死亡 11917 头，直接经济损失 26 万元
绥远河套地区	1937 年 5 月	牛瘟大作，使临河、五原及安北受染，半月内牛死亡 8000 余头
甘肃文县	1938 年 1 月	牛瘟传染甚厉害。四川省府请求甘肃省府协助免其向川省蔓延
陕西榆林	1938 年	牛瘟暴发

续表

暴发地区	时间	发源地记录
四川广元	1938 年	牛瘟流行，计 8153 头牛死亡
四川威远	1939 年 8 月	镇西牛瘟暴发，700 头耕牛死亡。其中，驮户颜天泽养牛 50 头即死亡 48 头
宁夏固原	1939 年冬	牛瘟流行
四川金堂	1940 年	赵镇、淮州、官仓、姚镇牛瘟暴发，计 1030 头牛顷刻倒毙
四川平武	1941 年	徐塘、大印、桂溪、平安顷刻死亡耕牛 2970 头
陕西关中及陕南地区	1941—1943 年	牛瘟蔓延全省 49 县。1941 年，三原、泾阳、礼泉、咸阳、眉县等县 3000 余头耕牛倒毙，损失 200 余万元。1942 年鄠县牛瘟损失惨重——交道、牛武两区分别在 20 日、10 日内有 50 余头、10 余头牛倒毙。是年 2 月、7 月，临潼、铜川、宜君、耀县等地耕牛数日连续倒毙。1943 年春，关中陕南 30 余县 13000 余头耕牛死亡，经济损失 1300 万元
青海全省	1942 年 9—10 月	传染面积纵横千余华里，110 万头牛倒毙
甘肃文县	1943 年	洋汤乡牛瘟流行，246 头耕牛顷刻倒毙
甘肃宁县	1944 年	牛瘟暴发，2170 头耕牛倒毙
青海蒙藏牧区	1945 年	牛瘟复发且极重，日死千余头
陕甘宁边区陇东分区（甘肃环县等）	1945 年 11 月	牛瘟暴发，约计 2630 头耕牛倒毙
甘肃渭源	1947 年 5 月	牛瘟蔓延甚烈
甘肃永登、化平、固原	1947 年 8 月	牛瘟猖獗
甘肃夏河	1948 年 11 月	桑科草原牛瘟流行

资料来源：报刊类：罗清生《西人报告中国牛瘟情形》《河南牛瘟传染之剧烈》，《农商公报》第 118 期，1924 年；罗清生《病害牛瘟》，《农学》第 5 期，1925 年；程绍迥《中国之牛瘟》，《国际贸易导报》第 3 期，1934 年；刘鸿勋《甘肃省畜牧和兽疫的概况》，《畜牧兽医季刊》第 3 期，1935 年；罗清生《宁夏阿拉善旗兽疫之调查》，《公共卫生月刊》第 5 期，1935 年；刘鸿勋《归绥近郊发现牛疫》，《绥农》第 12 期，1936 年；叶仰山《四川省兽疫之"政治防疫法"》，《中央畜牧兽医汇报》第 2 期，1942 年；郭英俊《陕西关中习见之家畜传染病》，《畜牧兽医月刊》第 4、5 期合刊，1943 年；李国桢《陕西三十一年度新兴农业建设概况》，《农业推广通讯》第 6 期，1943 年；《青海天旱牛瘟》，《田家半月报》第 1、2 期合刊，1945 年；董运寰、李高光《陕西兴平县之耕牛增产》，《农业推广通讯》第 6 期，1946 年；罗清生《中国兽疫概况》，《世界农村月刊》第 6 期，1947 年；中国第二历史档案馆《国民政府赈济 1942 年青海牛瘟档案史料》，《民国档案》1996 年第 2 期；《甘肃民国日报》1934 年 7 月 16 日、8 月 19 日，1938 年 1 月 18 日，1947 年 5 月 28 日、8 月 22 日，1948 月 11 月 20 日；《解放日报》1942 年 3 月 21 日、7 月 10 日，1945 年 11 月 4 日；《西京日报》1933 年 7 月 1 日；《西安晚报》1942 年 2 月 5 日；《新天津》1936 年 8 月 6 日、8 月 15 日、10 月 20 日。著作类：袁林《西北灾荒史》，第 1532—1535 页。档案类：《王玉堂电蒋中正青海瘟疫流行请内政部卫生署速于青海设置牧口防疫处 并防疫经费以青海人民暨奠定开发西北国有牧埠基础》，1933 年 2 月 6 日，台北"国史馆"藏，002-090102-00012-052。

由表 1-13 可见以下两点。①西北五省与邻省牛瘟暴发时间关联性强。这说明，从牛瘟分布时空看，涵盖青海，言西北华北东北同处北方牛瘟瘟疫带应属成立。1942 年青海牛瘟势必受北方牲畜瘟疫疫情影响。②能支撑①之判断事实为：陕甘宁青四省与北方牛瘟瘟疫带地理相接。从平津经冀、绥、晋而连通陕甘，或北上宁绥、蒙古乃至远及新疆、俄国商路，或通河西连青海、西藏商路，或向南连通西南商路。沪宁汉三省沿汉江水系或陇海线，经晋、绥连陕甘，使中原及长江流域与西北通联。牛羊及毛皮是西北与华北、长江流域、西南等地商贸往来之大宗，同样易引发疫情传播。

3. 社会原因

民众普遍贫穷且无现代畜牧养殖知识，是 1942 年青海牛瘟暴发又一重要原因；政治局势混乱更加剧前述状况。例如，雍乾之后，清廷对青海物资征用加剧，牲畜经济难休养生息。又如，1921—1942 年马步芳对果洛藏族各部用兵八次，掠夺牛羊无数，牧民多流离失所。[1] 牧民漂泊草原，侥幸留存的马、牛、羊亦散窜四处，若逢疫起，实难有抵抗之力。

小　结

霍乱（虎疫）、鼠疫、白喉、天花、伤寒、副伤寒、猩红热等传染病是近代西北人群易感染主要瘟疫，猪、牛、羊等牲畜瘟疫亦多发。疫情常跨越数乡、数县乃至跨省传播，且致死率高。其主要特征是：疫病种类较多，呈多点状暴发，时间分布呈高集中性，部分有明显的季节规律；关中平原、黄土高原、湟水流域这类人口密度较高、农业生产较发达、商贸活动频度高、人员往来较多的地区是瘟疫流行的主要区域，空间分布亦具有高集中性。气候、环境等自然因素，经济发展水平低和卫生设施短缺、观念落后等社会因素，叠加战乱和灾荒，是近代西北瘟疫时常暴发的原因。以上对三大典型疫情的分析强化了对近代西北瘟疫流行病种、特征、原因的史实支持。

---

① 刘进：《中心与边缘：国民党政权与甘宁青社会》，天津古籍出版社，2004，第 231 页。

第二章　西北传统防疫实践

中国传统医学累积了丰富的有关疾病的知识、理论和治疗实践操作技术及验方。它历史悠久又自成特色，是浸润于国人生活世界的自成体系的哲学思想与文化规范。[①] 传统中医的瘟疫防治实践经验在明清已实现理论系统化和应用具体化。[②] 西北是周秦王朝发端地及盛唐兴起地，亦是岐黄医学发端地，涵盖藏、蒙古、回、维吾尔等族医学在内的中华传统医学——被视为广义中医学——是西北传统防疫实践的关键知识支撑，其实践操作是西北传统瘟疫防治最基础的本土经验构成。本章主要论证西北传统瘟疫防治实践所涉观念、知识、制度，论及瘟疫防治知识认识则部分涉及"传统"与"近代"的比照。

需说明，学界共识性地认为中国传统医学系中医学、民族医学和民间医药知识三者共同构成。在悠长的历史演进中，中医学日渐发展成为一种主流医学（为表述方便，后文亦称"中医"）。笔者尊重学界共识，只是受学科训练所限，对中医论述多而对西北民族医学论述较少。与之相照，本章所涉西医是指西方现代医学。

第一节　传统防疫临灾举措

历史上西北多有疫病灾害暴发。传统防疫采行的各类举措，理应成为近代西北瘟疫防治必涉的本土经验累积。需指出，言近代西北瘟疫防治本

---

① 〔日〕山田庆儿：《中国古代医学的形成》，廖育群、李建民编译，台北：东大图书公司，2003，第2页。

② 张剑光：《中国抗疫简史》，新华出版社，2020，第200—203页。

土经验演化不能忽视一基本事实：明清之际惠民药局一类机构日渐废弛，入近代而直至新中国成立前，依靠民间医生施医问药，是普通民众问诊看病和治疗疫病的基本方式。

一　近代之前西北瘟疫灾害记录

于古代西北瘟疫灾害，方志的"祥异"或"灾异"记载常不过数十字，多者则百余字，记称"疫"或"时疫"。传统医书言西北瘟疫者较少。一些灾荒史研究论及古代中国瘟疫，专论西北瘟疫亦不多。

近代之前，西北时有瘟疫暴发且灾疫相连，水旱灾害为要。如明清陕西：永乐十二年三月诸县饥、疫；正德十六年六月诸郡大旱且疫；嘉靖十一年夏汉中大风又大疫；万历三十八年秋至次年四月汉中又旱且大疫；万历四十年西安大疫；崇祯十六年米脂大瘟；康熙三十一年陕省饥、疫相继，西安等凶荒连岁又疫疾流行；康熙二十九年秋周至县旱致次年大饥，且秋冬又大疫，三十一年亢旱而民亡十有六七；乾隆十六年山阳县大疫而人畜半亡，乾隆三十年又旱疫相继，致斗米五钱且疫死者众。[①] 在甘肃、青海：景泰五年夏华亭大水，又大疫，致死者无算；万历十四年至十五年秦州旱疫相继；万历十五年春甘肃大疫；康熙十八年秋八月华亭大疫；康熙三十一年两当旱疫接续，死者无算；乾隆三十五年皋兰大饥而疫者死众。尤其，西宁在万历八年、十一年、三十八年三度暴发瘟疫，崇祯十六年又是春疫夏旱接秋季大疫。此后，顺治十一年再逢大疫，人多亡；康熙十九年、二十年，旱、雨、雹灾相接大疫，而人、牛多死。[②] 此外，震灾引发瘟疫在西北亦有记载。如万历三十七年六月甘肃张掖地震，"迨后沿门阖户，人生斑疹"。[③] 要言之，近代之前西北瘟疫防治当是依赖传统中医

---

① 见刘于义修，沈青崖纂《陕西通志》第 47 卷《祥异》，雍正十三年（1735）；王如玖主修《商州总志》第 14 卷《杂录·灾祥》，乾隆九年（1744）；李国麟纂修《兴安府志》第 9 卷《食货志·蠲赈》，乾隆五十三年（1788）；杨仪修、王开沃纂《周至县志》第 13 卷《祥异》，乾隆五十年（1785）。

② 见许容纂修《甘肃通志》第 24 卷《祥异》，乾隆元年（1736）；费廷珍编修《直隶秦州新志》第 6 卷《灾祥》，乾隆二十九年（1764）；吴鼎新修《皋兰县志》第 3 卷《祥异》，乾隆四十三年（1778）；程明愫修《华亭县志》第 16 卷《祥异》，乾隆五十六年（1791）；张充国《西宁县志》第 8 卷《灾祥志》，康熙五十一年（1712）。

③ 黄文炜、沈青崖纂修《重修肃州新志》第 7 卷《祥异》，乾隆二年（1737）。

学，其疫情传播的本土性特征突出。

二 民间医生施医舍药与瘟疫防治

清中叶前，对防疫和民众问诊求药，除京城因能依托太医院而稍有国家力量投入，"其他各省由于医学废弛，地方政府的医药救济工作很有限，于是民间自救力量逐渐兴起"。① 西北于前述所论亦非例外。

（一）民间医生施医舍药

与江南社会类同者，西北民众患病，普遍依赖民间医生的施医舍药。民间医生靠家传或师徒制度习医和治病。例如：清季陕西三原县人陈尧道"幼为诸生，潜心岐黄，制方奇效……尤施药济贫困"；在宝鸡，有名刘凤者"医学精通且于贵贱贫富，浑无异视，久称名医"；在山阳县，张文祥"与凡敛无棺葬无地寒无衣病无药饵者，随事给与"；在朝邑县，张翔如"精岐黄术施药饵，得异人诀咒，治跌损如神，求治者踵于门"，另有贡生蔚作霖"善岐黄术，活人不受酬"，马瑄"疏财好义……至修堤施药……靡不争先恐后"；在泾阳县，张友仲"善医，出参连以活贫者"；在兴安府石泉县，韩景佐"家贫善医术，穷民有疾痛者，施药以治之"。②

前此事实在甘、宁、青、新四省类同。据史志记载，明季，兰州人曹守忠救助贫病者，"施药疗治"；在甘州府有名费国兴者精于医，"夫擅华佗之技而效吉平之忠"；在西宁府，"康熙四十一年，岁饥，道有饿殍"，杨永华"煮粥制药……凡无主尸骸，施棺木收掩。流寓有贫不能葬者，捐赀瘗于所置义冢"；③ 在甘肃狄道（今临洮），清人张经纶"素精医术。与郡人许虎臣为莫逆交……遗孤纫家且贫……传以医术"；④ 在西宁，清人张

---

① 邓铁涛主编《中国防疫史》，第 145 页。
② 见何锡爵修《宝鸡县志》第 3 卷《人纪·名医》，康熙二十一年（1682）；金秉祚修，丁一焘、周龙官纂《山阳县志》第 20 卷《德义》，乾隆十四年（1749）；金嘉琰、朱廷模修《朝邑县志》第 5 卷《义行》，乾隆四十五年（1780）；葛晨纂修《泾阳县志》第 8 卷《义行》，乾隆四十三年（1778）；李国麟纂修《兴安府志》第 21 卷《义行》。
③ 见许容纂修《甘肃通志》第 17 卷《蠲恤》；钟赓起纂《甘州府志》第 11 卷《技艺》，乾隆四十四年（1779）；杨应琚编撰《西宁府新志》第 28 卷《孝义》，乾隆十二年（1747）。
④ 许容纂修《甘肃通志》第 17 卷《蠲恤》。

达"西宁医学典科……家贫常习医药以养亲"。①

需指出，巫术虽被后人视为封建迷信，却也是西北民众患病时常依赖的疫病治疗方式。如清季甘肃安定人康永惠，"万寿宫高士也。遇异人授雷法，其术最秘。岁旱，祈祷立应。兼通医……子寿遂精医"。②又如：

> 曾若虚，陇州道士，善医，尤善针砭之术。里有寡妇……遘疾且卒，经日而心间尚暖。……既至引针砭之，即时而苏，良久，乃能语。曰始者梦故夫相随出郭外……忽焉梦觉。郡人诣若虚询之。若虚曰：向之所针乃黄帝针入邪穴也。③

再如：

> 王锐，西宁人也。年十一二即明易理，精于卜筮。……为人家占病，方转式推案，大呼贼至……举座皆瞠目，相讶其狂。然素知多验……甫及城闉则贼已入病者之家矣。……然后街人乃服。④

（二）传统医学与民间的疫病认识及防治

传统社会应对疾病的方式与其疾病观念和组织建构密切相关。⑤包括西北地区在内，反映在日常生活表现为：为应对瘟疫等疫病而强调生产、生活顺节气而为；注意及时处理尸体和隔离病患；疫病治疗中，一些巫术亦有应用。

1. 认识疫病和分析病因

在观念与行动互激层面，注重从地理环境、气候视角审视疫病的观念——以地方性特征较突出的疫病为要——已被人们广泛接受。如时人分

---

① 杨应琚编撰《西宁府新志》第 28 卷《孝义》。
② 张尔介纂修《安定县志》第 6 卷《技术》，康熙十九年（1680）。
③ 吴炳纂修《陇州续志》第 7 卷《人物·方伎》，乾隆三十一年（1766）。
④ 杨应琚编撰《西宁府新志》第 29 卷《方伎》。
⑤ 梁其姿：《面对疾病——传统中国社会的医疗观念与组织》，中国人民大学出版社，2012；马伯英：《中国医学文化史》，上海人民出版社，2010。

析新疆民众患病之病因：

> 回疆气候迥异于内地，经年不雨。四时多风，春间尤甚。其至也，天地为之黑暗，黄霾或至，两三昼夜不息。……地气渐移，春夏亦偶有雨泽……秋冬多霜雪……昼则和暖，夜则寒凉。盖缘与雪山相近，四季夜间气候阴肃之，故人多疾病者。

时人以为，新疆一些地方流行疫病亦是与环境、气候等相关。其言：

> 小儿多患肌瘦秃疮。盖其土脉水性冷热气候所致。男女素习耐寒伏燥。病患，男多痔漏淋疬，女多瘿袋杨梅。男妇大小癣疮狐气掌疯者十有八九。盖缘食物性热邪秽无忌之故。人人多患偏脑头疯，月或数次，盖不为病。①

2. 重视疫病预防

可强调者，在中国，边疆与内地即便相隔万里又民风各异，但是民众预防、治疗疫病时仍表现出相似的惯例——或应是边疆、内地相互影响所致——这是灿烂中华文化多元一体结构在疫病预防、治疗领域的折射。如在新疆，"北疆风俗，遇惊蛰日，家家皆以胡麻油灌牛，谓饮之可以却终年之疾"；又如，民众"食雪鸡。雪鸡形似鹰，比家鸡略大，毛色如芦花，产雪山深处，性热，治妇女血疾。冬至后始肥"。②

前述惯例弥散性地浸润于百姓生活世界，是西北民众在传统时期认知、预防与应对瘟疫的一种特征性品质。显见者，它作为广义地方性知识和不言自明的文化传统，以"千里同风"的习俗形式，在整体性地遭遇所谓科学、理性视野下的"现代知识"挑战时仍能发挥其作用。它亦是西北社会民间防治疫病时曾长期遵循的"技术规范"。考察文献，于此类故事记载可信手拈来。如在陕西澄城，"（农历三月）九日炙谷皮于阈以去

---

① 见《回疆志·面貌》，成文出版社，1968，第15、63页。
② 见王树楠《新疆小正》，成文出版社，1968，第5、63—64页。

灾……十六日游女都，集柏树下，十七日以残炬送道旁，谓之送毒虫"；
郃阳"以二十三日祀佛，剪纸人贴门上，禁不得食米或三四日惧病疳"；
韩城"三月二日以炉灰界户壁间，禳毒虫"；① 在宜川，"二月二日于五更
后，围灰道，避虫"。② 又如陕西白水县：

> 与凡神诞令节，士庶家皆设酒锅面食谒神祀祖，上坟拜墓，其贴
> 门插户纸扎，焚挂等类。随时异名。大略与邻邑同。吉凶庆吊疾病祈
> 禳……③

再看周至县：

> 谷雨日多以黄纸小贴绘蝎形于其下，以朱书八威吐毒猛马驹
> 张……用锥刺之，云能除蝎……四月四日多摘皂角树叶佩之，相传以
> 为能去目疾……五月端阳节，食角黍，饮雄黄酒，妇女小儿多以锡及
> 磁石制为各种花兽，以丝线贯之系于项下，名曰百锁；或以绫帛缝以
> 小角下复缝一婴儿相联系之，名曰耍娃娃。④

3. 收殓尸骸与疫病预防

及时处理尸体是应对疫灾应遵循的传统规范性操作。其既遵循生活惯
例与伦理准则——维系亲情的忠孝思想融贯于荒政实践，凸显了积德祈福
的仁义伦理——又是防止疫病为害的卫生准则浸润于民众日常生活的体
现。文献于此多有记录。此类参与者人数多，官、绅、民皆有。如前引清
季陕西山阳县人张文祥，"性慷慨好施。与凡敛无棺葬无地寒无衣病无药
饵者，随事给与"；朝邑县人张文英"与弟文耀共好施与……舍寒衣及棺
席，遇荒捐粟赈助"。⑤

---

① 张奎祥修《同州府志》第13卷《风俗》，乾隆六年（1741）。
② 吴炳纂辑《宜川县志》第1卷《风俗》，乾隆十八年（1753）。
③ 梁善长撰《白水县志》第1卷《地理·风俗》，乾隆十九年（1754）。
④ 杨仪修，王开沃纂《周至县志》第9卷《风俗》。
⑤ 见金秉祚修，丁一焘、周龙官纂《山阳县志》第20卷《德义》；金嘉琰、朱廷模修《朝
　邑县志》第5卷《义行》。

4. 疫病防治的巫、神应用与化民成俗

自三代滥觞的文化传统影响至千年之久。如周代巫术盛行，凡有疫病发生，"大祝""司巫"即向天祈祷辟灾；[1] 又如"衅浴"，即中医学所谓以草药熏浴以祛疫防病。巫、祝祈神避疫蔓延，与后世之巫医、神汉诊治疫病可互为文化映射。

历史文献常用"疫死者众""死者无算""毙命者众"等语句记述瘟疫对西北的影响，这既强化了有关"疫病"与"死亡"的集体记忆，亦是一般民众谈瘟疫而色变的恐惧心理的社会印记。此或是历史时期西北民间防治疫病常用巫术的关键心理基础。在防治疫病时，地方精英或官员带领民众移风易俗，或引入科学知识、观念，则与其践履化民成俗的政治规范的实践相关联。这也是传统中国社会公共危机治理的显见智慧。具体于西北，如清季西和县县令引导民众及时掩埋夭亡或病患尸体，消除陋习：

> 西邑俗尚师巫。愚氓惑听。遇有夭亡子女，弃棺不葬。殇殁婴孩，抛置沟壑，暴露骨骸，狼残鸟啄……知此恶习相沿……咸云师巫所传，若夭亡幼稚埋之深土，久能作祟侵害乡邻……曾经出示劝谕埋葬，并禁师巫以弭邪说。虽民间渐知悛改，第恐日久废弛，复不惜数言附于志篇，以昭掩骼埋胔大义，令垂永久。[2]

在陕西宜川：

> 然而典午东迁，浸淫羌俗，衣多左衽……卵人为子，饱鹰使飏。禳解跳绳，治病全凭巫觋；丝绳扣颈，临终忽类雉经……产亡少妇，剖腹沟渠；病夭婴儿，断肢郊外，欲以杜其再至。惨实等于虎狼。……有司严加厉禁，渐识改弦。[3]

---

① 邓铁涛主编《中国防疫史》，第13页。
② 邱大英撰修《西和县志》第2卷《风俗》，乾隆三十九年（1774）。
③ 吴炳纂辑《宜川县志》第1卷《风俗》。

5. 民间医生参与瘟疫防治

明清时期，西北天花、痘疹等瘟疫时常发生，亦主要是民间医生施医舍药防治。据载，陕西三原县人张志"世业医于幼科，痘疹尤为专门，或遇逆症方书所不载，耳目所仅见者，必静坐深思而得其故，治之果效。子汉杰传其术"。[1] 又如甘肃正宁县李凤翔，"旧志载其精脉理，用药则神效，所活数万人。人咸以为和缓复生云"。[2] 显然，前则记录所述"所活数万人"对应病患事实，绝非一般疾病，而应是瘟疫。

可申论者，于瘟疫防治和日常疾病治疗，传统中医虽仍在发挥作用，但对此不能高估。例如，1932年陕甘霍乱，中医视霍乱为温病，[3] 以解暑、清热、祛湿等法治疗病患，未如西医对水源、细菌与疫情传播做病理分析，其确有治好部分病患的记录，却不免失于预防和隔离治疗之法。总体而论，注射霍乱疫苗、检疫预防及隔离治疗等现代西医治疗方法及公共卫生观念实践，当是加速1932年陕甘霍乱疫情结束之关键。

第二节　比较视域下传统中医防疫知识对勘

良好卫生意识和公共卫生设施的普及是减少瘟疫发生的关键条件。中医亦重视卫生于防治瘟疫和疾病的影响，但是，衰败社会中普遍贫困之下，温饱难求的民众的家居环境常成为阻碍。西方现代医学及公共卫生观念、制度的引入，使中国传统医学原有传染病预防、治疗的知识和制度体系，乃至国民文化心理结构发生变化。如在事实层面，时至近代，中国仍"被称为'流行疾病的泉源'"，外洋已不再流行的传染病如霍乱、天花、伤寒，仍在中国肆虐，"每年夺走了无数人的生命"；[4] 在观念层面，晚清以降数十年内，西医药、卫生及防疫事业在中国亦进步很快，人们对疾病

---

[1] 张象魏纂《三原县志》第3卷《田赋·仓储》，乾隆三十一年（1766）。
[2] 折遇兰编修《正宁县志》第11卷《献征志·方技》，乾隆二十八年（1763）。
[3] 薛芳、戴桂满：《中医自学丛书》第8分册《温病》，河北科学技术出版社，1985，第1—7页。
[4] 中华续行委办会调查特委会编《中华归主：中国基督教事业统计（1901—1920）》，中国社会科学出版社，1987，第977页。

的认识有所改变。① 本节拟在比较视域下对勘传统中医与现代西医的防疫知识、观念，因为二者共同构成近代西北瘟疫防治经验演化的知识范畴。

需说明，受学科训练所限，笔者主要对勘传统中医与现代西医的瘟疫防治思想和防治原则，不比较二者具体的学科知识和治疗方案，如验方等。

一　传统卫生知识、观念与瘟疫防治

气候、饮食、生态环境、人口密度等因素，会影响人和自然界病原体之间的脆弱平衡。一旦公共卫生条件被破坏，病毒更易侵袭人体。注重改善卫生条件和讲究卫生亦是传统中医防治包括瘟疫在内的各种疾病的基本思想、观念。

卫生条件不佳和生态环境破坏可能导致疫病流行，在古代已被人们认识。② 古人很早就有言："衣被宜洁净，饮食宜淡泊，卧房宜宽绰，窗户宜开爽……疫气自然消散。"晋代时，人们已认识到"病从口入"，当注意饮食卫生。唐代名医孙思邈著《千金要方》，记载如饮用水和空气消毒等多种防疫方法。③ 而且，中国古代早期城邑建筑中已建有排水排污系统，如考古发现偃师商城宫室区内外皆建有排水渠。④ 倾倒垃圾的灰坑、灰沟也已出现。文献记载，北宋京城为减少灰尘已开始使用洒水车。⑤ 人们已认识到"疫之所兴，或沟渠不泄，畜其秽恶，熏蒸而成者"，遂提倡"平日即留意或疏浚河道毋使积污，或广凿井泉毋使饮浊"。政府还会定期"差顾淘渠人沿门通渠"，⑥ 并将构建合理有效的排水设施作为城市建设的重点之一。国家以刑罚处置破坏环境者，如《韩非子·内储说上》记载："殷之法，刑弃灰于街者。"⑦ 此外，人们逐渐认识到蚊蝇鼠虱等泛滥会致疫

① 陈邦贤：《中国医学史》，第12页。
② 宋镇豪：《商代的疾患医疗与卫生保健》，《历史研究》2004年第2期。
③ 邓铁涛主编《中国防疫史》，第13、101、30页。
④ 赵芝荃、刘忠伏：《1984年春偃师尸乡沟商城宫殿遗址发掘简报》，《考古》1985年第4期。
⑤ 邓铁涛主编《中国防疫史》，第13、101、30页。
⑥ 吴自牧：《梦粱录》，三秦出版社，2004，第13页。
⑦ 王先慎：《韩非子集解》，钟哲点校，中华书局，1998，第224页。

病发生而成瘟疫。清代著名医家刘松峰已提出后世被广泛应用的"逐蝇避疫法"。

　　具体到西北，考古发现宝鸡周原遗址在房基下建筑有陶质排水管道。在禁止滥用自然资源和保护生态平衡方面，云梦睡虎地秦简《秦律十八种·田律》记录：春二月不得在山林伐木及"雍（壅）堤水"，"不夏月，毋敢夜草为灰，取生荔、麛（卵）㝅，毋□□□□□毒鱼鳖，置阱罔（网），到七月而纵之"。[1] 敦煌悬泉汉简《四时月令诏条》以诏书明定禁忌，以保护山林、水资源和野生动植物资源。[2] 综上表明，古代朴素的公共卫生观念已在西北地区客观存在——尽管它在下层贫民社会中可能表现较弱。

　　西北地区是中国多民族聚居区。藏医学、蒙医学、回医学、维吾尔医学亦是中华传统医学重要构成，同样内含丰富的卫生防疫观念和医学知识。例如，藏医学著名经典《四部医典》中将传染性、流行性疾病称为"年仍奈"。藏医也会从外界（如气候）因素、"敦"（类似邪气的一种物质）、饮食起居等生活习惯中寻找致病因素，认为不合理饮食习惯、人为或自然因素导致的人体内外环境失衡会引发"年仍奈"。又如，回医学认为人体内各种生理关系动态平衡的紊乱是引发疾病的重要原因。[3] 蒙医学深受藏医学的影响，尤在清代藏传佛教深入蒙古地区后，影响更甚。随着《四部医典》被翻译成蒙文，其内含的基础理论和疾病治疗原则、方法等部分为蒙医所吸收。与此类似，维吾尔医学与回医学都深受伊斯兰医学的影响。这些民族医学又在与中医的交流中有新发展，传统中医的卫生观念和疫病防治知识、理论也被其借鉴。它们都是中华传统医学的组成部分。

二　疫病认识的比较

　　《说文解字》言"疫"即"民皆疾也"。传统中医认知、预防和医治瘟疫的理论与治疗技术皆曾是人们遵循的规范性知识——西医以所谓科学标准视之为"经验医学"，其被广泛应用于涵盖西北在内的中国社会的疫

---

① 睡虎地秦墓竹简整理小组整理《睡虎地秦墓竹简》，文物出版社，1990，第 20 页。
② 胡平生、张德芳编撰《敦煌悬泉汉简释粹》，上海古籍出版社，2001。
③ 单于德主编《回族医学奥义》，宁夏人民出版社，2005。

病或传染病防治中。

中华先民在原始时代对传染性疫病就有一定认识，步入文明时代，对疫病的记载更多。甲骨文的记载显示，除传染病外，商人所患疾病已涉及头、眼、耳、口、鼻、舌、齿、项、手、腹、臀、足以及妇、小儿等，病名记录达 53 种。[①]《周礼·夏官司马》所记"时疾"即指传染病。郑玄将《周礼·地官司徒》所记"大扎"注解为"大疫病也"。《尚书·金縢》《山海经·东山经》中所记"疠"，亦指今人所谓传染性、流行性疾病。[②]西北诸多方志常以"时疾""疫""疠"指称瘟疫。传统中医在清代已真正完成其瘟疫防治理论的系统化和应用具体化；[③] 明代名医吴有性之《瘟疫论》问世及此后同类著述不断出现，也常被医史学界认为是明清之际传统中医温病学派正式形成的标志。[④] 除《济阴纲目》《济阳纲目》《疹科类编》外，笔者眼界所及，明清流传于后世的经典医书少见为西北名医家所著者（表 2-1、2）。

表 2-1 明清著名医家及医书名著简计

姓名	籍贯	生卒	医书名著
陈士铎	浙江山阴	约 1627—1707 年	《辨证录》《石室秘录》《洞天奥旨》《本草新编》《外经微言》《脉诀阐微》
陈修园	福建长乐	1753—1823 年	《灵素节要浅注》《金匮要略浅注》《金匮方歌括》《伤寒论浅注》《长沙方歌括》《医学实在易》《医学从众录》《女科要旨》《神农本草经读》《医学三字经》《时方妙用》《时方歌括》《景岳新方砭》《伤寒真方歌括》《伤寒医诀串解》《十药神书》
冯兆张	浙江海盐	明末清初	《冯氏锦囊秘录杂证大小合参》
龚廷贤	江西金溪	1538—1635 年	《万病回春》《寿世保元》《鲁府禁方》《济世全书》

---

① 胡厚宣：《甲骨学商史论丛初集》，上海书店，1989，第 20 页；宋镇豪：《商代的疾患医疗与卫生保健》，《历史研究》2004 年第 2 期。
② 邓铁涛主编《中国防疫史》，第 13 页。
③ 张剑光：《中国抗疫简史》，第 200—203 页。
④ 邓铁涛主编《中国防疫史》，第 153 页。

续表

姓名	籍贯	生卒	医书名著
黄元御	山东昌邑	1705—1758 年	《素问悬解》《灵枢悬解》《难经悬解》《伤寒悬解》《金匮悬解》《伤寒说意》《四圣心源》《四圣悬枢》《素灵微蕴》《长沙药解》《玉楸药解》
李时珍	湖北蕲春	1518—1593 年	《本草纲目》《濒湖脉学》《奇经八脉考》《脉诀考证》
李中梓	江苏云间	1588—1655 年	《内经知要》《医宗必读》《伤寒括要》《诊家正眼》《本草通玄》《里中医案》《雷公炮制药性解》
刘纯	江苏吴陵	1358—1418 年	《医经小学》《玉机微义》《杂病治例》《伤寒治例》
陆懋修	江苏元和	1818—1886 年	《不谢方》《〈伤寒论〉阴阳病释》《〈内经〉运气病释》《〈内经〉运气表》《〈内经〉难字音义》
缪希雍	江苏常熟	1546—1617 年	《先醒斋医学广笔记》《神农本草经疏》《本草单方》
沈金鳌	江苏无锡	1717—1774 年	《脉象统类》《诸脉主病诗》《妇科玉尺》《伤寒论纲目》《幼科释迷》《要药分剂》《杂病源流犀烛》
孙一奎	安徽休宁	1522—1619 年	《赤水玄珠》《医旨绪余》《孙氏医案》
唐容川	四川彭县	1846—1897 年	《中医汇通医经精义》《血证论》《伤寒论浅注补正》《金匮要略浅注补正》《本草问答》《医学见能》《痢证三字诀》《医易通说》
万全	湖北罗田	1499—1582 年	《养生四要》《保命歌括》《伤寒摘锦》《广嗣纪要》《万氏女科》《片玉心书》《育婴家秘》《幼科发挥》《痘疹心法》
汪昂	安徽休宁	1615—1699 年	《黄帝素问灵枢类纂约注》《医方集解》《本草备要》《汤头歌诀》《经络歌诀》
汪机	安徽祁门	1463—1539 年	《运气易览》《针灸问对》《外科理例》《推求师意》《读素问钞》
王肯堂	江苏金坛	1549—1613 年	《灵兰要览》《医镜》《医辨》《医论》《郁冈斋笔座》《医学穷源集》
王士雄	浙江钱塘	1808—1868 年	《随息居重订霍乱论》《随息居饮食谱》《潜斋简效方》《鸡鸣录》《归砚录》《女科辑要按》《古今医案按选》《言医选评》《温热经纬》《王氏医案》《医砭》
吴璃	江苏淮阴	1758—1836 年	《温病条辨》《医医病书》《吴鞠通医案》
吴崑	安徽歙县	1552—1620 年	《医方考》《素问吴注》《针方六集》

续表

姓名	籍贯	生卒	医书名著
武之望	陕西临潼	1552—1629 年	《济阴纲目》《济阳纲目》《疹科类编》
徐大椿	江苏吴江	1693—1771 年	《难经经释》《神农本草经百种录》《医贯砭》《医学源流论》《伤寒类方》《兰台轨范》《慎疾刍言》《洄溪医案》
薛己	江苏吴县	1487—1559 年	《内科摘要》《外科发挥》《外科心法》《外科枢要》《外科经验方》《正体类要》《口齿类要》《疠疡机要》《女科撮要》《保婴撮要》《本草约言》《薛案辨疏》《校注妇人良方》
叶桂	江苏吴县	1667—1746 年	《临证指南医案》《幼科要略》《温热论》《种福堂公选良方》《种福堂医案》《叶案存真》《未刻本叶氏医案》
尤怡	江苏吴县	？—1749 年	《伤寒贯珠集》《金匮要略心典》《金匮翼》《医学读书记》《静香楼医案》
喻昌	江西新建	1585—1664 年	《寓意草》《尚论篇》《医门法律》《（痘疹）生民切要》
张介宾	浙江山阴	1563—1640 年	《类经》《类经图翼》《类经附翼》《景岳全书》《质疑录》
张璐	江苏苏州	1617—1699 年	《张氏医通》《本经逢原》《伤寒缵论》《伤寒绪论》《伤寒舌鉴》《伤寒兼证析义》《诊宗三昧》
张志聪	浙江钱塘	1644—1722 年	《素问集注》《灵枢集注》《伤寒论宗印》《伤寒论集注》《金匮要略注》《侣山堂类辩》《医学要诀》
周学海	安徽建德	1856—1906 年	《脉义简摩》《诊家直诀》《辨脉平脉章句》《读医随笔》《伤寒补例》《内经评文》
杨时泰	江苏武进	1819—？	《本草述钩元释义》
吴仪洛	浙江海盐	1704—1766 年	《成方切用释义》
赵学敏	浙江钱塘	1719—1805 年	《串雅全书》
严西亭	浙江余姚	清？	《得配本草释义》
陈秉钧		1840—1914 年	《陈莲舫医案》
陈莘田	江苏吴县	清	《陈莘田外科方案》

资料来源：胡国臣总编《明清名医全书大成》，中国中医药出版社，1999；周德生、刘志龙总主编《明清医药精华读本丛书》，山西科学技术出版社，2009；段逸山、吉文辉主编《中医古籍珍稀抄本精选》，上海科学技术出版社，2004。

表 2-2　明清著名温病医家及医书名著简计

姓名	籍贯	生卒年	医书名著
吴有性	江苏吴县	1564—1661 年	《瘟疫论》
袁班			《证治心传》
叶桂	江苏吴县	1667—1746 年	《温热论》
吴璃	江苏淮阴	1758—1836 年	《温病条辨》
薛雪			《湿热病篇》
王士雄	浙江钱塘	1808—1868 年	《湿热经纬》
喻昌	江西新建（今南昌）	明末清初	《尚论篇》《尚论后篇》《（痘疹）生民切要》
周杨俊	江苏吴县		《温热暑疫全书》
戴天章	江苏上元（今江宁）	1644—1722 年	《广瘟疫论》
刘奎		清代	《松峰说疫》
杨璿		清代	《伤寒瘟疫条辨》
余霖	江苏常州		《疫疹一得》
程钟龄	安徽歙县	清代	《医学心悟》
李炳		乾嘉	《辨疫琐言》

资料来源：邓铁涛主编《中国防疫史》，第 151—170 页。

　　然而，西北毕竟是周秦王朝发端及盛唐兴起之地，是岐黄医学发端之地，其流传至今的医书成果虽暂时难寻——这确实为直接且较全面证成近代之前西北的瘟疫防治知识累积带来了困难——但是，此类知识累积——常被后世以所谓科学标准视为"经验性知识"——在西北亦应客观存在。在近代语境中，此类知识、经验虽曾被冠以突出的"地方性"，但是，其"本质特征"激发又与它在近代境遇下应对新的知识、观念及制度带来的新挑战相交织。综上显见者可概括为以下两个方面。

　　一方面，传统中医在明清之际对瘟疫的认知及预防、治疗的理论已有相当发展。此际，一般所论时疫已被中医分成伤寒、温热两科，且一改过往常套用伤寒理论或方法治疗温热疫病的弊端。可注目者，吴有性分析瘟疫病因时提出"杂气论"，强调瘟疫非风、寒、暑、湿所感，而是与天地、日月一样恒在的杂气、疠气一类"杂气"导致。"杂气论"被认为较现代

"微生物之父"巴斯德对微生物的发现还早近 200 年。[1] 总括而论，传统中医以疫、疠、天行、时行及伤寒、温病为疫病概念，并按疫病性质将瘟疫分为寒疫、温疫和杂疫三类，以"非时说""运气说""乖戾说""六淫说""邪毒说""正虚说"等归纳瘟疫病因，"调治寒热""扶正祛邪""清热解毒""补气滋阴""分期而治"是传统中医施治用药的基本原则。此外，传统中医会以"治未病"思想预防瘟疫。[2] 前此知识、经验积累亦为明清传统中医预防、治疗霍乱、烂喉痧等西北社会常见疫病奠定了基础。

另一方面，近代以降，传统中医发展的制度环境一度恶化。除在民间发挥作用外，传统中医能否被新的国家医疗卫生防疫体制接纳也充满不确定性。尤需指出，近代至今，否定中医学者多视中医学仅是"经验医学"，主张以所谓"科学标准"审视之，甚至是主张据此重建中医。当下国人所谓中医及其医学教育和医政，实已是非常现代化的中医，中医之内、外科区分，以及有关流行病和传染病的观念理解、知识表述等，已多受现代医学这类"他者"的影响（此间关涉科技史、知识史、文化史、社会史等专业研究，不赘述）。

与传统中医学相比，现代医学常被视为基于"理性思维"的实验科学，[3] 在病理研究上注重揭示疾病发生物质变化的具体过程及其结果。它依赖诸如细菌病毒学、实验室检测等现代医学和现代医药产业的发展，故而，现代医学对瘟疫的病因、病名的认识及治疗理论也区别于中文语境中所言瘟疫、时疫等。例如，霍乱作为医学名词概念在传统中医学中存在已久。在传统中医学记录中，它又名"虎烈拉"，民间亦称"吊脚痧""绞肠痧""瘪螺痧"，严重腹泻是其关键病症，不及时治疗或不对症治疗，病患可能因身体脱水而速亡。[4] 一些学者因认为现今所言"霍乱"是近代前

---

① 邓铁涛主编《中国防疫史》，第 155 页。
② 陈仁寿：《中医药辨治疫病的历史回顾与现代启示》，《中国合理用药探索》2020 年第 2 期，第 8—13 页。
③ 李志平等主编《医学史》，黑龙江人民出版社，1994，第 42—97 页。
④ 见王鲁茜《中国伤寒和霍乱的时空分布及气候地理因素的关联性分析》，博士学位论文，中国疾病预防控制中心，2011。

后自外洋传入中国的概念，又常将传统中医记载的霍乱称为"古典霍乱"。①
霍乱、鼠疫列居近代西北瘟疫首两位。现代医学认为霍乱系霍乱弧菌
（VibrioCholerae）——分布广泛的自养性弧菌——引起的烈性传染病，其
流行具有季节性、地域性。气候环境突变、自然灾害暴发、营养状况差等
导致人体免疫力下降，进而易染病；卫生条件恶化亦是引发霍乱流行的关
键因素。而且，病原携带者与人接触，以及食用受病原体污染的水和食
物，都能导致霍乱传播。

表 2-3　1850—1911 年主要致病菌、毒发现时间统计

发现年份	菌、毒名称	诱发疾病	发现年份	菌、毒名称	诱发疾病
1850	炭疽杆菌痢疾	炭疽病	1892	流感嗜血杆菌	流感
1875	麻风杆菌	麻风病	1892	化脓链球菌	产褥热
1879	淋病奈瑟氏菌	淋病	1894	鼠疫巴斯德菌	淋巴腺鼠疫
1880	伤寒埃氏杆菌	伤寒	1898	痢疾志贺氏菌	细菌性痢疾
1882	结核分枝杆菌	结核病	1905	狂犬病病毒	狂犬病
1883	白喉棒状杆菌	白喉	1905	梅毒螺旋体	梅毒
1883	霍乱弧菌	霍乱	1907	天花和痘病毒	牛痘、天花
1884	破伤风梭状杆菌	破伤风	1907	沙眼病毒	沙眼
1886	肺炎双球菌	肺炎	1907	登革热病毒	登革热
1887	化脓链球菌	猩红热	1909	脊髓灰质炎病毒	脊髓灰质炎
1887	细胞内奈瑟氏菌	脑膜炎	1911	麻疹病毒	麻疹

资料来源：苏峻等：《中外大疫启示录》，人民出版社，2003，第222—227、240—243页。

表 2-3 显示，近代西北常见的白喉、霍乱、鼠疫等烈性传染病的病
名、性状等在中国传统医书中虽多有记录，但缺乏以现代科学为支撑的医
学原理解释。传统医学虽有其鲜明且丰富的历史文化特征，但它与现代医
学研究存在根本不同，且必然产生在医药和卫生预防知识、制度体系上的
区别。

---

① 见余新忠《清代江南的瘟疫与社会：一项医疗社会史的研究》；单丽《中国霍乱始发问题辨析》，《中国历史地理论丛》2014年第1期；李孜沫《清代（1816—1911年）霍乱流行的时空特征、危险模拟与边界探测》，《地理研究》2020年第1期。

三　瘟疫防治的行为原则比较

瘟疫防治因关注如何保障公共健康安全、减少疫病伤害和建立灾疫预防控制机制，会产生对防疫行为应遵循何种原则的伦理思考。尽管有研究认为学界于此尚未达成广泛共识，[①] 但是，效用、公正、尊重、互助和相对称性原则[②]确应是包括瘟疫在内的各类疾病预防和治疗应遵循者。据实而论，受现代公共卫生观念影响，西医防治瘟疫强调从维护公众健康和国家承担公共卫生责任的角度，依赖国家（政府）和社会合作，以组织化力量克服公共卫生危机，其防治瘟疫的行动依赖于社会组织化水平提升、经济发展、现代医药产业的发展和医学进步。此外，作为防疫的实证和经验知识的累积，西医在学理层面旨在理解消除突发公共卫生危机的社会条件及其影响，关注疫病伤害和灾疫的预防控制，为整体性提高公众的生活水平和生活质量提供医疗、卫生知识支持。

需指出，中国传统荒政实践中疫病防治伦理深受"民本思想"影响。笔者认为，传统中医（包括民族医学在内）在西北瘟疫防治实践遵循的行为原则或行动策略，与现代西医防治瘟疫所遵守原则应有一定契合性。这些原则又分别对应于现代所谓医疗资源整合和分配、疫病防治中隔离与尊重病患，以及疫病预防和治疗中公共卫生条件维护。然而在实践中，一些操作因客观条件限制与理论总结有差异，如以瘟疫防治的遣医施药为例，近代西北因政治不良且经济发展迟滞，政府缺乏医药、粮食储备及公共医疗卫生设施，故具体防治措施带有明显的时代与地域特色。

（一）遣医施药

《逸周书·大聚》言："乡立巫医，具百药以备疾灾，畜百草以备五味。"[③] 文献记载汉元始二年因郡国旱、蝗灾，平帝诏令"民疾疫者，舍空

---

① 赵丛苍、祁翔、赵若琳：《中国古代灾疫疾病的伦理学思考——以公共卫生伦理学基本原则为中心》，《中国医学伦理学》2022 年第 3 期，第 244 页。

② 翟晓梅、邱仁宗：《公共卫生伦理学的结构和若干基本问题》，《医学与哲学》（A）2017年第 7 期。

③ 黄怀信、张懋镕、田旭东：《逸周书汇校集注（修订本）》，上海古籍出版社，2007，第399 页。

邸第，为置医药"，① 这或是中国古代文献所载国家设立临时防疫救治场所的最早记录。东汉建武十四年，会稽大疫而亡数万，建武帝令"经给医药，所部多蒙全济"。② 后梁朱温曾令："凡有疫之处，委长吏检寻医方，于要路晓示。如有家无骨肉兼困穷不济者，即仰长吏差医给药救疗之。"③ 南宋高宗"出柴胡制药，活者甚众"。④ 此后，唐、宋、元、明还设"养病坊""安济坊""养济院""惠民药局"等救治、收容灾黎。需说明者，正如学界共识，上述文献所记并不是主要为平民服务的常规制度，落于实处者恐较少。此间，虽不乏开明官僚或后世所谓士绅出粮备药救济灾黎，效果却非显著。⑤ 可讨论者，国家遣医施药和倡导公布药方，实关涉瘟疫防治中的医疗资源整合与分配，又可同现代公共卫生观念下的公正、效用、互助等原则对应，尽管这在很大程度上仍是受传统文化影响所致——如注重"信""仁"美德。此外，中国传统荒政于贪腐惩治皆律法甚严，于官民合力赈灾防疫亦注重嘉奖，如乾隆惩治甘肃冒赈案，可谓典型。

（二）病患隔离

据现有文献论，隔离病患作为现代医学中的一种公共卫生干预措施，亦是古今中外防疫的基本举措与经验。《易·兑》九四爻辞："介疾有喜。"王弼《周易注》有言："介，隔也。"尚秉和《周易尚氏学》说："介疾有喜，言助疾使愈。"⑥ 前论有汉元始二年舍空邸第而为置医药之事，《后汉书·皇甫规传》记录军中设"庵庐"以收容染疫病患，⑦ 表明至少在秦汉时期已有尝试隔离病人之举。清人萧晓亭已提出隔离麻风病人应做到不共用器具、不同饮食及睡卧各房各床。⑧ 《清稗类钞》除于麻风病人有类似记载，还记载同治初年时人避鼠疫，"疫起乡间，延及城市，一家有病者，则

① 《汉书》，中华书局，1962，第353页。
② 《后汉书》，中华书局，1965，第1406页。
③ 《旧五代史》，中华书局，1976，第108页。
④ 《宋史》，中华书局，2000，第925页。
⑤ 赵丛苍、祁翔、赵若琳：《中国古代灾疫疾病的伦理学思考——以公共卫生伦理学基本原则为中心》，《中国医学伦理学》2022年第3期，第245页。
⑥ 张立文：《帛书周易注释》，中州古籍出版社，2008，第288页。
⑦ 《后汉书》，第2133页。
⑧ 萧晓亭：《疯门全书》，赵石麟、王怡点校，人民卫生出版社，1990，第7页。

其左右十数家即迁移避之"。① 名医家陈耕道言入染疫病家探望病人应避免饥饿且不宜时间过长，宜正午而非早晚，不近面对坐，"即诊病看喉，亦不宜与病者正对，宜存气少言，夜勿宿于病者之家，鼻中可塞避疫之品"。②

综上所论，传统中医防疫所行"隔离"有其历史根源。新石器时代人们已有为避疫病而设置隔离区之雏形，③ 虽难免受生产力发展水平所限反造成疫病二次传播扩散，④ 但属于被动防疫之无奈。文献记载表明，一些举措于后世渐有改进，⑤ 其与现代公共卫生观念影响下防疫所行"效用原则"隐隐相合，即公共卫生行动净收益最大化："在伤害某些个人或者某些群体的利益无可避免，并使这种伤害最小化的情况下，使整个人群的受益最大。"⑥

（三）尸骸收殓和公共卫生保护

史籍所见，战乱、疫病和灾害常致死者枕藉、白骨露野，如若掩埋未及又常致大疫发生而成恶性循环。文献记载表明，注意集中收殓死者尸骸自先民时代就被施行；⑦ 历代荒政实践多注重倡导官赐或民捐葬钱、棺木，派人埋殓等。如前引西汉元始二年疫灾暴发事，于死者之家分别按二、四、六尸标准赐钱两千、三千、五千以助安葬。⑧ 又如，文献记载唐文宗大和六年（832）瘟疫成灾，朝廷给疫死者棺木。⑨ 然而遇灾荒、战乱和瘟疫较严重时，前此善举又常难切实执行。诸多文献记载显示，近代西北一

① 徐珂：《清稗类钞》，中华书局，1984，第3526、3530页。
② 陈耕道：《疫痧草》，《吴中医集·温病类》，江苏科学技术出版社，1989。
③ 赵丛苍、曾丽、祁翔：《医学考古学视野的古代瘟疫遗存考察》，《中原文化研究》2022年第2期。
④ 林富士：《中国中古时期的宗教与医疗》，台北：联经出版事业股份有限公司，2008，第8页。
⑤ 按，文献记载北宋名臣富弼于灾疫时期，"得公私庐舍十余万区，散处其人，以便薪水"，非如以往"救灾者皆聚民城郭中，为粥食之，蒸为疾疫，及相蹈藉，或待哺数日不得粥而仆，名为救之，而实杀之"（见《宋史》，第8268页）。
⑥ 王春水、翟晓梅、邱仁宗：《试论公共卫生伦理学的基本原则》，《自然辩证法研究》2008年第11期。
⑦ 刘建业、赵卿：《浅析史前居室埋人现象》，《江汉考古》2012年第3期；朱泓、周亚威、张全超等：《哈民忙哈遗址房址内人骨的古人口学研究：史前灾难成因的法医人类学证据》，《吉林大学社会科学学报》2014年第1期。
⑧ 《汉书》，第353页。
⑨ 《新唐书》，中华书局，2000，第149页。

些较大的灾害或疫情暴发时，尸首被草草掩埋者所在多是，且因难以达到防疫要求而又形成疫源。此外，于中国社会而言，收殓骸骨或多是受传统文化影响以安抚亡故，未必是出于防疫之理念。①

概言之，埋尸殓骸确实有切断疫病病源和阻断疫情传播的积极作用。它作为一种理念或观念之行为再现，暗合现代公共卫生观念倡导的防疫应行之"尊重原则"，也有助于疫情之下稳定社会秩序。

（四）律法与防疫

瘟疫常会引发较大规模社会公共危机，并由此引发社会秩序失范。因此，作为一种伦理统摄下不断传承的"经验性知识"，涵盖防疫在内的传统荒政实践亦注重以严格的律法维持灾疫之际的社会秩序，规范赈灾行为。典型者，面临灾疫时落实社会秩序管控的制度规范在古代律法中有较系统规定，如惩戒赈灾贪腐和灾疫为乱者。这一举措是传统中国日渐完备的"救荒之法"的关键构成。同时，依赖于国家赈灾能力完善，此亦是西北瘟疫防治本土经验演化重要的经验与知识来源。清人俞森在《荒政丛书》中论宋人董煟所谓救荒之法不一，强调救荒举措需临政者辨别而行之。②在西北，前此经验传承可谓自古有之，如前论弃灰于道按秦律当罚即属典型事例。又如，秦代将麻风病患须移至"疠迁所"隔离列为规制。

时至近代，前述举措在衰败社会中因新旧政治体系鼎革和社会重组，收效有限。近代卫生防疫法令——尤以国家医疗卫生组织机构及法律规定为要——与前述举措在理念上存在暗合之处，其在西北的次第实施，更显示出一种经验在传承中发生的新演化。但是，二者间关键区别在于，包括防疫在内，传统荒政实践中的此类律法实施更多着眼于王朝统治下的社会秩序维护，后者则多是基于现代公共卫生理念和履行国家公共卫生职责的意识，其不仅涉及防疫具体技术操作，还涉及国家、社会、个体之职责、行为规范和权利等的变化。

---

① 赵丛苍、祁翔、赵若琳：《中国古代灾疫疾病的伦理学思考——以公共卫生伦理学基本原则为中心》，《中国医学伦理学》2022年第3期，第246页。
② 俞森：《荒政丛书》第1册，中国书店，2018。

第三节　传统医政管理与瘟疫防治

自古西北地区时有瘟疫暴发，且灾、疫相连。近代之前，与中国其他地区一样，西北防治瘟疫以传统医学和医事、医政制度为支撑。

一　传统医政管理

胡厚宣先生指出，商代即设专责疾病医治和医疗管理的职官。周代除承袭商制设医官外，又将宫廷医生按分科所属设食医、疾医、疡医、兽医，设专员负责宫廷公共卫生。司徒之下的"司救"有中士、史、徒各二人，"凡岁时有天患民病，则以节巡国中及郊野，而以王命施惠"。司马下设的"司爟"有下士二人、徒六人，"四时变国火，以救时疾"，即"四时以木为变，所以禳去时气之疾"。① 传统医学及医政管理，自三代滥觞而历千年之损益，它对瘟疫的认知及防治举措亦有与现代防疫卫生体制相类者。②

明接元代医政制度体系，清又承明制，较多学人认为清代医政制度多承袭而少创新。明清中央层面医事、医政机构设置经历了从"医药提举司"到"太医监"、"太医院"的变化，太医院设太医令、丞、吏等职（清代太医院内设御医、吏目、医士、医员、医生等）。中央王朝设医疗机构和医疗管理机构，并通过官方医政体系垄断医疗知识，管控从医者。③唐宋时期，尤自唐创设州医政，至宋以降建县医政，是从中央到地方的国家医事、医政体系建立的重要时期。国家层面的医疗机构不负责平民救治，主要服务皇族、官僚，其虽奉旨参与一些疫病防治活动，但非后世所言制度化、程序化地服务于公共卫生需要。官办地方医疗机构管辖境内巡疗，常因机构规模小、水平低而难敷所用。

明清之际，地方医政日渐废弛，宋元以降建立的医学署亦实效有限。清初设置的一些带有慈善性质的官办药厂局于乾隆五十八年（1793）废

---

① 见邓铁涛主编《中国防疫史》，第12页。
② 李经纬：《序言》，邓铁涛主编《中国防疫史》，第3—4页。
③ 狄鸿旭：《清代基层社会官方医疗机构初探——以华北方志为中心》，中华中医药学会第十六次医史文献分会学术年会暨新安医学论坛会议论文。

除。与之相对，清代一些地方设官办或官绅合办的普济堂、育婴堂、养济院、百善堂等可延医施药。

在人员设置上，明接元代之制，以医户制度管理从医者，医士及太医院受训生徒主要从医户子弟中挑选。明洪武十七年（1384），国家令府、州、县置医学、阴阳学以促进医学教育，各府、州、县医学科医官由太医院考核委派。明季地方医官的社会地位和薪俸皆低，府、州设从九品医学正科一人、典科一人，县设训科一人，设官不给禄且俱未入流。地方医官群体更愿成御医入流，而非致力于勤习医学以服务黎民。地方医政与惠民药局可为百姓提供廉价药物，但常有名无实。需指出，明代医政制度中取消了元代的广惠司，保留医药提举司并在州县设医学，然未赋予此类机构实际的人才训练及监督职能，地方医事、医政制度管理逐渐废弛。另外，明虽承元制行医户制度，但户口统计亦不单列。

清承明制，同样在府、州、县设医学，[1] 但不再广设惠民药局。在边关卫所，国家设由太医院派出且负责考核的医官、医士、医生。康雍两朝拟任地方医官制度相对细化，如康熙十三年国家明定阴阳学官由府和省行政长官报备、复核后再任命，医学由直省地方官遴选；雍正元年，国家又令各省巡抚查所属医生详加考试，各省择优异者一名，授医学官教授，准予食俸三年，再优异者入太医院授御医。各省民间习医者可在访问明察后参加太医院考试，优秀者授吏目、医士官职，年、力不能赴京者留本省教授待缺。[2] 除省向太医院推荐，州、县民间医生优秀者亦可向省级呈报并参加太医院考试。由此，清代中央到地方的医生选拔、晋升机制近乎完善。但是，自明中后期始，捐纳制度推行，大量捐纳者为医官却不署医务，常成办理其他事务的地方职官。此情势延续至清，府、州、县地方医事、医政管理逐渐废弛。[3]

---

① 见《清史稿·职官三》、《大清会典事例》第 1105 卷。

② 转引自狄鸿旭《清代基层社会官方医疗机构初探——以华北方志为中心》，中华中医药学会第十六次医史文献分会学术年会暨新安医学论坛会议论文。

③ 梁其姿：《施善与教化——明清的慈善组织》，河北教育出版社，2001；梁其姿：《宋元明的地方医疗资源初探》，《中国社会历史评论》第 3 卷，中华书局，2001；余新忠：《清代江南疫病救疗事业探析——论清代国家与社会对瘟疫的反应》，《历史研究》2001 年第 6 期。

前述现象在西北地区亦属普遍。诸多西北方志记载显示，明季户口统计已鲜见医户单列，方志、传统医书亦少见医学科或药局之专记。纵有散见医官之旧事，主要是为官员或军队服务。如乾隆二十六年在新疆哈密，"一设官医……准陕甘总督……协请将官医二名减去一名以省縻费。为哈密驻防官兵从前蒙皇上天恩赏给药材，营中招募官医二名，今减去一名，仍支给工食……在于司库公用银两内给发，咨报户部等处可也"；① 又如，在塔尔巴哈台，"因本处驻防官兵处极边之地……应照乌鲁木齐奏明由内地调派官医官药之例……今每年调药七八十斤至一百余斤不等"。② 可补充者，清代新疆驻军所需药材收购种类较多且量亦较大，多系官府经由陕甘自内地采买所得。据载，"道光十五年以前，在于甘肃省咨调各味丸散药材以备官兵取用，按照原定价银作扣。扣获银每年十月报部归入正款，数目一两至数十两不等"。③

二 医学教育废弛与民间治疫

清中叶前，民众防疫和问诊求药，除京城能依托太医院，其他各省多仰赖民间力量。④ 一些西北方志记载表明，遇灾、疫依律令应有序采取积贮、预防、勘报、抚恤（赈济）、禁约、奖励等举措，其中，施医舍药是预防、抚恤（赈济）的关键内容。据载：

> 救荒……有六急，垂死急馈粥，疾病贫民急医药；病起贫民急汤水；既死贫民急墓瘗，遗弃小儿急收养……有三戒，戒迟缓，戒拘文，戒遣使。⑤

从周礼论赈灾始，传统国家的卫生政策虽代有不同，但大都承担一定

---

① 钟方：《哈密志·纪事》，成文出版社，1968，第 160 页。
② 永保：《塔尔巴哈台事宜·库藏》，成文出版社，1969，第 76—77 页。
③ 保恒：《孚化县志略·药材》，成文出版社，1968，第 58 页。
④ 邓铁涛主编《中国防疫史》，第 145 页。
⑤ 程明愫修《华亭县志》第 6 卷《田赋志·荒政》。

医疗职责。① 然相较于同期欧洲，前述所论显示明清之中国呈现下述逆向变化：国家医疗机构于公共卫生之重要性显著降低，医学教育衰退，医生地位下降，民间病患治疗多是走方医生所为——"负笈行医，周游四方，俗呼为走方"②——少真正的儒医医家。前此情形在西北地区尤甚。有研究认为，"（封建）国家少在制度上对疫病救疗提供法律依据和实际指导"，民间病患治疗、瘟疫防治主要依靠贤能官员和诸如宗族、善堂善会等。③ 尤其是，至晚清时，传统荒政效能剧降，官员或政府面对灾疫甚至听任其生灭。如主政新疆的杨增新、金树仁于防疫和卫生建设虽有政治表态，然"地方卫生既不讲求，而保健事业亦无兴举"，最终，"每遇病灾疫疬，只听人民自生自灭……戕害健康不合卫生的现象……触目皆是"。④

同时，相较有较确定服务群体或区域的儒医或城中的坐堂医生，走方医生，又称草泽铃医——唐宋儒医兴起后他们即成为地位卑微的民间医者——乃至巫医、神汉（婆）、僧医等，其构成多元，医术参差不齐。他们或博览群书而成医，或久病成良医，或自承家学，或师徒相授，亦难免清代名医赵学敏所谓逐利之徒："医者本仁心济世……不应心存逐利存贪念"，然"近率以医为行业，谓求富者莫如医之一途。……朋党角立，趋利若鹜，入主出奴，各成门户"。⑤ 走方医生因能满足一般病患的便利且价廉，而活跃于清代基层。⑥

方志记载更显示，明清之际的西北，至少在清中叶前，医学正科这类关涉医学教育、医事、医政的管理体系已日渐不存。如明季陕西三原县人张征"精通方脉，天顺间，举为太医院医生，术屡取效，寻授御医院判"；又如甘肃安定人郭忠"精于医理，活人甚多。洪武中以荐授本县医学训科"；"李鏊，名医也。邑人多赖全活。有司辟署训科"。至清甘肃甘州府：

① Angela Ki Che Leung, "Organized Medicine in Ming-Qing China: State and Private Medical Institutions in the Lower Yangzi Region," *Late Imperial China*, Vol. 8 (1), 1987, pp. 134-166.
② 赵学敏：《串雅全书》，中国中医药出版社，1998，第 10 页。
③ 余新忠：《清代江南的瘟疫与社会：一项医疗社会史的研究》，第 286、259 页。
④ 李英奇：《新疆保健事业》，《新新疆》1943 年第 4 期。
⑤ 赵学敏：《串雅全书》，第 12 页。
⑥ 王静：《清代走方医的医术传承及医疗特点》，《云南社会科学》2013 年第 3 期。

张嘉，精岐黄术，充医学正科。在三皇庙后创修医祖宫五间，供奉历代名医牌位。……陈光裕，医学正科。康熙三年，曾领给印信。……嗣有刘继盛、贾秉懿俱三世医官。与丁建极、张圣斌、朱廷璋皆以医名，殁均入祀。乾隆十三年，医科朱映同、陈应学、应时等创修药王大殿三间，奉祀香火。[①]

小　结

传统防疫实践是西北瘟疫防治本土经验演化依赖的重要知识支撑。在比较视域下，一方面，中医虽被视为经验医学，但是同样注重卫生观念，其思想有助于促成时人在现代公共卫生观念下开展防疫，其与现代西医防治瘟疫的一些理念和行动原则、策略有契合处，是近代西北瘟疫防治本土经验演化重要的观念凭借；另一方面，传统医政和医学教育日渐废弛后，民间医生防疫治病成为传统防疫的重要实践内容。综上，近代西医嵌入西北虽定然与传统防疫实践因缺医少药而显见的低效相关，但是，本土医学在瘟疫防治中仍发挥作用，践行经验的累积、传承。同时，因应传统医政和医学在近代境遇下引入的防疫所涉新知识、新制度、新组织，也逐步转化为西北瘟疫防治本土经验演化的关键内容、形式，亦成为其演化发生的重要条件。

---

① 张象魏纂《三原县志》第 3 卷《田赋·仓储》；杨应琚编撰《西宁府新志》第 28 卷《孝义》；张尔介纂修《安定县志》第 6 卷《技术》；钟赓起纂《甘州府志》第 11 卷《技艺》。

第三章　近代西北瘟疫防治"本土经验"
演化的原因

　　近代西北瘟疫多发，且常灾疫相连，引发社会公共危机，显示传统防疫经验、知识及举措成效骤降。加之，处近代境遇，疫病传播新变化给防疫带来新挑战，此皆为促进近代西北瘟疫防治本土经验演化的现实原因。需说明者，基于研究目标所需，本章重点讨论"本土经验"演化原因，不赘述前已论及的传统防疫实践。

第一节　瘟疫引发近代社会公共危机

　　瘟疫引发社会公共危机，凸显出传统防疫的窘境，形成瘟疫防治本土经验演化的社会基础。笔者赞同学人所论，即审视瘟疫、灾荒影响既应注重其时空布局，更应重视它对区域社会的人口、经济、政治、文化心理变动产生的深刻影响。[①]

一　人、畜大量死亡

　　造成人口、牲畜大量死亡是瘟疫为害之首要者。在近代西北，瘟疫暴发造成数千甚至数万人死亡的事例常有。典型者，1931 年陕西鼠疫致10232 人染疫而亡;[②] 1932 年陕甘霍乱，陕西卫生处处长杨鹤庆言是次疫

---

①　邹逸麟:《"灾害与社会"研究刍议》，《复旦学报》2000 年第 6 期。
②　张泰山:《民国时期的传染病和社会》，社会科学文献出版社，2008，第 88 页。

灾造成陕省 13 万人死亡。① 1928—1932 年北方大旱，亦是旱灾、瘟疫相连，有学者对比陕西人口统计数据发现，1932 年陕西总人口较 1912 年急剧降低，1931 年陕西总人口比 1928 年减少 2831781 人。② 又如，相关研究证实：1932 年霍乱时，据推算陕西受灾 54 县 419982 名感染人口中死亡数高达 210037 人，平均死亡率达 50%。③ 另外，据不完全统计，仅 1939—1946 年间，陕西因天花、伤寒、斑疹伤寒、痢疾、猩红热、白喉、脑膜炎、回归热、疟疾、黑热病等法定烈性传染病死亡的人数分别达 2799、7549、4823、27001、641、681、836、19820、37122、1357 人——累计102629 人。④ 仅 1944 年一年，包括伤寒、赤痢、天花、鼠疫、霍乱、白喉、猩红热等在内的疫病的病死率就超过 65%。⑤ 1930—1931 年、1941—1942 年陕北 14 县两度暴发鼠疫，其中 1941—1942 年鼠疫祸及陕北 621 村，染病 9649 人中 8732 人死亡，病死率高达 90.4%。⑥

前论现象在西北其余四省亦客观存在，疫、灾、战乱相继，更加剧人口损失。典型者，前文论及 1895 年甘肃河州因战乱而被围城，致疫疠大作，死者万余人；1896 年酒泉新城乡白喉疫情持续年余，病患倒毙 70% 以上，疫情过后村庄 300 余户仅存二三十人。⑦ 有研究发现，1929、1930、1932 年甘肃分别有 22、60、70 县暴发瘟疫，⑧ 1933 年甘肃 50 余县再度暴发瘟疫。据统计，1939—1948 年，在甘肃，霍乱、鼠疫、痢疾、伤寒、白喉、猩红热、天花、疟疾等疫病病死率超过 69.4%。⑨ 1928—1932 年的北

---

① 参见陕西省地方志编纂委员会编《陕西省志·人口志》，第 93 页；陕西省地方志编纂委员会编《陕西省志·卫生志》，第 19 页；陕西省卫生厅等编《陕西省预防医学简史》，第 1 页；刘炳涛《1932 年陕西省的霍乱疫情及其社会应对》，《中国历史地理论丛》2010 年第 7 期。

② 见姜涛《中国近代人口》，浙江人民出版社，1993，第 172 页。

③ 西安市档案馆编《往者可鉴：民国陕西霍乱疫情与防治》，西安市档案馆编印，2003，第115—116 页。另按，此材料亦有对其时陕西各县县志的相关记载之综合。

④ 见张泰山《民国时期的传染病和社会》，第 85 页。

⑤ 陕西省地方志编纂委员会编《陕西省志·卫生志》，第 852 页。

⑥ 陕西省卫生厅等编《陕西省预防医学简史》，第 1 页。

⑦ 甘肃省地方史志编纂委员会编《甘肃省医药卫生志·卫生》，甘肃人民出版社，1989，第493 页。

⑧ 请见袁林《西北灾荒史》，第 1521—1526 页。

⑨ 兰州军区后勤部卫生防疫检验所：《甘肃省流行病学参考资料》，内部资料，1962，第143—149 页。

方大旱中，亦出现 1932 年陕甘霍乱。1927—1928 年甘肃全省亢旱连续，
"继上年又有 58 县空前大旱……全省灾民达 250 余万人，其中饿死者 140
余万，病疫死者 60 余万，兵匪死者 30 余万人，全年死亡 340 多万人，漳
县为重灾区"。[①] 1932 年霍乱暴发后，不及月余仅天水、秦安染疫而亡者
已分别达 300、500 人。[②] 在宁夏固原、泾源，1928 年夏秋时疫大作，病患
半日即亡而城乡死者众。[③] 1931—1933 年，青海人口总数显著下降，[④] 特
别是 1929 年，大旱、瘟疫叠加，甘肃灾民流入青海者死亡众多。[⑤] 同时，
受甘肃 1931 年瘟疫灾情影响，是年青海有 2 万人死于瘟疫。[⑥]

据笔者掌握资料来看，近代新疆因瘟疫致大规模人口死亡的记录相对
较少，但是其为祸不输内地。有研究发现，霍乱、赤痢、伤寒、天花、热
症、猩红热、黑死病、白喉等是近代新疆地区的主要烈性传染病。民初南
疆和阗、于阗、洛普三县瘟疫暴发而致民众"死亡殆达十万"，造成"田
地荒芜，十室九空"。[⑦] 杨增新在《补过斋文牍》中曾记录民众因疫病而亡
者多至数万，少亦数千。[⑧] 又如，1920 年新疆罗布泊地区暴发瘟疫造成数
千人死亡，幸存者皆往他乡而去。[⑨]

畜牧业是近代西北重要的经济支柱，而畜疫常造成大量牲畜死亡。如
1921、1930、1936、1942 年青海分别暴发的四次较大的牛羊瘟，除 1936
年缺统计数据，其余三年分别有 10 万头牛，520 万头牛、羊，110 万头牛
死于瘟疫。[⑩] 在新疆，据不完全统计，截至 1927 年全疆存栏牲畜仅有 400
余万头，每遇畜疫暴发，"发展时所繁殖之牲畜"仅一二月间便"损失净

① 漳县志编纂委员会编《漳县志》，第 271 页。
② 天水市卫生局医药卫生志编辑室编《天水市医药卫生志》，甘肃教育出版社，1994，第
　179 页。
③ 见袁林《西北灾荒史》，第 1525 页。
④ 见翟松天主编《中国人口·青海分册》，中国财政经济出版社，1989，第 39—59 页。
⑤ 平安县志编纂委员会编《平安县志》，第 78 页。
⑥ 李文海、林敦奎等：《近代中国灾荒纪年续编（1919—1949）》，第 344 页。
⑦ 见谢彬《新疆游记》，新疆人民出版社，1990，第 173 页。
⑧ 杨增新：《补过斋文牍》甲集下。
⑨ 《罗布泊瘟疫疫情暴发》，1920 年 10 月 12 日，新疆维吾尔自治区档案馆藏，政 002-
　0006-0800。
⑩ 毛光远：《抗战时期青海蒙藏牧区畜疫防治述论》，《青海民族研究》2008 年第 4 期。

尽"，此亦是其"由古至今，质量且多退化"的原因。[1]

二　瘟疫引发经济危机

劳动力和生产畜力损失致生产停滞，物价腾昂而市面萧条，这是灾、疫叠加引发经济危机的主要表现。

（一）劳动力、畜力损失致生产停滞

灾疫相连使人口突然大量减少，导致劳动力损失、人口结构改变，进一步引发生产停滞，社会发展遭到破坏。1932 年霍乱，时人指出，其时陕西"生产率予以减少"，后续损失"更不待言"，最终"农辍于野，工停于肆"，人无心劳作而唯持坐以待毙之心理。[2] 瘟疫引起持续性大规模逃荒，"十九由于天灾兵祸之驱迫而成，是被动的不是自动的，是病态的不是常态的"。[3] 本已穷困的农民，其生存环境"愈形恶劣"。[4] 灾民逃荒，不仅逃出地劳动力损失，生产条件恶化以致物资保障雪上加霜，而且其自身作为疫病传播载体，又与灾疫互成因果。这即如邓拓先生所论："盖农村人口在灾荒之后既已锐减，则耕种农田之劳动力；自无所从出，纵有田地可耕，而力不可及，亦唯有任其荒芜。"[5] 1932 年霍乱，陕西乾县民众逃疫不绝于途，一些村庄逃亡过半，甚或逃空而人烟尽绝。[6] 又如民初新疆迪化瘟疫肆虐，几乎家家有染疫亡故者，疫情暴发仅一周，"市面棺木被购买一空"，一旬之内"市断人稀，街面几无人迹"。当其时，有力者逃他乡；无力者留原地忍受死亡威胁，"继而麻木"。[7] 综上，作为传统社会的普遍现象，灾荒、瘟疫之下人口大量死亡和民众大量逃荒，皆致社会精壮劳动力大量损失，土地大量抛荒，而这势必又导致生产停滞并加剧民众

---

[1]　新疆维吾尔自治区财政厅编《革命理财家毛泽民》，新疆人民出版社，1994，第 228 页。

[2]　痴人：《防疫与治疫》，《陕西防疫处第二周年纪念特刊》，1934 年 11 月 11 日，陕西省档案馆藏。

[3]　夏明方：《民国时期自然灾害与乡村社会》，第 103 页。

[4]　邓拓：《中国救荒史》，北京出版社，1998，第 150 页。

[5]　邓拓：《中国救荒史》，第 145、139 页。

[6]　《长安城乡疫势》《卫生署派员来陕防治　省南乡民逃疫　整村已成空虚》《省令民厅拟表调查各县虎疫死亡人数　长安乡镇迭有死亡　村人逃避过半》《虎疫流行仍在严重时期》，分载《西北文化日报》1932 年 7 月 29 日、7 月 31 日、8 月 4 日、8 月 8 日。

[7]　胡勇：《清末瘟疫与民众心态》，《史学月刊》2003 年第 10 期。

的普遍贫困。例如，1928—1932 年北方大旱，时人在 1931 年对陕西 19 县进行调查，耕地约有 70% 抛荒；又如，1932 年霍乱大流行，1933 年陕西渭河流域 16 万亩耕地抛荒，武功、扶风、乾县、大荔、澄城、兴平、白水、岐山、三原、咸阳等土地抛荒率分别达 80%、80%、80%、75%、65%、50%、50%、50%、40%、30%。①

畜疫造成牲畜大量死亡，农民财产损失巨大。生产无畜力可用，同样是造成土地大量抛荒的重要原因。时人调查，时至 1937 年，在西北市场，牛、羊交易市价分别达 15 元/只、3 元/只，以二者均价 9 元/只计，甘青藏牛羊染病倒毙造成年损失 261 万元。此外，瘟疫致牲畜大量死亡亦造成民众心理恐慌。如前论青海 1942 年牛瘟暴发时，疫情"势甚猛烈"，蒙藏牧民"焦灼万状"。②

（二）物价腾昂，市面萧条

文献记载此类史例不胜枚举。例如在甘肃，1928—1929 年亢旱，军阀混战，又"冰雹、洪水、虫害、霜冻及瘟疫流行"；1929 年春夏民众十有八九断炊，"或以耕畜、土地、屋舍换粮，或宰杀耕畜"，终难解粮荒，百姓逃难他乡。1932 年霍乱时逢甘肃"夏冰雹、黑霜、风灾、洪水、虫害相继"，60 余县无县不灾，民饥不断，唯流亡相继。其时"斗粮（约 150斤）银币 40 元"，"粮价昂贵，哀鸿遍野"，羸弱者则以草根、树皮、油渣、秕糠、麸皮度日，又或铤而走险行不法之举。③ 1933 年亢旱持续，民饥，又众多离乡逃荒者。灾、疫之下，甘肃民谣痛吟"卖尽先人田，举家逃外边"，"斗粟二十串，人民饿死半"。④

1932 年霍乱时，陕西疫区街面少有人行，一派萧瑟，学生停学，亲邻往来绝隔。疫情倒毙者众而棺木被抢买一空，掩埋尸骨尚且艰难，挂孝满

---

① 邓拓：《中国救荒史》，第 183—184 页。
② 《马步芳致蒋介石、吴忠信等电》，1942 年 10 月 10 日，中国第二历史档案馆馆藏蒙藏委员会档案，141-1343。
③ 见《漳县志》，第 271 页；《正宁县志》，甘肃文化出版社，2010，第 166 页；《渭源县志》，兰州大学出版社，1998，第 19 页；《静宁县志》，甘肃人民出版社，1993，第 128 页；《民乐县志》，甘肃人民出版社，1996，第 90 页；《武山县志》，第 105 页。
④ 庄浪县志编纂委员会编纂《庄浪县志》，中华书局，1998，第 713 页。

途，哀哭载道。^① 疫情肆虐，凤翔民商恐慌，三原县商户聚集地停市，除三两看门，多回家闭门避疫，"居民亦逃他乡"。^② 鄠县秦渡镇原属关中山货集散市场，疫情暴发后成死亡之区，市面棺木售卖一空，交通绝断，往来者"一去便染，染则必死"。^③ 乾县市面萧条，唯售卖寿衣和棺材者生意旺畅，难敷所用。^④ 在新疆，民初乌鲁木齐瘟疫肆虐，"市中禁屠，过午即闭门罢市"，^⑤ 一旬之内市断人稀，街面几无人迹。^⑥

需指出，特殊时期的畸形商品交换也会阻碍生产恢复。时人游历甘肃陇东发现，天旱歉收又瘟疫肆虐，导致物资紧缺，价格飞升，"面每斤纸票五百文，鸡子每枚百文，花生每两百文，煤油每斤一元，各物昂贵称是"。^⑦ "家计好的农户用土特产如食盐、皮毛、陶器等到外地换取粮食，维持生计；贫困户背井离乡，逃荒要饭。"^⑧ 无可奈何者即如民谣言："干戈满地民天破，握粟寸珠不能货。安得置身三皇前，茹毛饮血能不饿。"^⑨

三 瘟疫引发道德、伦理失范

灾、疫相连的境况下，饥饿、病痛深刻挑战人的道德、伦理观念，易诱发社会危机，造成社会秩序失范。人相食、卖儿鬻妻等极端现象即属典型。1932 年霍乱与 1928—1932 年北方大旱叠加，甘肃民谣言："戊辰年呀，己巳年呀，年馑遭遍呀……卖土地卖耕牛把这不算，卖儿子卖女子苦度天年。"^⑩ 又如民谣痛吟经济破产："卖尽先人田，举家逃外边"，"妻子

---

① 天水市卫生局医药卫生志编辑室编《天水市医药卫生志》，第 179 页。
② 《三原蒲城停市避疫》，《西北文化日报》1932 年 8 月 8 日。
③ 《本市及各县虎疫仍行猖獗普遍蔓延》，《西北文化日报》1932 年 8 月 10 日。
④ 《疫势流行日剧死亡增加》，《西北文化日报》1932 年 8 月 12 日。
⑤ 新疆维吾尔自治区概况编写组：《新疆维吾尔自治区概况》，新疆人民出版社，1985，第 240 页。
⑥ 胡勇：《清末瘟疫与民众心态》，《史学月刊》2003 年第 10 期。
⑦ 陈万里：《西行日记》，甘肃人民出版社，2002，第 47 页。
⑧ 景泰县志编纂委员会编《景泰县志》，兰州大学出版社，1996，第 366 页。
⑨ 周裕杭、杨学震：（光绪）《陇西分县武阳志·艺文志》，《中国地方志集成·甘肃府县志辑》，凤凰出版社，2009，第 532 页。
⑩ 镇原县志编辑委员会编《镇原县志》，1987，第 1170 页。

多受难，兄弟皆离散。饿殍原野满，遗骨无人掩"。于是，"夫不能顾妻，儿不能顾母。卖子以充饥，还恐无处售"。①

饥饿、苦痛摧残着人的精神，逃荒、避疫的转徙亦加速了疫病传播。灾民奔逃多有沦为饥民而毙命者，亦有不少聚众为乱、落草为匪，进一步打击了社会秩序。灾、疫相连是近代西北尤其是陕甘一带匪患积炽的关键原因，方志等文献于此多有记载。② 然而，与"苦难""失序"对应，科学不昌明，灾疫之下的普遍迷信与衰败社会的"混乱""颓废"累加，亦成挥之不去的文化记忆。据载，1932 年霍乱期间，恐慌的民众多以为瘟疫是瘟神下界收生。③ 十年后，陕西省总结是次疫灾经验教训，痛陈："是人命之死于匪患者，固不可数计；然疫疬传染，乃亦常阖户烟绝，村舍灭迹，其害洵不减于剧盗积匪。"④

积习成固疾，灾、疫之下的遭遇和感受往往会沉淀为一种社会文化心理。瘟疫对民众心理影响之首要者是疫病成灾常造成社会普遍恐慌、无助和麻木。在西北，民众自觉与麻风病患隔离，于无助中听天由命，皆是前此心理久成习惯的反映。就文化心理折射在语言表达上的反映而论，西北方志等文献记述疫灾惨况，多言"不逾时而死""焦虑万分"，"田地荒芜""十室九空""疫情猖獗""阖户烟绝""村舍灭迹"等语更是随处可见。在微观生活领域，因天花普遍流行，民谣或俗语即言"生子只算生一半，经了天花方保全"，民众的心理恐慌由此可窥一斑。

四　瘟疫引发公共卫生危机

前论诸项均与瘟疫引发公共卫生危机关联，公共卫生危机持续又与社

---

① 见庄浪县志编纂委员会编纂《庄浪县志》，第 713 页。

② 按，此类事实文献记载颇多。如文县志编纂委员会编《文县志》，甘肃人民出版社，1997，第 234 页；秦安县志编纂委员会编纂《秦安县志》，第 148 页；张东野《重修灵台县志·灾异》，《中国地方志集成·甘肃府县志辑》，第 460 页；王诏《和政县志·序跋》，《中国方志丛书·华北地方》，成文出版社，1976，第 300 页；《临夏参议会：电报本县旱灾奇重，恳请转求赈恤以救灾黎由》，1945 年 7 月 10 日，甘肃省档案馆藏，014-0002-0076。

③ 痴人：《防疫与治疫》，《陕西防疫处第二周年纪念特刊》，1934 年 11 月 11 日，陕西省档案馆藏。

④ 贾友三：《防疫重于防匪》，《陕西防疫处第十周年纪念特刊》，西安市档案馆编《往者可鉴：民国陕西霍乱疫情与防治》，第 219 页。

会贫弱、政府和民众抵御瘟疫灾害的整体能力不足相关，其加剧了前论诸危机的程度。上述情况更凸显瘟疫防治本土经验演化需以新知识、新观念引介及制度、组织体系重构为基础，具有强烈的时代性及紧迫性。

（一）缺医少药，物资短缺，导致卫生和营养状况恶化

物资紧缺与缺医少药是社会公共危机应对能力薄弱的表现，亦是导致大量民众因灾疫毙命的关键因素。灾民营养状况急剧恶化导致其免疫力骤降又与灾疫互为因果而成恶性循环。"乡区灾民……活者人相食，死者日以百计，先用薄棺收敛，旋用竹席掩埋，继几人用一席，再后则暴尸而埋，惨象空前。""民大饥……积尸梗道，臭不可近。"① 武山"民大饥"，甚至"食饿殍充饥"。灾、疫之下，"未死者半为乞丐之流，鸠形菜色"。② 1932年陕甘霍乱，民谣言："人人有菜色，死人被人食。刮骨连血肉，后来则不得。树皮人尽剥，人多树又少。草根人尽掘，不久亦没了。"无助的灾民"乞食倚人门……十叫九不应，转而仰他人……可怜儿枵腹……骨黄面又瘦，肚饥心不聊……凄凉饿断肠。断肠命遂亡……死者不可忘，生者不安康。几时青黄接，一饱食膏粱……命薄不自量，恐是空想望"。③

（二）防疫不力加剧公共卫生危机

及时防疫能显著减缓公共卫生危机。但在近代西北，社会整体防疫能力较弱，民众面临灾疫时普遍慌乱且无助。如据时任陕西防疫处处长杨叔吉回忆，1932年霍乱突降，社会"缺统一组织"，无合作、少互助，"加以交通不便，防治虚设"。政府无物资保障而民众又少卫生知识，唯听天由命，"防者尽防，染者自染，病者自病，治者便治"，然"少数人防治之不足，多数人传播之有余"。愚民迷信鬼神而作符自保，达官显贵则"建法坛，禳疫病，崇巫瞽，却传染，贻民族之羞，酿国家之患"。④

防疫不力之下的社会恐慌还展现出公共卫生危机的另一面，即缺医少药与民众防疫卫生观念缺乏共同作用，又会加剧疫情。例如1932年霍乱，

① 甘谷县志编纂委员会编《甘谷县志》，中国社会科学出版社，1999，第93页。
② 桑丹桂、陈国栋：《隆德县志·拾遗》，《中国方志丛书·华北地方》，第461、464页。
③ 庄浪县志编纂委员会编《庄浪县志》，第713页。
④ 见杨叔吉《防疫感言》，《西京医药》第6期，1932年。

时人亲见长安、渭北、朝邑等县疫情大炽，需为乡民注射霍乱疫苗，而鄙野乡村并无防疫设备，乡民又多迷信。朝邑乡民在色纸所糊飞机、船只上书文字"虎烈拉驶入日本"，诅咒倭人悉数中疫而亡，每晚焚烧且以锣鼓奏鸣，却对西药"不知利用"。各县药物缺乏，无力救治病患，疫苗注射仅限城镇而乡间鲜见，"故疫之减少与猛烈全听自然"。"无可奈何中只得做些无聊奈之事……盖城市设有防疫处，乡村徒唤奈何！"而且，无药施治使抗疫功效不彰，更使病患迷信鸦片并"终日耽于床头"。尤令人失望者，县长办公室烟枪、烟灯亦是常设，听取工作汇报也是"先吸上一口气再谈"。① 又如，因缺乏近代卫生观念和常识，疫灾来袭致讹言四起。民初新疆省城鼠疫暴发，乌鲁木齐城内皆言西瓜致疫，百姓谓"食西瓜者即死，故西瓜贱甚"。又有百姓"闻鼠疫，惊缩，不敢出"，② 两周内"市断人稀，街面几无人迹"。有力者逃他乡，无力者唯停留原地，忍受死亡威胁，渐成生命漠然之感。

在近代西北，科学不昌明，迷信盛行，政治不良，衰败社会又一令人失望者是人心冷漠与世风不纯。时人记录甘肃高台"贫民日受饥饿，而财东富户坐拥悭囊，闻乞丐至，号叫半日，漠若不闻……膏粱子弟烟赌迷心，骄奢淫逸……肃城棍徒成群，花子满街……富不顾贫，贫不眨富……早现丧亡之象"，但"阖城官员并无一人为地方设计"。③

第二节　瘟疫传播的新变化

传统社会除军队移驻，人群较大范围和较长距离的活动较少。民众日常经济交往、节庆聚集、灾黎逃荒等，是传统社会疫病传播的主要途径。近代交通的发展使较大范围、较长距离的活动变得频繁，瘟疫传播原因、条件遂出现新变化。

---

① 引自西安市档案馆编《往者可鉴：民国陕西霍乱疫情与防治》，第 15、45、63、89 页。
② 《迪化瘟疫肆掠》，1920，新疆维吾尔自治区档案馆藏，政 002-0006-0593。
③ 徐家瑞：(民国)《高台县志·艺文》，《中国地方志集成·甘肃府县志辑》，第 279 页。

一　近代之前西北瘟疫传播

有研究认为，近代之前中外经济交往鲜见，缺少近代化航运助力的大规模商贸活动等，瘟疫无法以此为载体向内陆规模蔓延。[①] 疫情源头分布及传播多受自然灾害、驻军移防和流民影响。西北地区本多灾、荒，它在近代之前的疫源分布和传播如前述所论（表3-1）。

表 3-1　方志所见西北地区 1840 年前瘟疫简计

省别	地名	时间	疫情及赈灾	资料来源
陕西	西安府	清康熙三十一年	十月初四日，奉上谕陕西西安等处连岁凶荒，继以疾病，自去岁冬月以来颁发帑金，蠲免正赋，挽输积谷，转运漕粮，屡遣大臣勘赈济	（乾隆）《西安府志》卷12《食货志·蠲赈》
	咸宁	清乾隆年间	叶逢春，字资宝，附贡生，居家以孝友闻。……乾隆年间，屡遭大祲，又慨捐粟数百石，时疫大作，施药施棺，亲为经理	（嘉庆）《咸宁县志》卷22《义行传》
		清道光十二年	三月，咸宁大疫	《西北灾荒史》，第1516页
	咸阳	晋惠帝元康七年	旱、疫、陨霜杀秋稼，大饥。米斛万钱	（民国）《重修咸阳县志》卷8《杂记志·祥异》
		明万历十年	大旱，人相食……十一年三月至七月不雨，疫行，死者甚众	
	咸阳	明崇祯十三年	秋大旱，饥。……其初斗米三钱，至次年春十倍。……饥疫相因，木皮石面皆尽。父子夫妇相割啖，道馑充积，十亡八九	
	南郑	明弘治十五年	夏，大雨伤禾，民多疫	（乾隆）《南郑县志》卷12《纪事下》
		明嘉靖二十三年	春，大饥；夏，大疫	
	商洛	清顺治九年	牛瘟，死十之九	（乾隆）《商州总志》卷14《杂录·灾祥》
		清乾隆十六年	大疫，人畜死过半	
		清乾隆三十年	大旱斗米五钱，疫死者多	

[①] 谢高潮：《浅谈同治初年苏浙皖的疫灾》，《历史教学问题》1996年第2期。

续表

省别	地名	时间	疫情及赈灾	资料来源
陕西	宜川	清康熙五十九年	宜川旱……岁大饥。疾疫继起，民死无数。……于东门外，掘一大坎名曰万人坑。……令捐米赈粥，饥民闻风踵至……炎热熏蒸，痰疫蔓延，毙者盖众	（乾隆）《宜川县志》卷1《杂录·灾祥》
		清康熙六十年	饥疫相继……每多体肿面黑而死	
	富平	清康熙三十一年	饥，疫	（乾隆）《富平县志》卷1《地理·祥异》
		清康熙六十年	旱，疫	
	山阳	清康熙四十三年	旱，疫	（乾隆）《山阳县志》卷18《祥祲》
		清康熙四十八年	夏淫雨无麦，民疫	
	延安	清顺治元年	疫	（康熙）《延安府志》卷1《舆地志·灾祥》
	周至	清康熙二十九年至三十一年	二十九年秋，大旱……三十年大饥，秋冬大疫。三十一年夏麦仍不登，邑民十亡六七	（乾隆）《周至县志》卷13《祥异》
	兴安（安康）	清康熙三十一年	连岁凶荒，继以疾疫	（乾隆）《兴安府志》卷9《食货志·蠲赈》
	泾阳	唐德宗六年	春大旱，无麦苗，井泉竭。人渴且疫，死者甚众	（乾隆）《泾阳县志》卷1《地理志·祥异》
	安定（子长）	清道光二年	七月，安定大疫	《西北灾荒史》，第1516页
甘肃	皋兰	明崇祯十四年	大疫	（道光）《兰州府志》卷12《杂记·祥异》
		清乾隆三十五年	人饥，疫死者众	
	秦州	明神宗十四、十五年	十四年，大旱。十五年春，大旱，疫	（乾隆）《直隶秦州志》卷6《风俗·灾祥附》
	两当	清康熙三十一年	旱，疫，死者无算	（道光）《两当县志》卷6《风俗·灾祥附》
	伏羌（宕昌）	明万历四十六年	荒疫并作，死者枕藉	（乾隆）《伏羌县志》卷14《祥异志》
	镇番（民勤）	清乾隆五十五年	夏，大疫	（道光）《镇番县志》卷10《杂记·祥异》
			三月，镇番大疫；夏，镇番大疫	《西北灾荒史》，第1516页
	泾州	明嘉靖三十五年	春，饥，疫疠，死者甚众	（乾隆）《泾州志》下卷《祥异》

续表

省别	地名	时间	疫情及赈灾	资料来源
甘肃	静宁	清康熙三十一年	夏，五月不雨，疫疠大行。虫，大伤夏禾	（乾隆）《静宁州志》卷8《杂集志·祥异》
	通渭	清乾隆三十六年	大疫，死者无算	（光绪）《通渭新志》卷4《灾异》
	清水	明崇祯十四年	大饥，人相食，染疫，死者甚众	（乾隆）《清水县志》卷11《灾祥》
		清康熙三十一年	疫	
	狄道（陇西）	唐文宗开成四年	地震……饥，疫，死者相枕藉	（乾隆）《狄道州志》卷11《祥异》
		明崇祯十四年	瘟荒并起，人狗相食	
	靖远、永昌	清嘉庆十六年	秋七月，靖远、打拉池堡、永昌等处大疫，死亡过半	《西北灾荒史》，第1516页
	镇原	清道光元年	七月，大疫	《西北灾荒史》，第1516页
新疆	哈密	清乾隆二十六年	大风，昼昏下黄沙，人多病。哈密从此多风	（民国）《哈密志》卷2《天文志·灾祥》
宁夏	灵台	清道光十六年	大疫	《西北灾荒史》，第1516页

说明：本表只统计西北方志中以"疫"记述者。

由表3-1可得出如下三点结论。第一，疫病多发且呈点状分布。天花、鼠疫、霍乱、伤寒、赤痢、疟疾、白喉、猩红热、黑热病、回归热等，在方志记载中虽鲜见，但依症状和描述可知，它们在近代西北已有出现。第二，灾、疫相连，瘟疫暴发常与气候因素相关。自然灾害导致民众抗灾能力下降，生活条件降低与卫生设施破坏等是瘟疫加剧的关键因素。第三，宁夏和新疆两省方志记载较少。陕甘宁疫情在地理上具有关联性，此地区人口较密集，经济较发达，人员流动较多，故疫情传播较强。总之，据综上事实可推论，近代之前西北疫情分布主要与灾害及人员流动相关，有较强的本土性特征。

此外，西北亦是鼠害和地震灾害多发区，其与瘟疫暴发有重要关联。落后生产力条件下，缺乏公共卫生保护体系加持，逢震灾造成短时间内大量人口死亡，尸体不及掩埋亦常诱发瘟疫。

二　近代西北瘟疫传播的新变化

时移势异，近代航运、铁路及公路支撑下的大范围和较长距离的社会交往活动变得频繁，"便利"了瘟疫流布，使西北瘟疫传播的近代因素凸显出来。

（一）疫源与瘟疫传播条件变化

时至近代，频繁的商贸活动及人员往来使西北瘟疫疫源生成和传播条件发生变化。以鼠疫为例，其疫源生成及传播与地理环境密切相关。中国存在南、北两条鼠疫自然疫源分布带，其中北方分布带涵盖新、青、甘、宁、陕、晋、蒙、冀、辽、吉、黑十一省区。另外，继江南瘟疫后，由云贵而起的鼠疫亦曾全国流行。有学者指出，战争是咸同两朝"鼠疫流行从小范围变为大范围，从小规模变成大规模"的主因，疫病借助军队移驻而传播，影响到西北。[①] 近代交通运输业快速发展，也为鼠疫传播创造了关键条件。还有一些学者指出，鼠疫等是由沿海、沿边通商口岸经由近代商贸活动和人员往来而向西北传播的；霍乱在 1820 年前后经由海上传入，传播烈度是"三年一小疫，五年一大疫"。[②] 总之，此类疫病从口岸区经由水陆交通要道而沿商路或人口活动密集区传播，呈南→北、东→西和城镇→乡村的空间轨迹。

西北在民初有几次大的鼠疫暴发。梳理 1918 年晋绥鼠疫扩散路线，发现它向陕、甘、宁三省蔓延，处前论北方鼠疫自然疫源分布带，所经处亦是晋、陕、甘、宁民众走西口到蒙、绥等地常经之路。它在晋省的传播以大同以南为中心，越远疫情越轻。前论 1932 年霍乱虽系 1931 年长江洪灾诱发，其在西北传布亦类 1918 年晋绥鼠疫。西北防疫处流行病学调查发现，1942 年陕北、晋绥鼠疫与 1910—1911 年东北鼠疫、1918 年晋绥鼠疫、1932 年晋绥蒙鼠疫存在高度关联性。[③] 上述事例均可证明：近代交通运输业发展，或如晋、陕、甘、宁民众走西口这类常态性较大规模人口流动，

---

① 李玉尚、曹树基：《咸同年间的鼠疫流行与云南人口的死亡》，《清史研究》2001 年第 2 期。
② 柴渝民：《卓尔不凡的医学家伍连德博士》，《民国春秋》1994 年第 1 期。
③ 西北防疫处：《绥宁临时防疫处工作报告》，1942 年 9 月 10 日，甘肃省档案馆藏，029-001-0325-0001。

皆成西北疫情传播加速的重要影响因素。

近代以降，中外人员往来和经贸活动显著增加，使海外输入疫病与国内原有疫病叠加。有学人认为如鼠疫、天花、霍乱等皆自外输入。[①]亦有研究指出，自 1873 年山东烟台发现第一例猩红热病例，仅八年，猩红热在中国即成常见。[②]猩红热、鼠疫、霍乱等亦是近代西北常见瘟疫。相关者，如经晋绥输入西北的鼠疫。晋省临县、兴县分别在 1900 年、1902 年暴发鼠疫，至 1917 年，鼠疫在两地"每年都有不同程度的流行"，而"与山西兴县、临县的情况一样，陕北的鼠疫在 20 世纪的前三个十年中也没有停止过流行"，并于 1930—1932 年进入流行高峰期。[③]

（二）传播模式变化和媒介、载体拓展

近代西北地区瘟疫疫源生成及传播条件的变化，加速了瘟疫传播机制、防疫机制的变动，亦对瘟疫传播诱发因素和模式产生影响。鼠疫、霍乱传播的"大陆模式"回归和瘟疫传播媒介、载体拓展是此类改变的突出表现。例如，传统交通条件下西北内陆相对封闭，民众较少感染霍乱这类外来疫病，但是在近代，霍乱等瘟疫传入口岸后借助频繁经贸活动及人员往来，可迅速在内陆广泛传播甚至形成疫情带。

综合前论，可强调者，霍乱、鼠疫等疫病在西北传播的原因、机制及影响，与前论 1932 年陕甘霍乱暴发原因、传播机制皆类似（见图 3-1）。霍乱、鼠疫病菌自外部输入，且需借助植被、人员、货物等宿主在相应气候环境中形成瘟疫扩散。口岸开放、东西洋互通与此间广泛的人员流动、频繁的商贸活动皆成为疫病传播的促动因素，使其在更大场域、更长距离、更多人群中传播成为可能。1932 年陕甘霍乱传播呈现出中国疫病史研究描述的"内陆模式"特征，是因为其疫源输入是从沿海、沿江口岸开放城市沿商路、铁路、公路、水路而向西北蔓延。彭继甫教授等的研究能为

---

① 李经纬：《序二》，邓铁涛主编《中国防疫史》。
② 李经纬主编《中外医学交流史》，湖南教育出版社，1998，第 292 页。
③ 曹树基、李玉尚：《鼠疫流行对近代中国社会的影响》，《自然灾害与社会结构》，第 136、140—141 页。

前论提供证据，其认为近代西北仅 1896、1932、1945 年发现有霍乱记录。① 不同于这一研究结论，袁林教授的研究提供了较有力的史实反证，他在《西北灾荒史》中指出，除 1932 年霍乱外，西北方志记录霍乱疫情者亦较多。他的研究显示，甘肃在乾隆年间曾发生霍乱——虽是单例，却较此前学界公认的 1820 年霍乱记录为早。②

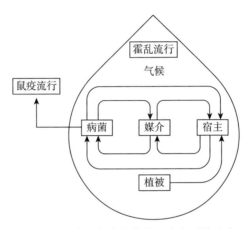

图 3-1　霍乱、鼠疫病菌所处生态系统示意

需指出，商贸活动和军队移防皆能促成霍乱病毒传播。如 1932 年，鄂省霍乱疫情沿长江水系、汉江水系商路而向陕省传播。是年仲夏，枣阳（今属襄樊）、崇阳（咸宁）、麻城（今黄冈）民众感染霍乱，冯玉祥所部三十师、三十一师驻扎麻城等地的官兵因感染霍乱，"发病甚多，军队死亡数千人"。③

近代交通改善后，大规模人员往来加速了霍乱沿商路、古道或铁路、公路沿线的人口密集区传布。陕甘霍乱暴发在盛夏时节，与汉、宁、沪等霍乱中心疫源地的暴发几乎同步。叠加气候和脆弱生态环境因素，缺医少药的陕甘社会更难防治霍乱，最终导致较大规模人口死亡和生产破坏。于

---

① 彭继甫等：《霍乱在国内流行的概况及其流行病学的检讨》，《中南医学杂志》1951 年第 5 期。

② 袁林：《西北灾荒史》，第 1517—1527 页。

③ 相关内容见枣阳市地方志编纂委员会编《枣阳志》，中国城市经济社会出版社，1990，第 12 页；崇阳县志编纂委员会编《崇阳县志》，武汉大学出版社，1991，第 15 页；湖北省麻城市地方志编纂委员会编《麻城县志》，红旗出版社，1993，第 497 页。

此，笔者赞成张萍教授所论：传统交通条件下，西北内陆民众较少受外来
疫病威胁，但是近代交通体系下，处盛夏时节，霍乱病毒在陕甘的传播速
度与其在东南疫源地的传播速度几无差别，此故，在缺医少药的西北，民
众大规模感染霍乱且死亡率较高。[①] 1932 年陕甘霍乱虽波及整个西北，但
主要疫区在黄土高原、河西走廊戈壁、陕南和陇东南山地，均是生态环境
脆弱且旱涝灾频发地区。灾荒之际，饮用水污染和病菌繁殖加速形成恶性
循环。另外，1931 年 12 月陇海铁路筑入潼关，它使西北与东南社会联系
更便捷，也在客观上助长了疫情传播及疫情带的形成。这表明现代经济扩
张对霍乱这类外部疫病更快速、更直接地深入西北内陆存在客观影响。西
北内陆民众普遍贫困，又缺少医疗资源支持，亦是导致其高死亡率的重要
原因。

小　结

瘟疫在近代西北引发诸多危机。社会防疫抗灾能力薄弱，缺医少药，
民众缺乏卫生知识和观念，又因贫困普遍营养不良……上述诸项共同作用
下，疫病暴发易形成公共卫生危机。它与经济危机、社会危机又成因果式
恶性循环，加剧了瘟疫灾情。同时，近代境遇下，西北瘟疫传播原因、载
体、机制发生改变。关键者，近代交通工具促成更频繁的商贸活动和人员
来往，使疫源生成及传播条件有所变化，瘟疫诱发因素、传播模式也因之
转变。如鼠疫、霍乱传播的"大陆模式"回归及其媒介、载体拓展便是此
类改变的突出表现。综上皆是促动近代西北瘟疫防治本土经验演化的关键
现实原因。

---

① 张萍：《脆弱环境下的瘟疫传播与环境扰动——以 1932 年陕西霍乱灾害为例》，《历史研
究》2017 年第 2 期。

第四章　近代西北瘟疫防治新观念、新知识、
新制度引入

经验演化需实现观念转变和知识更新，更需制度支撑和组织保障，行为规范的树立与组织的建立是影响瘟疫防治实效提升的关键因素之一。卫生防疫体系重构是近代西北防疫本土经验演化的制度、组织保障或曰条件，亦是其关键内容。

第一节　近代公共卫生观念嵌入

瘟疫暴发引发社会公共危机。时人对如何有效防治瘟疫的反思，凸显了近代防疫和公共卫生建设的紧迫性。它与近代条件下整体知识环境变化相关，又实际指向对卫生观念缺乏和缺医少药之现实情况的检讨。

一　公共卫生新观念的引入

19世纪中期近代公共卫生学作为专门学科在欧洲出现。20世纪，医疗细菌学提出，系统化构建和控制环境是减少疾病、增进健康的关键途径。到20年代，耶鲁大学公共健康系主任温思娄首提"公共卫生"概念，强调社会应通过组织化努力减少疾病和瘟疫的发生。组织化努力是指确保环境卫生、控制传染病、教育个体注重卫生、加强疾病早期诊断和预防，以及发展社会机构以促进个体能基于相应健康标准生活。[1]

随着西学东渐，疫情肆虐的现实危机使瘟疫防治开始超越传统荒政而

---

① 见董维真主编《公共健康学》，中国人民大学出版社，2009，第4—5页。

指向需整全性重构国家的公共卫生职责体系，引介新的医学和公共卫生知识及制度、观念——中西医之争的出现即与此境遇相关。疫情肆虐之下西北防疫和公共卫生建设急迫性凸显，时人对瘟疫频发的反思既折射现实压力，亦反映出人们开始基于现代公共卫生观念审视瘟疫防治与社会经济发展之关系。以1932年陕甘霍乱为例，是次疫情十年之后，时人仍感叹，在近代陕西，匪患之祸而造成人命亡故虽不计其数，疫疬传染却"常阖户烟绝，村舍灭迹"，祸害远甚于"剧盗积匪"。①

良好的卫生意识和健全的公共卫生设施是减少瘟疫传播的关键条件。面对西北瘟疫流行成灾，人们开始关注民众缺乏卫生知识、观念和缺医少药等问题。防疫的现实窘境客观上促进了防疫新知识、新观念的嵌入，于此可择要者举例论证。

前举1932年霍乱，关中乡民部分认为此系汉奸投毒所致，部分认为是瘟神下界收生所致；泾阳村民认为其"系鸡作祟"而将全村大小鸡崽宰杀尽绝。② 综上行为实皆科学卫生知识、观念缺乏所致。又如1934年甘肃会宁县县长郭树帜检查该县卫生运动会准备情况时记道，目光所及，尺寸小巷或阔步大街皆"污秽不堪，妨碍公众卫生"，为此，他要求需以简明布告晓谕民众，"将各人宅内门前秽物……一律扫除干净"，凡养猪者需行圈养而"不得任意放行街巷"。③ 此类公共卫生状况亦为其时民谣所反映："家家疾病苦连连，巫神马脚各村串，人死才散怨苍天。"④ 可与之印证者，在国民政府实施战时西北卫生计划的背景下，1942年甘肃省政府总结卫生建设之经验教训，除言地瘠民贫的经济因素，更强调水源污染和民众饮食不忌生冷劣习，"又因缺水沐浴的习惯"，终致"肠胃系传染病如赤痢、伤寒等症"多发，"猩红热、斑疹伤寒等症，发生亦颇不少"。⑤

---

① 贾友三：《防疫重于防匪》，《陕西防疫处第十周年纪念特刊》，西安市档案馆编《往者可鉴：民国陕西霍乱疫情与防治》，第219页。

② 《本市疫势仍烈，各县虎疫噬人甚巨》，《西北文化日报》1932年8月5日；张萍：《环境史视域下的疫病研究：1932年陕西霍乱灾害的三个问题》，《青海民族研究》2014年第3期。

③ 《报举行冬季卫生运动大会施行大扫除请备查的呈文》，1934年5月20日，甘肃省档案馆藏，015-0005-0065。

④ 甘肃省爱国卫生运动委员会编《甘肃卫生民歌选》第1辑，第12页。

⑤ 甘肃省政府编印《甘肃省之卫生事业》，1942，第10页。

疫情肆虐更促使时人审视普遍性缺医少药产生的严重影响。反映在社会心理层面，即如甘肃民谚所言："无医无药治病难，迷信乌云遮住天，求神拜佛徒枉然，巫神马脚骗人钱，治痨除根祸难免，病儿活活送水淹，父哭子泣真凄惨，忧天怨地向谁言？"①又如在新疆，面对疫情肆虐且造成大量人口死亡的现实，时人分析，因新疆处边远且偏僻之地，医生"实委缺乏"，凡疾病发生常"挽救无术"，以致"坐视斯民之夭折"；纵然粗通者，亦因寥寥无几、不敷分配而"顾此失彼，尤为可虑"。此故，每瘟疫肆虐致民众死亡常"不下千数百人"，而"推原其故，实为医术不良，死于病者十之三，死于医者十之七"。②其时，游历新疆者亦论庸医夺人性命之事"昼见迭出"，民众一旦染患疫病，唯辗转床褥而自生自灭，妄死者不知凡几。③

二　近代瘟疫防治和公众卫生观念演化

传统医学形成了自成体系和特色的疫病防治观念和知识，但在衰败社会中，难以被温饱难求的普通民众遵照执行。在近代西北，民众卫生观念淡薄属客观事实。近代人们对此的反思暗含可与传统卫生观念相契合的科学公共卫生观念。这意味着人们希望通过组织化的努力减少疾病和瘟疫，又表现为时人认为系统化构建和控制环境是减少疾病、增进健康之重要途径。因此，时人开始接受西医新观念、新知识，渴望以现代卫生防疫体系支撑瘟疫防治和社会经济发展。

（一）强调疫病防治和国家发展皆需重视公共卫生建设

时人分析瘟疫成因，常叹息民众悉以天命论死生贵贱，"故其染有疾病，虽亦用医药之诊治"，饮食重关切，却忽视防疫之关键，故"从未能防患于未然"。④一些人以为瘟疫蔓延大抵因民众无卫生观念和习惯，且公共卫生设施弛废，非仅灾害本身所致，"乃社会囿于迷信神权之锢习"，属人为原因更重。⑤若此情势下，南京国民政府1928年设立卫生部并推动在

① 《甘肃黑热病》，甘肃科学技术出版社，1987，第3—4页。
② 引自陈慧生、陈超《民国新疆史》，新疆人民出版社，1999，第183页。
③ 李寔：《新疆研究》。
④ 沈宗瀚：《卫生之研究》，《东方杂志》第7期，1914年，第12页。
⑤ 《国人卫生》，《申报》1919年7月30日。

西北各省设立下辖机构，或部分受国家曾忽视卫生建设之历史因素促动，[①]但其现实根因又在于"政府对预防亦无有效之组织与设施"。[②] 如在民初新疆公共卫生建设初兴时，面对饭馆酒肆和澡堂浴池等恶劣的公共环境卫生状况，"官厅方面，对此毫不加以整理和取缔，反而习以为常"，而且，体育未见倡导，甚至视学校体育运动开展"竟以反乎卫生为原则"。[③]

需强调者，瘟疫成因的复杂性及其引发的公共危机和时人反思，不仅使公共卫生建设的紧要性凸显（此类史实前已备述），更反映出相应变化的新意义。此间，时人反思民众普遍缺乏医学知识和卫生观念的诸多事实，实际是在强调进行卫生宣传和教育不仅应是疫病防治和公共卫生建设的重要内容，亦是国家和民众都应承担的公共职责。人们已经意识到引导社会树立公共卫生观念并进行相应建设首先需要国家和社会共同推动，这其中隐含的社会动员及其要求的国家制度建构已非传统荒政观念影响下"化民成俗"的"经验"可比。

特定时代的风云际会与近代因素的叠加，使时人更加意识到西北防疫和公共卫生建设实与保障国族健康和现代国家经济发展密切关联。正如国民政府推行战时西北卫生计划时时人所论，西北经济凋敝使民体弱，难任抗战建国职责。[④] 因此，应使居西北之民众病者早复，促无病者康健；往西北者"不要带着病到西北蔓延，不要到西北受病疾侵害"；现在或今后，"是土住，是移民，在人口增殖这个国策上，卫生工作在西北建设上是负荷了最重要的使命"。[⑤] 时人指出，防疫和卫生建设责任机构在西北大后方"实为不可稍缓之部门"，大后方建设之事功进展端赖于"卫生一项尤须配备合宜"。[⑥] 尤其还强调，防疫和公共卫生建设在西北推进之急切性，在于它能促进国家之稳固，建基于民生改善和民族团结。其关键事实是：闭塞西北地处偏远而"开发稽迟"，交通隔阻之下"地藏未能尽辟"，又"政

① 傅惠、邓宗禹：《旧卫生部组织的变迁》，《文史资料选编》第 37 辑，北京出版社，1989。
② 李廷安：《中国乡村卫生问题》，第 12、13 页。
③ 李英奇：《新疆的保健事业》，《新新疆》第 4 期，1943 年。
④ 刘德绮：《实施边疆各省卫生教育刍议》，《战时医政》1941 年第 6—7 期。
⑤ 刘冠生：《西北卫生建设商榷》，《西南医学杂志》第 10 期，1943 年。
⑥ 武文忠：《西北卫生之回顾与展望（续）》，《西南医学杂志》第 10 期，1943 年。

治鲜见刷新"，灾祸相连以致生民倒悬，西北遂"成为外患内忧交迫之区"。① 此等情势下，时人强调"收效必宏"且应列入医护人员工作"考绩之一"的重要内容是：凡边省医护皆应强化政治教育，并借为边民问诊治病而"宣扬中央德政，联络宗族感情"。② 对此，有评论言，防疫和公共卫生建设之于西北，非仅限于病患死亡率降低和民众体质增强，更可借此促进边疆各民族"互相接近"，以期弥合"数千年来民族间之隔膜……民族前途实深利赖"。③

（二）认识到疫病防治依赖经济发展和医药产业发展

缺医少药，物资短缺，政府防疫不力与民众营养状况恶化叠加，容易导致公共卫生危机。时人于此类问题的反思反映出的关键事实是：对卫生观念的理解超越了传统的个人和家居卫生改善层次，强调公共卫生同社会经济发展水平及医疗卫生事业发展密切相关。

因此，时人对瘟疫成因和防治的讨论，有针对性地指向了农户的经济落后和营养状况低下。如他们注意到农业生产技术落后、农具无改进、失地少地以及高利贷盛行导致农民大量破产，破产农民显然无抵御疫病侵袭的经济能力。与之相伴，即便非灾荒年景，米稻、豆类、高粱、杂粮是农家的基本口粮，至多以蔬菜、大蒜为富足营养物，这势必导致贫困民众因营养状况不佳而免疫力低下。进而，时人也认识到前此现象必然是由社会经济发展的普遍联系性本质决定的，因社会经济衰败而致国家履职公共卫生建设的能力弱，并与瘟疫成灾形成恶性因果式循环。如他们指出了近代甘肃卫生经费投入自始至终官民皆困的尴尬，并记述下述事实：一方面，如1918年武威天花盛行时甘肃省府下拨牛痘疫苗，民众却因每种痘苗三颗需小麦三升的昂贵价格而甚少接种，④ 类似者，1932年霍乱，秦安民众接种疫苗一支便需银圆一元；⑤ 另一方面，即便有免费种痘之尝试——亦有倡导民众改变种痘"成见"之考虑——也因西北各省财力普遍受困而成效

① 杨劲支：《建设甘青宁三省刍议》，京华印书馆，1931，第1—2页。
② 姚寻源：《新疆省卫生事业计划大纲》，《实验卫生季刊》第3期，1944年。
③ 金宝善：《进展中之边疆卫生》，《边政公论》第5、6期合刊，1942年。
④ 武威市凉州区卫生局编纂《武威市卫生志》，兰州大学出版社，2005，第231页。
⑤ 秦安县编纂委员会编《秦安县志》，第312页。

有限。此类事实表明，民众贫困而药价腾昂，是近代西北瘟疫防治实效难如预期之关键原因；药价腾昂又根源于衰败社会中现代医药产业发展滞后，造成物以稀为贵。

此外，药价腾昂使城乡民众因经济能力差异而非仅因知识、观念差异，对现代西医西药的接受程度不同，此种不同实际又与现代公共卫生建设关涉的疾病和瘟疫防治中医疗资源在区域社会的公平分配问题密切相关。即如前章所述，相较于一些城镇尚有疫苗注射等服务，1932年霍乱时，乡民多表现为恐慌、迷信，谣言四起，民众多对西药"不知利用"，甚至毫无防疫设备。

综上因素共同作用，大量无卫生观念、习惯，却又挣扎于贫困、疾病的民众难于顾及卫生防疫，一旦疫起即哀鸿遍野。若此情势下，时人对官员防疫不力的批评，亦指向了公共卫生建设中的国家履职。

以上所述说明，近代防疫和公共卫生观念在西北被接纳及推广的急切性凸显虽归因于疫情肆虐之现实促动，但也正是此种凸显，使近代西北瘟疫防治中本土经验演化所涉时代和社会变迁内涵，已非传统荒政可概括。因为它已是基于新的观念知识、制度体系而关联于现代国家与社会之关系重构，并由此而必然涉及社会动员和资源整合。其关涉全新的社会组织、制度、产业等的发展，如现代医政、医学教育研究及培训、医药产业在西北之发展等。

（三）近代公共卫生观念在瘟疫防治中的实践

反思是观念塑造行为之一部分。于西北瘟疫防治本土经验演化而言，在微观事实层面，它反映出现代公共卫生观念在西北被接纳及实践的急切性，而人们防治瘟疫时重视环境卫生改造则是此种急切性的直接反映。此类举措与传统中医学所论重视卫生有文化层面的契合性，但是关键区别在于，它更多是受现代医学影响而在公共卫生防疫理念支撑下以国家的组织化行为塑造民众和社会公共环境卫生观念，此种组织化行为也带有强制性。需说明者，本节叙述霍乱防治与后续专论经验演化举措的部分史料运用有重合，但在此主要用来论证观念与行为塑造的关联性。

霍乱、鼠疫列居近代西北瘟疫的首两位。霍乱在夏季时常流行，曾被视作时疫。如甘肃省卫生事务所报告，1942—1945 年兰州市霍乱、伤寒、赤痢于夏令最易发生。[①] 霍乱暴发不仅有连续的记录，亦有散发记录，例如 1938年 8 月 4 日，兰州市警察局报告称："皋兰县属之西果园一带，近发现虎疫，日有死亡。"该局建议："以免蔓延起见，决定明日上午九时在本局中山堂召集本市治疗机关及医生等预谋防疫办法及治疗方法以谋公众安全。"[②]

　　时人分析霍乱、鼠疫等瘟疫成因，除指向气候、环境、自然灾害、民众营养状况等因素，又常论公共卫生知识缺乏和卫生条件恶化的关键影响。因为，"西北各省环境特殊……即甘宁青三省之情况亦随地而异。……一般人无防疫常识"。[③] 特别是商贸或军政活动导致人口频繁聚集或流动，处交通要冲而公共卫生设施落后之地遇疫情暴发则形势严峻。如据甘肃省卫生事务所报告："本市（兰州市）当西北交通要衢，人口密集，一切卫生设施，虽逐年推行，按照实际需要情形殊较仍极简陋。"[④] 因此，注射霍乱疫苗、开展流行病学调查、加强公共卫生知识宣传、改善公共卫生条件等应对霍乱的关键举措，在事实上是受现代医学影响而基于公共卫生理念开展的防疫实践，体现为涉及社会各方面的秩序规范确立和行为养成，特别表现出指向民众的观念塑造和行为引导等鲜明的组织化行为特征。其中，可以甘肃省卫生事务所的工作呈文为例：

　　　　饮水消毒：……霍乱赤痢伤寒之传染，多由于饮用水所致，拟于黄河常担水处设立固定饮水消毒站……凡拉取河水均加漂白粉溶液予以消毒。

---

① 见甘肃省卫生事务所《关于上报兰州市夏季传染病防疫实施承办人法给兰州市政府的呈文及防疫工作实施办法一份》，1942 年 7 月 8 日，甘肃省档案馆藏，059-009-0045-0001；兰州市卫生事务所《关于上报本年度夏季防疫工作坚定审核给兰州市政府的呈文》，1944 年 9 月 16 日，甘肃省档案馆藏，059-009-0044-0004；甘肃水泥公司《为请发给真性霍乱疫苗给防疫处的公函》，1945 年 8 月 7 日，甘肃省档案馆藏，029-001-0516-0027。

② 甘肃省会警察局：《为发现虎疫召开预谋防疫办法事函》，1938 年 8 月 4 日，甘肃省档案馆藏，032-001-0032-0026。

③ 陈宗贤、杨守绅：《西北防疫处防治兽疫工作方案》，1936，甘肃省档案馆藏，029-001-0423-002。

④ 甘肃省卫生事务所：《关于上报兰州市夏季传染病防疫实施承办人法给兰州市政府的呈文及防疫工作实施办法一份》，1942 年 7 月 8 日，甘肃省档案馆藏，059-009-0045-0001。

厕所消毒：雇佣厕所消毒伕二人……前往市内各公共厕所用漂白粉、石灰施行消毒。私人厕所请由警察局通知各住户自行消毒。

饮食商贩管理：饮食商贩所售不洁生冷饮食品及切开瓜果均为传染病之媒……其无法改善零售之生冷物品，呈请市府布告禁止售卖。由警察局……组织卫生警士队与本所卫生稽查共同负责，担任管理取缔工作。①

又如：

（一）修建整理黄河沿岸汲水码头，并设禁牌禁止污染水源，计修水北门广安门东北门三处。

（二）建筑公共小便池，改良公共厕所——计在西南门东新设公共小便池一处，并改良公共厕所一处。

（三）设立街头公共领水亭——计在省府门前西南门中正门外设立公共领水亭四座，以利市民之饮用。

（四）调整改善市民浴室并注意宣传促进民众沐浴之习惯。

（五）有关卫生商店管理——由卫生稽查随时调查管理外，并招集理发店、洗澡堂、饮食业工会予以卫生讲话并指示应改良各件。

（六）严厉执行取缔切售西瓜——随时由卫生稽查会同警局赴各街巷监查，劝告取缔。

（七）化验——采取各种饮食品及清凉饮料样品送西北防疫处化验……未经化验合格前不准发售，并由卫生稽查员随时取缔。②

综上之外，人口密度较大而公共卫生条件较差者也易形成霍乱传染。如 1945 年 8 月 7 日，甘肃水泥公司向西北防疫处报告："公司窑街厂内及兰州办事处现有员工及眷属约共四百人，为预防传染霍乱计，拟请贵处发

---

① 甘肃省卫生事务所：《关于上报兰州市夏季传染病防疫实施承办人法给兰州市政府的呈文及防疫工作实施办法一份》，1942 年 7 月 8 日，甘肃省档案馆藏，059-009-0045-0001。

② 兰州市卫生事务所：《关于夏季防疫工作总结报告给兰州市政府的呈文及防疫工作总结报告》，1942 年 10 月 9 日，甘肃省档案馆藏，059-009-0045-0003。

给真性霍乱疫苗五瓶（每瓶一百二十西西）以便由本厂医疗所医士自行注射。"① 注射霍乱疫苗仍是防疫关键。如 1944 年 7 月，兰州市防疫公会致函兰州市政府："时届夏令疫病易于流行，本会为普遍预防计，拟为贵府冬至日注射霍乱、伤寒预防针。"②

第二节　缺医少药与近代西北西医发展

近代有人谓"中国向来被称为'流行疾病的泉源'"，外洋已不流行的传染病，如霍乱、天花、伤寒等，近代仍在中国肆虐，"每年夺走了无数人的生命"。③ 在西北，地区贫困、医药卫生和防疫事业落后仍是瘟疫造成人口大量死亡的关键原因。欲有效应对瘟疫，引入西医新知识实属必然。

于中西医之争，笔者赞同学界现有研究所论，认为中西医论争肇始于清末民初，且与近代之境遇相关，从晚清至民国出现两次高潮，涉及思想文化、医疗和医政制度等，亦关涉中西医群体在思想文化之外的"利益之争"等。④ 此间的论战、抗争以及探寻中医出路，构成近代中医变迁史的双重基调，是探考近代西北瘟疫防治本土经验演化必涉历史背景及知识来源之一。但是，现代医学嵌入闭塞西北较东南社会晚，中西医之争的规模和影响不如东南显著。与东南社会类似，现代医学由被接纳到主要依靠国家（政府）和先进人士推动建设，呈现为从新知识阶层到开明官僚群体的"合力"而为。瘟疫成灾使防疫和医疗卫生建设的紧迫性在西北地区变得更加突出，此或是中西医之争于西北影响相对较小的主要原因，抑或是因西医在西北发展水平滞后，其社会影响相对较小。关键者，近代西北防疫和医疗卫生建设本是国家相应举措的落实，体现为西北各省对国家卫生法

① 甘肃水泥公司：《为请发给真性霍乱疫苗给防疫处的公函》，1945 年 8 月 7 日，甘肃省档案馆藏，029-001-0516-0027。
② 兰州市防疫公会：《关于预防疫病办法致市政府的便函》，1944 年 7 月 21 日，甘肃省档案馆藏，059-012-1010-0019。
③ 中华续行委办会调查特委会编《中华归主：中国基督教事业统计（1901—1920）》，第977 页。
④ 请见郝先中《近代中西医的存废之争》，博士学位论文，华东师范大学，2005。

令、政策的执行及对相关机构组织要求的遵守。综上是讨论近代西北瘟疫防治本土经验演化必须重视的制度性背景。

一　疫病防治不力与西医引入

晚清之前，百姓问诊防疫常以传统医学为凭借，医生培养亦多由师徒传习或个体自学揣摩。[①] 国家设立的以太医院、御药房（主要为皇室服务）及府、州、县设医士训练科为支撑的医事制度体系，应对大规模疫情可谓实效难彰。至 20 世纪三四十年代，包括西北在内，中国的公共卫生建设仍非常落后。如《大公报》1932 年调查，防疫和医疗卫生建设使烈性传染病死亡率"因之而减少一半"，[②] 但是，其时中国的烈性传染病致死率仍远超主要发达国家（表 4-1）。

表 4-1　20 世纪 30 年代烈性传染病致死率比较

单位：%

国家	美国	日本	德国	英国	法国	中国
传染病致死率	9	10	11	11	14	72

说明：1. 天花、霍乱、伤寒、赤痢、白喉、肺痨、猩红热、疟疾、麻疹是民国时期法定报告传染病。

2.《大公报》报道：推行防疫及公共卫生建设前后的 1872、1902、1932 年，美国对应烈性传染病的死亡率分别是 39‰、23‰、12‰；1932 年中国是 30‰。时人希望奋起直追，却不知中国疫病病死率为何"不可以减少到现在的一半"。

资料来源：《中外国家疫病比较》，《大公报》1932 年 7 月 19 日。

西风东渐与现实防疫压力之下，西医嵌入中国并逐步发展，近代防疫和公共卫生建设等亦成清末新政重要内容之一——应对 1911 年东北大鼠疫堪为典型。陈邦贤先生曾言，晚清以降"此数十年内"，西医药、卫生及防疫事业在中国"进步很快"。[③] 具体于 1918 年晋绥鼠疫，北京国民政府在天坛创设中央防疫所，并在京、沪、粤等地及各铁路要津"自建防疫医院"。但是，仅两年时间，内务部停拨中央防疫所经费，其工作成效难

① 金宝善：《旧中国的西医派别与卫生事业的演变》，《文史资料选辑》第 1 辑，文史资料出版社，1985。
② 《中外国家疫病比较》，《大公报》1932 年 7 月 19 日。
③ 陈邦贤：《中国医学史》，第 12 页。

显，人员"尸位者多"。此后，南京国民政府收回海港检疫权，组建防疫部门并颁布系列防疫法规、条令。为减少瘟疫，南京国民政府推进卫生法令颁布，设卫生行政、技术组织，培育、充实防疫人员——一些人员甚至被送往国外培训，"尽管不多，但是勉强够用"。[①]

"（中国）近代医疗设施，为外国教会所首创"，传教士"施医以调理病人疾病，无非为传道之具"。[②] 近代以降，传教士渐由口岸向内地兴建教会医院、诊所，博济医院——美国教会 1835 年创办于广州并于 1859 年更名——或为肇端。"（19 世纪末）教会医院已在旧中国各地发展到 80 余所。"[③] 民众对它的需要远大于对它的恐惧，这也是现代西医学能得到传播的原因之一。近代西北的防疫和公共卫生建设就是在综上背景下展开的。但是，近代中国防疫和公共卫生建设因缺乏现代医学和医药业支撑，相较西方国家仍属落后，这在西北地区尤为显著（表 4-2）。

表 4-2　20 世纪初教会中心医生人数一览（统计时间截至 1915 年）

省别	教会医生（名）	教会中心（个）	教会中心医生人数统计					
			无医生	1 名医生	2 名医生	3—5 名医生	6—10 名医生	11 名医生
直隶	39	32	22	5	3	1	0	1
山东	36	35	16	10	5	3	1	0
广东	67	71	45	15	4	5	1	1
河南	14	46	38	5	1	2	0	0
湖北	24	33	22	5	4	1	1	0
湖南	23	33	22	5	3	2	1	0
四川	44	51	31	10	7	1	2	0
江苏	50	23	11	5	2	2	2	1
安徽	9	21	16	3	1	1	0	0
浙江	20	29	21	3	2	3	0	0
满洲	31	27	10	12	2	2	1	0

① 参见 *China Christian Yearbook 1929*，Christian Literature Society Shanghai，pp. 374-375。
② 皮明庥主编《近代武汉城市史》，中国社会科学出版社，1993，第 375 页。
③ 金宝善：《旧中国的西医派别与卫生事业的演变》，《文史资料选辑》第 1 辑。

续表

省别	教会医生（名）	教会中心（个）	教会中心医生人数统计					
			无医生	1 名医生	2 名医生	3—5 名医生	6—10 名医生	11 名医生
江西	7	45	41	2	1	1	0	0
福建	43	41	17	16	6	1	1	0
贵州	2	10	8	2	0	0	0	0
山西	10	43	36	5	1	1	0	0
陕西	3	26	25	0	0	1	0	0
云南	1	8	7	1	0	0	0	0
广西	5	8	6	1	0	1	0	0
甘肃	2	15	14	0	1	0	0	0

资料来源：*China Mission Yearbook 1915*, Christian Literature Society Shanghai, p. 301。

由表4-2可见，教会的医院、诊所是西医在中国广泛传播之重要构成。其数量东部多于中西部，西北尤少，此种差异是现代医学在中国传播的空间布局之折射，也是对西北现代医学发展艰难、缺医少药等普遍客观事实的再次印证。

此期间，传教士们为传播福音而"兴医辅教"，既涉及民众日常疾病救治，也多次参与天花、麻风、鼠疫、霍乱等烈性传染病防治。如传教士调查发现，甘肃藏区麻风病患较多。① 18 世纪末，英国东印度公司医师皮尔逊在广州推介较中国传统人痘接种法更安全有效的牛痘术，现代种痘术及疫苗被引入中国。包括西北在内，种植牛痘成为近代国人预防天花的重要措施。

二　近代西北西医的缓慢发展

良好的医疗卫生设施是提升防疫成效的关键因素。受西风东渐和防疫现实压力影响，西医在近代西北虽有一定发展，但整体仍属落后，防疫实效提升亦深受影响。

首先，除传教士的引介外，西北本土于此类知识、观念、政策法令引

① *China Christian Yearbook 1929*, Christian Literature Society Shanghai, p. 387；*China Christian Yearbook 1932*, Christian Literature Society Shanghai, pp. 479-480.

介较东南部滞后。在观念养成层面,戊戌维新之际东南社会如康有为等已在倡导现代卫生观念,言垂辫、蓄发"观瞻不美,沐难则卫生非易",强调"治病于既发之后"不如早行"预防"。① 在西北,此等倡导约始自清末新政陕西设巡警兼管戒烟和环境卫生之际,进而有此类观念之践行与知识之引介。在官僚倡导实践层面,洋务之期李鸿章亦曾奏请清廷可引介西医为我所用,言培养西医人才"实为当务之急"。② 在医学教育层面,1865年北京同文馆科学系设有医学科,聘请英人德贞(Dudgeon)为教习,此或是中国自办现代西医之始。清末新政前后袁世凯主政直隶,亦发扬兴西医举措。1908 年 8 月,学部、度支部会奏清廷将西医药学列入所拟八科教学之中。在公共卫生行政组织创设层面,1902 年张百熙、陆润庠奏请设立医局,言此举"以疗贫民疾病",是"及时之善政"。③ 综上举措在西北之发生又尤以南京国民政府时期为要,此期间,机构和制度建设取得新进展,是国家防疫建设新变化的突出表现。

其次,近代西北普遍性缺医少药的现象持续存在。这是防疫和公共卫生建设发展滞后,亦是西医未被普遍应用且发展水平滞后的显著表征。其显见事实之一便是,近代西北凡遇瘟疫即有大量人口死亡。医疗卫生事业落后使官民同处缺医少药和缺乏现代卫生知识、观念的困境。例如,1932年陕甘霍乱疫情暴发,时人言:"乡曲愚民死万千……卫生不讲更何言?"与之相应,民众无奈无助中唯跪拜祈神,"香火戏剧报神愆",终却是"无如病亡日相连"。触目所及,"新冢累累尸堆山"。④

西北卫生落后的惨景亦为其时民国政要感叹。1934 年 6 月宋子文在西北考察言,"对于卫生事宜",西北"较各省落后",西北各省都会卫生治疗机构仅属初成,其余则无设备且民不知卫生为何物。⑤ 又如 1934 年甘肃学院调查,仅 1928—1933 年西北各省有 200 万余人死于巫觋、疾疫等。⑥

---

① 康有为:《大同书·疾病无医之苦》,《近代中国史料丛刊》第 38 辑,文海出版社,1988,第 48 页。
② 《李鸿章全集·奏稿》,海南出版社,1997,第 31—32 页。
③ 中国第一历史档案馆编《清代档案史料丛编》第 11 辑,中华书局,1984,第 280—281 页。
④ 吉星北:《长相思》,《西京医药》创刊号,1933 年,第 24 页。
⑤ 《宋子文报告考察西北经过》,《申报》1934 年 6 月 24 日。
⑥ 甘肃学院:《举办西北卫生事业计划书》,《拓荒》第 1 期,1934 年。

后学研究发现，民国时期甘宁青地区 900 万余人中平均每年有 8 万余人死于疾疫。① 因疫病侵袭造成妇婴等大量死亡，是影响近代西北人口发展的主要因素。如有研究统计，1936 年下半年至 1937 年，兰州死亡人口中因痨病和伤寒而亡者占比达 41.7%。②

近代西北五省，陕西医疗设施相对较好，甘肃次之，其余属普遍落后。以新疆为例，1948 年底，新疆医院、诊所等医疗机构总计 54 所，且仅有 2 台 X 光机和 4 台显微镜，534 名医护人员中医师仅 18 人，病床仅696 张，仅 38 县设卫生院且共有病床 25 张。③ 新疆所谓洋药皆来自国外，而中药端赖内地供给，运输困难又药价腾昂，"数量无多，供不应求"。④于此时人感叹，新疆晓通医理、医术者甚少，遇疾病"挽救无术，往往坐视斯民之夭折"，纵然间有医术粗通者仍"寥寥无几，不效分配，顾此失彼"，瘟疫盛行而无力、无方医治，致民死亡不下千数百人，"推原其故，实为医术不良，死于病者十之三，死于医者十之七"。⑤

又，金树仁主政时期，新疆仅各专区有少许医院、药房，县及乡村普遍缺医少药，防疫和公共卫生建设更是无从论起。据 1929 年统计 14 县，仅 2 所卫生院，4 张病床，西药房 4 处、中药铺 22 处，中、西医各 7 名、22 名，助产士、接生员分别为 1 人、12 人。⑥ 迪化仅三五中药商，西药罕见，只有少数中医。大半不通医理者四处诊病行医，官厅"从无相当管制甄别办法"，致"庸医杀人的现象昼见迭出"。省城外纵然滥竽充数者亦难寻觅，民众染患疫病唯"辗转床褥，听其自生自灭"，妄死者"不知凡几"。⑦

盛世才当政时期，新疆防疫和医疗卫生建设有所发展，但整体仍落

① 王荣华：《民国时期宁夏现代医疗卫生业述论》，《宁夏社会科学》2013 年第 6 期。
② 李玉尚：《民国时期西北地区人口的疾病与死亡——以新疆、甘肃、陕西为例》，《中国人口科学》2002 年第 1 期。
③ 新疆维吾尔自治区地方志编纂委员会编《新疆通志·卫生志》，新疆人民出版社，1996，第 3 页。
④ 李英奇：《新疆的保健事业》，《新新疆》第 4 期，1943 年。
⑤ 引自陈慧生、陈超《民国新疆史》，第 183 页。
⑥ 陈慧生、陈超：《民国新疆史》，第 183 页。
⑦ 见李英奇《新疆的保健事业》，《新新疆》第 4 期，1943 年。

后。天花一度盛行的墨玉县 1941 年始有牛痘苗种植。① 商路要津哈密抗战军兴后，省立哈密第九医院成立，并有苏联输入少量西药。苏联停止供应后，哈密新亚等西药房由上海购进药品，5 片阿司匹林或一瓶 10 万单位青霉素分别需银圆 1 元、12 元，"群众望而却步"。② 玛纳斯县 1939 年首家西医诊所设立，其辖区内，伤寒流行最重，霍乱、天花、麻疹、白喉、痢疾、肺结核、百日咳等多有暴发。③ 库车县 1940 年首有诊所设立，1944 年改设卫生院并有医护及管理人员 6 人，民众患病多求阿訇念经或抓"巴合西"。是年，库车仅县城有 4 家药店、诊所，行医者 20 余人。④

第三节　近代西北医政建设与防疫法规体系草创

明清医政日渐废弛，于瘟疫防治除京畿之地能依托太医院而见朝廷有所作为，其余多靠地方官员和民间医生合力艰难应对。在传统荒政实践中，饥民救济虽是考核地方官员赈灾作为的关键参照，但"疫灾死亡似乎无法避免，很少作为考核标准"。⑤ 西北于此亦不例外。讨论近代西北瘟疫防治本土经验演化必涉其医政和防疫法规体系建设。

一　医政建设的制度环境

医事、医政管理废弛影响医学教育开展和医生选拔、执业监督；庸医泛滥，更影响地方防疫。上述情形又反过来型构医事、医政管理体系运行的制度环境。近代西北医事、医政建设深受其所处制度环境影响。

西风东渐、灾疫频发共同促动了近代中国医事、医政制度和机构建设之发端。西北医事、医政现代化转型是前此历史进程在地方之推进与实现，国家在此间仍具显见主导性是近代中国社会变迁过程中颇具自身文化

① 任一飞等：《中国少数民族现状与发展调查研究丛书·墨玉县维吾尔族卷》，民族出版社，1999，第 134 页。
② 哈密市地方志编纂委员会编《哈密县志》，新疆人民出版社，1989，第 425 页。
③ 玛纳斯县地方志编纂委员会编《玛纳斯县志》，新疆大学出版社，1993，第 447—448 页。
④ 库车县志编纂委员会编《库车县志》，新疆大学出版社，1993，第 638 页。
⑤ 邓铁涛主编《中国防疫史》，第 148 页。另按，灾荒史研究中李文海教授、夏明方教授等亦持前论观点。

特质和历史依据的特点或曰优势。近代医事、医政制度和机构建设在空间上显现出差异性，是前此建设作为广义政治行动在西北展开的时间滞后特征的反应。涵盖西北，晚清以降，防治瘟疫的新制度、新机构不是对太医院、医学正科、惠民药局这类旧制度、旧机构之"扬"，而是旧制度、旧机构基本废止后的创设，这与公共危机暴发和新医学知识引入、观念更新相关。

传统时期，西北社会多有瘟疫暴发。包括西北在内，人们认知或防治瘟疫的"经验性"做法、理论与治疗技术，皆成为必须遵循的规范性"地方经验或曰知识"。其本质特征的激发又与它在近代境遇下应对新知识、新观念及新制度带来的挑战相交织。

二　医疗卫生行政体系初成

近代西北医政机构既渊源于现代医学及其制度体系在中国之嵌入，又根因于国人在此境遇下的自觉作为。

（一）国家拓展医疗卫生行政体系建设

西方传教士们为传播福音而"兴医辅教"，不经意间以外科手术刀劈开中国大门。① 列强在租界推行现代公共卫生管理政策与措施、卫生行政法令，设立卫生行政机构，改善租界公共卫生环境，由此，迥异于传统医政的新知识和制度体系遂在中国出现。传统医政废弛与疫病流行成灾造成普遍社会危机，促使新式知识精英与开明士绅、官员开始积极倡言推进医疗卫生建设。于是，清末新政期间，包括西北地区在内，中国现代医政建设的大幕被徐徐拉开。

1902 年，袁世凯在天津设卫生总局，这也是近代地方政府首次施行卫生行政。1903 年，清政府在京师大学堂附设医学实业馆（后改为医学馆）。1905 年，清政府兴办巡警部并下设卫生科，专责公共医疗卫生事务——"卫生"一词首次出现在中国的政府体制中，此亦是近代国家始设医政管理机构。次年的官制改革，清政府将巡警部中的民政事务从警政业务剥离而专设民政部，卫生科亦被改设为卫生司。1908 年，清政府颁布《预防时

---

① 金宝善：《旧中国的西医派别与卫生事业的演变》，《文史资料选辑》第 1 辑。

疫清洁规则》，这是国家首次以法令专责防疫事务。同年清廷设京师外城官医院，亦有称官医局者，担有治疾、防疫、卫生职责。与综上相伴，各省卫生行政机关相继设立，开展学校卫生、防疫等公共卫生事业，支持非官办医疗卫生事业，但受经费、人才等因素制约，此类事业办理迟滞甚或停办亦属常见。至清朝覆亡，上述防疫和医疗卫生建设举措虽已发端，却实效有限。[①]

步入民国，国家医政机构设置及卫生、防疫等事业兴办发生新变化。民初，内务部下设卫生司专责国家卫生行政事宜，1913 年改设为卫生科。1916 年卫生科恢复为卫生司，但不负责学校、军队等行业领域卫生行政事务，而由教育部、农业部、商业部、陆军部和海军部分别承担。1918 年晋绥鼠疫促动北洋政府成立临时性的防疫委员会并颁布省区防疫机关暂行编制，二者皆试图克服地方防疫、检疫机构编制及名称混乱问题。此后，北洋政府于 1919 年设立中央防疫处——生产疫苗是其主要职责之一。

1928 年后，南京国民政府将卫生管理行政事务与警政事务分离而专设卫生司，继而又改设卫生部，此为中央设置卫生行政专责部级机构之始。同年，《全国卫生行政系统大纲》颁布推行，据此纲要，各省卫生处及市（县）卫生局设立，隶属省府或市（县）府，重要港口、边境要地设检疫所。1932 年，全国经济委员会建立中央卫生设施实验处，次年又改称卫生实验处，专责卫生实验和药品检验，是其时国家最高卫生技术机构。此时期国家各层级卫生行政机构设置及防疫事业兴办较北洋政府进步较速——截至 1947 年，有 26 省设卫生处，且辖 214 个卫生机构。[②] 在地方，1928年大纲之政策效果鲜见；1929 年南京国民政府再颁《地方卫生行政实施方案》，该法案明定地方卫生由地方警局下设卫生科监管，卫生警察担责城区卫生管理。1932 年国民政府规定，"县卫生局未成立以前之卫生事宜，暂以县公安局监理之，县公安局亦未成立时，得于县政府设立卫生科"；[③]同时，要求在各县府教育科设卫生事务科员若干专责卫生，由警局或县府民政科监管卫生事务。另外，1934 年始，国民政府渐在乡镇设卫生所或遣

① 曹丽娟：《试论清末卫生行政机构》，《中华医史杂志》2001 年第 2 期，第 86 页。
② 朱英：《中国近代史十五讲》，北京大学出版社，2011。
③ 张在同等编《民国医药卫生法规选编》，山东大学出版社，1990，第 50 页。

派医生，边疆如绥、宁、西康、新等逐步创设卫生机构，促动现代防疫建
设。总体而论，国家从中央到省、县、乡（镇）的医疗防疫格局渐兴，虽
粗放却"网络"初成。

（二）近代西北医疗卫生行政建设

近代西北医疗卫生行政组织体系的草创是在前论背景下开始的，主要
在民国时期真正实施。一些论述或将晚清光绪七年设牛痘局及新政时设立
旋即裁撤的官医局视作近代西北卫生行政机构之创设，[①] 但严格而论，牛
痘局仅涉种痘事务而非对应整个医疗卫生行政事务管理，官医局存续时间
短且非真正意义上的现代医院，并未开展有实际意义的医疗卫生行政管理
工作。所以，言近代西北医疗卫生行政体系创设主要发生在民国时期，应
属事实。此特征在西北医疗资源相对较多的陕西、甘肃两省——1929 年甘
肃分治成甘、宁、青三省——亦可得证。在陕西，1911 年，陕西巡抚始在
省城设省辖官民禁烟总局，医学研究所亦附设于省府所属禁烟调验所，并
设巡警公所与前述组织共担禁烟和卫生管理责任。南京国民政府时期陕西
民政厅下设第二科专责卫生行政事务。1934 年卫生署长金宝善主持成立由
省民政厅任主席单位的陕西省卫生委员会，[②] 成员单位涵盖民政厅、教育
厅、经济委员会驻陕办事处卫生组和陕西省防疫处等。同年 7 月 21 日，该
会改隶属陕西省卫生（实验）处，[③] 受民政厅监督指导，专责全省卫生行
政及医疗卫生技术事宜，接受国民政府卫生经费拨款。与陕西类似者，新
疆 1908 年建警察厅并内设卫生科，掌管街道清理、居民卫生和疫病隔离事
务，1911 年又改设新疆警务公所并内设卫生科管理卫生事务。1934 年 9
月、11 月，甘肃、青海两省隶属省政府的卫生实验处分别设立，皆专责卫
生行政及医疗卫生技术事宜。1934 年 2 月宁夏设立同样隶属省政府的卫生
委员会。[④] 同年，西北防疫处亦在兰州设立。1944 年 9 月新疆设卫生（实

① 甘肃省地方史志编纂委员会编《甘肃省志·医药卫生志》，甘肃文化出版社，1999，第
  5 页。
② 按，其后 1936 年陕西省卫生防疫委员会成立时，陕西省民政厅任委员会主席单位，陕西
  省防疫处处长杨鹤庆任委员会常委且兼行政总务科科长。
③ 按，邓铁涛认为陕西卫生委员会（实验处）设立时间是 1935 年 1 月。请见邓铁涛主编
  《中国防疫史》，第 318 页。
④ 见邓铁涛主编《中国防疫史》，第 318 页。

验）处——此为西北五省中时间最晚者。此期间，1912 年新疆省府设政务厅监理卫生行政事务；1928 年 6 月政务厅改设民政厅，内设保健科专责卫生行政事务。

西北各省卫生实验处成立后，一度因国民政府停止卫生拨款而改归地方办理，此故，各卫生实验处相继改设为各省卫生处，专责医疗卫生行政事务，其卫生防疫和医疗救治事务处转型为医疗机构。按公布组织规程时间，1934 年 6 月、1934 年 12 月、1937 年 6 月、1941 年 1 月、1945 年，甘肃、宁夏、陕西、青海、新疆各省卫生处相继成立，下设诸科及技术室等机构。除青海省卫生处第二科专责防疫事务外，其余各省卫生处皆系第三科专责防疫事务。①

需指出，南京国民政府时期，近代西北医疗卫生行政体系加速完善亦有抗战因素的显见影响。时人注意到，战时卫生计划在西北的加速实施，促动国民政府为加强卫生建设而于 1939 年设西北卫生专员办事处。有人提出，促动西北卫生建设当以经费补助为首端，并辅以卫生行政组织体系完善，以及确立七项中心卫生工作和医疗卫生建设标准。② 西北各省卫生处及下辖卫生机构组建工作亦在 20 世纪 30 年代迎来加速发展。此期间，全国经济委员会裁撤（1939 年 5 月）曾导致西北卫生建设经费剧降。然"以西北省份较为辽远，非派专员随时作技术上之指导协助不可"，③ 国民政府遂设西北卫生专员办事处。办事处设在西安，后迁至兰州，设办公室、总务科、训导科、材料科、检验科、环境卫生科及视察室、会计室等。西北卫生专员办事处又组织 12 支卫生队在陕、豫、绥、宁、青等地开展卫生及战事救护工作。

关键者，西北卫生专员办事处通过经费、人员等支持，助推西北各省卫生行政机构建立及工作开展。"战时西北卫生计划"实施后，办事处每月向陕西卫生处拨款法币 2 万元。时人注意到，陕西省卫生处推动各县筹

---

① 见金宝善《进展中之边疆卫生》，《边政公论》第 5、6 期合刊，1942 年；《新疆卫生近况》，《卫生通讯》第 8 期，1947 年，第 10 页；《陕西省各项卫生设施概况表》，《陕西省统计资料汇刊》第 3 期，1942 年，第 300—301 页；邓铁涛主编《中国防疫史》，第 327 页。

② 赵兴让：《西北卫生事业近况》，《战时医政》1939 年第 11 期，第 14—15 页。

③ 金宝善：《进展中之边疆卫生》，《边政公论》第 5、6 期合刊，1942 年。

办县立医院或卫生院，"冀以配合新县制之实施，兼为奠定公医制度之基础"。类似者，宁夏亦在此时期加快增设县立卫生院，"以资树立本省基层卫生行政机构，而符新县制之规定"。① 西北基层卫生院建设力求与新县制建设推进相契合表明，近代医疗防疫、公共卫生制度实施与国家作用发挥密切相关。类同陕西，甘、宁、青之卫生实验处皆因中央协款停拨而难开展工作，西北卫生专员办事处遂按月向三省拨付款项 2 万元（甘）和 1 万元（宁、青）。西北卫生专员办事处协助三省分别于 1939 年 8 月、1941 年 1 月、1941 年 3 月成立直属省府的卫生处，"以分别担任卫生行政、医学教育、预防医疗及制造研究等工作，对于各县卫生院所，亦积极筹备"。② 另外，新疆卫生处虽设置较晚，但其卫生行政建设在全面抗战爆发后亦有发展，经费增加。1944 年 9 月经卫生署协助而成立卫生处后，新疆卫生处获财政经费从 1943 年新币 200 万元增至新币 600 余万元。③

三 防疫法规体系草创

近代防疫政策法规颁行与医疗卫生行政机构创建伴生。西北各省防疫机构建设、政策法规颁行主要是国家自上而下的推动，并依赖国家为其提供基本知识、制度支撑。需说明者，类同近代医疗卫生行政机构创设，笔者目下眼界所及，近代西北除少量地方防疫法规颁布的记载，仍主要施行国家防疫法规。

（一）国家防疫法规支撑西北防疫法规体系

国家建设医疗卫生机构和颁布卫生法规以推动防疫，是近代卫生防疫救灾区别于传统防疫和荒政的关键标志，更是近代西北瘟疫防治广义制度环境建设的关键支撑。执行国家防疫法规亦成为近代西北瘟疫防治的基本操作。

晚清新政，京津（大沽口）、营口等防疫实践和东北鼠疫防治使清政府加速推动卫生检验、防疫立法，如陈邦贤先生等即认为近代中国防疫始

---

① 宁夏省政府秘书处编《十年来宁夏省政述要·卫生篇》，宁夏省政府印，1942，第 35 页。
② 姚寻源：《甘肃卫生概况》，《新甘肃》第 1 期，1947 年，第 11 页。
③ 牛桂晓：《边疆·卫生·抗战：全面抗战时期西北地区卫生建设述论》，《日本侵华南京大屠杀研究》2019 年第 1 期，第 100—110 页。

于东北鼠疫防治。① 清政府接连颁布《大沽查船验疫章程》《天津口防护病症章程》《查验营口鼠瘟铁路沿线设立医院防疫章程》等，以此为始，此类法令已分涉检验、检疫和卫生预防诸方面。据《大公报》报道，《军人检疫、防疫施行细则》、（江苏）《防疫章程十六条》、《军队防疫简章》、《中日合订水上防疫章程》相继颁布。又据《盛京时报》报道，《京师防疫罚则九条》《京奉火车防疫章程》《乘车工人一体留验告示及章程》《新订屠兽场宰杀章程》《安东海关取缔船舶规则》亦相继推行。综上可视为防疫摆脱"地方性知识"而转向现代化科学规范的标志之一。

步入民国，防疫法令法规制定的系统性、规范性较晚清提高，关涉领域更加细化，② 法定传染病报告、流行病学调查及防治操作流程等多依照法令法规施行。一些重大防疫法令法规（如《传染病预防条例》《传染病防治条例》《防疫人员奖惩及恤金条例》等）对促动构建相对完整的卫生防疫体系有积极作用。

具体而论，1913 年 12 月，北京国民政府修订后颁布的《陆军传染病预防规则》《陆军传染病预防消毒方法》提出，需在及时报告霍乱、赤痢、肠之扶斯（伤寒）、天然痘（天花）、发疹窒扶斯（发疹伤寒）、黄热病、猩红热、白喉、百斯笃（鼠疫）等疫病后，将病患隔离，开展卫生消毒、细菌消杀，设置专门（瘟疫）医院。1916 年 3 月，北京国民政府颁布《传染病预防条例》，除将前述烈性传染病及内务部临时指定突发或新型疫病皆列为法定报告传染病外，更提出瘟疫防治应早发现、早处置、早隔离，明确疫情报告和治疗中机构、人员的操作程序、责任。此条例对地方政府

① 陈邦贤：《中国医学史》，第 217 页；李玉尚：《近代中国的鼠疫应对机制——以云南、广东和福建为例》，《历史研究》2002 年第 1 期。

② 按，南京临时政府和北京国民政府颁布的一系列医疗卫生、防疫法令法规虽未实行或施行效果不昌，仍可视为其时中国新卫生和防疫理念、知识传播，以及新技术、新制度引介与创建之折射。蔡鸿源主编《中华民国法规集成》即编录民初和北京国民政府时期颁布的数十条医疗卫生、防疫法令法规。在此列举关涉防疫之主要者：《传染病预防规则》《大总统咨参议院请议决内务部呈暂行传染病预防法草案文》《内务部卫生司暂行职掌规则》《卫生陈列所章程》《管理药商章程》《检疫委员设置规则》《交通部防疫事务处章程》《防疫人员奖惩及恤金条例》《中央卫生会组织章程》等（分见蔡鸿源主编《中华民国法规集成》第 5、11、12、17、18、20、26、29 册，黄山书社，1999）。

防疫经费来源和保障初步提出规范性要求，规定经费不足应由国库支出。[①]
1917—1918 年晋绥鼠疫波及陕、甘、宁诸省，促动北京国民政府颁布《京
汉铁路检疫暂行细则》。[②] 此细则强调"专人负责、严防死守、实施预警，
力争早发现、早处置"等原则，对近代交通条件下阻断瘟疫传播提供了基
础而规范的措施指引。前此原则之细化措施包括：检验、检疫商货和旅
客，公共设施卫生消毒，医院和巡警等机构、组织协作防疫，及时送病患
在专门医院隔离治疗，等等。1932 年陕甘霍乱防治即与此类似。

南京国民政府时期，卫生防疫法令法规相对更系统、完善。当注意
者，此时期，防疫法令法规更强调瘟疫防治，突出"预警""预防"，更具
体地界定行政机构、重点部门和领域的防疫规范、操作流程，突出民众卫
生防疫意识、习惯养成教育。[③] 涵盖西北，此类法令颁布使瘟疫防治依赖
现代科层化官僚体系技术性操作的特征更加突出。如《县长须知》《现任
县公安局长训练章程》一类训令对行政部门防治瘟疫应如何作为做出相应
规范。此类法令涉及"公共卫生""卫生宣传""预防瘟疫""监验医药"
"整理医院"等方面，它还将"卫生警察须知"确定为县公安局长必须执
行内容，且涉及"卫生检疫""瘟疫防治""染病救急疗法""饮食检查"
"交通卫生""建筑卫生""家畜卫生"等事项。[④] 同时，国民政府颁布卫
生防疫法令法规强调对重点部门、行业、领域、人群的防疫。如 1930 年、
1934 年国民政府相继颁布有关学校卫生课程设置的要求：促进学生理解卫
生防疫意义，识别霍乱、天花、白喉、痢疾、伤寒、猩红热等疾病的诱因
和症候，"以期由个人之努力，促成家庭、学校、社会之环境健康"；学校
卫生课程教学大纲应涵盖"健康促进、疾病认识及预防、学校环境卫生、

---

① 见蔡鸿源主编《中华民国法规集成》第 20 册，第 34—39、40—45、23—28 页。
② 蔡鸿源主编《中华民国法规集成》第 26 册，第 186—188 页。
③ 按，南京国民政府时期，国家颁布的卫生防疫法令法规相对更完善、系统，尤其突出重
点行业、部门、领域及民众卫生防疫教育等。其要者如：《种痘条例》（1928 年 8 月、1944
年 3 月）、《屠宰场规则施行细则》、《饮食制造场所卫生管理规则》、《工厂安全及卫生检
查细则》、《铁路防疫章程》、《公路卫生设施大纲》、《海港检疫章程》、《教育部中小学卫
生教育设计委员会章程》、《师范学校卫生课程标准》等（分见蔡鸿源主编《中华民国法
规集成》第 40、55、58、62 册）。
④ 见蔡鸿源主编《中华民国法规集成》第 39 册，第 111—112、126 页。

乡村环境卫生及健康教育"。其中乡村环境卫生及健康教育被列为关键内容，至少在理论上表现出对乡村防疫的重视。①

需指出，除执行国家防疫法规外，因应国家防疫法规实施，西北各省颁布了一些地方卫生防疫法规，亦有助于国家防疫法规体系整体的实施和完善。笔者眼界所及，陕西属西北颁布地方医药卫生法规较多者，1938—1945 年，陕西相继颁布涉及医事（政）、医药管理的系列法规。例如，1938 年的《陕西省卫生处中医审查委员会组织章程》，1939 年的《药师注册规则》《陕西省卫生处办理医师注册规则》《陕西省卫生处办理医药团体注册规则》《陕西省卫生处医院注册规则》，1941 年的《陕西省中医注册暂行规则》《县卫生院管理全县医药事项暂行办法》，1943 年的《传染病报告办法》，1945 年的《陕西省卫生处管理医药广告规则》《陕西省药商检查规则》《陕西省药摊管理规则》，等等。②

陕西省颁布的医事（政）、医药管理法规显示，除执行国家法令、组织机构章程，地方法规显见地受现代公共卫生理念影响而意图规范医事（政）、医政管理和初有发展的医疗、医药市场秩序。如就防疫和卫生医疗秩序规范论，《陕西省卫生处管理医药广告规则》规定，医药广告不得虚文夸饰，团体或个人需经卫生处审核加盖验讫戳后方能刊登医药广告。又如，《陕西省药商检查规则》《陕西省药摊管理规则》规定，药商需将已存或新售药品分类记载并按月造册备查，县市府卫生人员发现售卖变质或劣质、成分不足药品应封存，并在主管机关查实后进行没收或销毁；卫生人员舞弊徇私或收受贿赂需担渎职之刑事责任。③

注重预防和重视公共环境卫生的思想观念，在制定西北地方卫生防疫法规时亦得到重视和贯彻。这与中国传统防疫思想、举措有理念相通之处，也可将其视为"传统"在近代发生的新转化。但是，区别于传统防疫多注重生活环境卫生建设，其更多是受现代公共卫生观念和法治观念影响试图经由国家法令实施而加强生活、生产和公共场所所涉公共环境卫生建设，同时据此规范普通民众和特定生产者或消费者的公共卫生行为，

---

① 见蔡鸿源主编《中华民国法规集成》第 58 册，第 270、401—402、490—492 页。
② 转引自陕西省地方志编纂委员会编《陕西省志·卫生志》，第 620—626 页。
③ 见陕西省地方志编纂委员会编《陕西省志·卫生志》，第 625—626 页。

从而形塑近代社会公共卫生观念和秩序。如 1946 年陕西省卫生处颁布《西安市粪便清除办法》；又如，仅 1947—1949 年，甘肃省卫生事务所、兰州市卫生事务所就颁布《甘肃省卫生事务所取缔牛奶户营业暂行规则》《肉铺营业暂行规则》《管理理发业规则》《管理戏院清洁简则》《管理饮食营业规则》《管理澡堂营业规则》《冰类及清凉饮料营业取缔暂行规则》等卫生行政管理条令。即便更边远的新疆，此类事实亦在发生。如 1911 年新疆颁布《省城管理街道规则》，此或是近代新疆公共卫生建设史上首部专论环境卫生的法令。1937 年 11 月 9 日，新疆农矿厅又颁行《迪化屠宰场屠畜检查员检查规则》。

（二）国家防疫卫生法规在西北施行

综上法令法规或章程所定内容，是西北瘟疫防治应遵循基本规范，构成近代西北瘟疫防治广义制度环境。近代西北防疫法令法规实施仍主要以执行国家卫生防疫法令法规为主。

一方面，西北五省建立医疗卫生和防疫机构是前述法规法令体系及其对应的现代科层化卫生技术部门和官僚体系在西北的实践和拓展。此类机构设置乃至由此而成的广义权力秩序建构亦需依法令而行——陕、甘、宁、青、新先后颁布卫生行政机构组织条例和法则。如陕西省卫生处设处长、副处长各 1 人，秘书 1—2 人，科长 3 人，科员 5—10 人，技正、技士、技佐、卫生稽查等分别为 2—4、3—6、5—8、3—6 人，秘书科、行政总务科、医务保健科、防疫检验科、西医牙医审查委员会、营养改进委员会、卫生教育委员会的设置、职责规定，皆需依照相关法令要求和《陕西省卫生处组织规则》落实。① 西北其余诸省此类机构（含市、县级）的人员编制、科室设置与陕西类似。人员构成简单的机构，尤其是县级医院或卫生院的技术人员构成，更能反映出此类机构在近代西北草创之情形（表4-3、4）。

_____

① 《陕西省卫生处组织规则》《修正陕西省卫生处组织规则》，1941 年 12 月，陕西省档案馆藏。

表 4-3　甘肃、青海、宁夏三省省卫生处人员构成简计

单位：人

省别	处长	副处长	秘书	科长	科员	技士	技正	技佐	卫生稽查	办事员
甘肃	1	1	2	3	10	6	4	8	4	15
青海	1	1	1	3	9	3	2	7	3	11
宁夏	1	1	1	3	5	3	2	5	3	9

资料来源：本表数据系由甘肃、青海、宁夏三省省卫生处相关人员名册表统计而得。请见《青海卫生处审查合格人员调查表》《青海省卫生处未送审人员调查表》《甘肃省卫生处人员名册》《宁夏卫生（实验）处人员名册》，甘肃省档案馆藏，1947 年 3 月 17 日，015-003-0430-0014。

表 4-4　甘肃县级卫生院技术人员构成简计

单位：人

县别	院长	医师	护士	药剂生/司药	卫生稽查	卫生员	接生员/助产士
平凉	1	2	2	1	1	1	1
酒泉	1	1	1	1	1	1	1
天水	1	1	1	1	1	1	1
临洮	1	1	1	1	1	1	1
庆阳	1	–	2	1	–	1	–
张掖	1	1	1	1	–	2	1
武威	1	–	2	1	1	1	1
成县	1	1	–	1	–	–	2
玉门	1	–	1	1	–	1	1
岷县	1	1	1	–	–	1	1
临夏	1	1	1	1	–	1	1
徽县	1	–	1	1	1	–	2
泾川	1	–	1	1	–	2	2
秦安	1	–	1	1	–	1	1
皋兰	1	–	1	1	–	1	1
山丹	1	–	–	1	–	1	2
民乐	1	–	–	1	–	–	2
敦煌	1	–	1	–	–	–	1
靖远	1	–	–	1	–	1	1
卓尼	1	–	–	1	–	–	–
武都	1	–	–	1	–	1	1

续表

县别	院长	医师	护士	药剂生/司药	卫生稽查	卫生员	接生员/助产士
文县	1	–	–	1	–	1	–
礼县	1	–	–	1	–	1	–
鼎新	1	–	–	–	–	–	1
临泽	1	–	1	1	–	1	1
民勤	1	–	1	1	–	1	1
西吉	1	–	–	1	–	1	–
安西	1	–	1	–	–	1	–
榆中	1	–	–	1	–	1	1
通渭	1	–	1	1	–	–	1
永登	1	–	1	1	1	–	–
定西	1	–	1	–	–	1	1

资料来源：《甘肃省卫生处省办卫生院技术人员生活补助费名册》，甘肃省档案馆藏，004-006-0430-0009。

另一方面，西北防疫操作流程依照国家法令法规执行，包括发现并报告疫情，流行病学调查，病患隔离、卫生消毒及卫生知识宣传，等等。以1942年兰州市夏季防疫工作为据，是年，兰州市夏季防疫工作的经费支持、法令依据、知识指引、流程执行等，是"按照上年成例，依据卫生署规定会同本市有关各机关，组织兰州市夏令防疫委员会"，是次防疫工作目标之一是当年7月1日至8月15日"预计注射二万人，必要时延长"，"由卫生事务所联合警察局、市党部、青年团、抗敌后援会、民众教育馆、新生活运动促进会、军警督察处、妇女工作委员会、卫生署西北卫生干部人员训练所及宪兵营等机关，组织兰州市防疫委员会"开展。① 此次防疫操作主要内容包括：

　　预防霍乱注射——……除规定卫生事务所门诊部及省立医院门诊

---

① 见甘肃省卫生事务所《关于上报兰州市夏季传染病防疫实施承办人法给兰州市政府的呈文及防疫工作实施办法一份》，1942年7月8日，甘肃省档案馆藏，059-009-0045-0001。

部随时施行免费注射外，并组织巡回注射队挨户注射，另设固定注射站位，以便民众自动前往注射。

病人报告与调查——由卫生事务所通知本市各医院诊所，凡遇有霍乱病人应立即报告。卫生事务所接到上列报告时立即派员前往病家调查。……除将病人转送省立医院隔离医治并予其住处予以消毒外，邻居需施行强迫预防注射。

环境卫生工作（检疫工作）：1. 饮水消毒——查本市民众饮水来源多为黄河水……拟于黄河常担水处设立固定饮水消毒站……由卫生稽查督导。凡拉取河水均加漂白粉溶液予以消毒。2. 厕所消毒——雇佣厕所消毒伕二人……前往市内各公共厕所用漂白粉、石灰施行消毒。私人厕所请由警察局通知各住户自行消毒。3. 饮食商贩管理——……其无法改善零售之生冷物品，呈请市府布告禁止售卖。由警察局派定警士六人予以训练。组织卫生警士队与本所卫生稽查共同负责，担任管理取缔工作。

宣传工作：1. 订期举行卫生运动——传染病之流行固由于环境卫生设施之良莠不齐，而民众不知如何预防实为一重要原因……拟订期举行卫生运动宣传周……供民众明了疾病预防之重要……2. 宣传方法：（一）文字宣传——编印传单，绘制标语图画分发张贴，并制幻灯片，由各影院放映等。（二）口头宣传——举凡卫生事务所工作人员于工作时随时讲述预防传染病之方法，并在广播电台广播。[①]

另外，甘肃省卫生实验所、兰州市卫生局需按要求向卫生署报送"工作报表"，以 1943 年为例，包括：

（一）三十一年度各卫生单位工作年报。

（二）抗战五年来防疫工作总报告。注重：（1）组织，（2）人员，（3）经费，（4）各种防治工作统计数字，（5）流行较为严重之

[①] 见甘肃省卫生事务所《关于上报兰州市夏季传染病防疫实施承办人法给兰州市政府的呈文及防疫工作实施办法一份》，1942 年 7 月 8 日，甘肃省档案馆藏，059-009-0045-0001。

疫病并应另行编制报告详细叙述其流行及防治经过及研究事项……

（三）抗战五年来各省市十一种传染病按县市别、月份、患病及死亡人数分类统计表。

（四）三十一年度各省卫生实验所工作报告。注重：（1）生物制品历年产量统计，（2）各种检验工作统计。

（五）三十一年度各省传染病院工作报告。注重：（1）各种传染病收治人数及结果，（2）检验工作统计。

（六）三十三年度防疫工作计划及设施。

（七）各种有关防疫之法规及其他刊物。[1]

1943 年 4 月甘肃省卫生实验所奉令要求兰州市卫生局局长赴重庆参加卫生署防疫会议。各地方应依卫生署所列是次会议提纲检查各自辖区防疫工作：

一、地方卫生机关应有之防疫设施如何规定

二、战时军民防疫工作之联席应如何推进

三、中央与地方及邻省间之防疫工作应如何划分联系

四、生物学制品之管理与统筹应如何办理

五、疫情报告办法应如何改进

六、检疫工作应如何改进

七、灭虫工作应如何推动

八、省卫生实验所及省传染病医院业务范围应如何规定及推进

九、防疫人员之训练应如何统筹办理

十、特殊流行性传染病之管制应如何切实推动

（一）天花，（二）霍乱，（三）鼠疫，（四）其他

十一、敌人施用细菌战术应如何严密防范[2]

---

① 《关于卫生人员参加防疫会议给兰州市政府的代电及附件》，1943 年 4 月 9 日，甘肃省档案馆藏，059-009-0045-0018。

② 《关于卫生人员参加防疫会议给兰州市政府的代电及附件》，1943 年 4 月 9 日，甘肃省档案馆藏，059-009-0045-0018。

综上说明，西北防疫依照国家法令法规确定流程进行，且依赖科层化官僚体制运行。日常性防疫工作亦是按国家卫生防疫法令法规确定操作流程推进。如1943年兰州市庙摊街和盐场堡的白喉、天花、伤寒防治工作档案记载，兰州市卫生事务所将是次疫情防治缘由、经过向市政府报告，做病患情况统计，依照法令法规要求呈报如下：

> 查本市河北庙摊街王家沟居民王秃子等家发现白喉……奉卫生处令，径交本所速办等由，遵即派医师田家昌前往调查……经河北医院贾大夫注射白喉血清（5000单位）及樟脑溶液一支，未愈病故，其女孩年三岁……嘱令前往医院诊疗外，复于王秃子住宅附近十余家挨户访问……查时届春令白喉一症……本所理应前往该地普遍预防。唯因药品告罄……除派员再行前往，晓谕居民，倘发现喉痛发烧之症状，即令就医诊疗并一面将经过情形报请卫生处备查……①

> 警察局报告盐场堡一带发现天花伤寒……遵即派员携带药品前往调查防治……该处所发现者均系麻疹并非天花伤寒……宣传关于麻疹之预防及护理事项，并予以对症治疗外，同时并为该堡点种牛痘一百零八人。②

传染病人报告表③

民国32年3月份自／　至3月4日

患者姓名	性别	年龄	职业	诊断	发病地址	发病日期	诊治结果	备考
魏建业	男	41	农	麻疹	盐场堡西城巷21号	12.25	愈	

---

① 兰州市卫生事务所：《关于上报庙摊街发现传染病白喉给兰州市政府的呈文》，1943年5月9日，甘肃省档案馆藏，059-009-0044-0002。

② 《关于审查防疫工作总结报告给兰州市政府的呈文》，1943年3月12日，甘肃省档案馆藏，059-009-0045-0016。

③ 《关于审查防疫工作总结报告给兰州市政府的呈文》，1943年3月12日，甘肃省档案馆藏，059-009-0045-0016。

续表

患者姓名	性别	年龄	职业	诊断	发病地址	发病日期	诊治结果	备考
魏保仁	男	15	工	麻疹	盐场堡西城巷 21 号	11.10	愈	
魏园儿	女	16		麻疹	盐场堡西城巷 21 号	1.5	愈	
魏葛氏	女	47		麻疹	盐场堡西城巷 21 号	1.30	死亡	并发肺炎
牛玲	男	22		天花	省政府合作社	1.27	死亡	调查时患者已死亡，亡标号症状似天花
王何银儿	男	2		麻疹	盐场堡西城巷 17 号	3.1	治疗中	
王茂中	男	1		麻疹	盐场堡西城巷 8 号	3.7	治疗中	
王玉恒	女	5		麻疹	盐场堡中城巷 4 号	2.16	治疗中	
王银姐	女	2		麻疹	盐场堡中城巷 4 号	2.16	死亡	并发肺炎
何求	男	2		麻疹	盐场堡中城巷 4 号	2.16	死亡	并发肺炎
张徐信	女	3		麻疹	盐场堡中城巷 4 号	3.6	治疗中	

除此之外，西北各省防治兽疫亦是按国家卫生防疫法令法规确定操作流程进行。例如，1942 年兰州市各牛奶场发生牛瘟，兰州市卫生事务所向兰州市政府、甘肃省卫生处报告：

即派员分驻各场详加调查。据复：……惟以本所缺乏兽医专门人材，无法判定系何病症，除洽请兽疫防治处派员防治外，谨检同调查表一份，备文呈请鉴核。[1]

兰州市政府批复：

除函请兽疫防治处派员协助该所防治外，仰速派员前往该处接洽

---

[1] 兰州市卫生事务所：《关于派人调查牛瘟给兰州市政府的呈文》，1942 年 1 月 5 日，甘肃省档案馆藏，059-009-0045-0007。另，同类案例亦见《关于审核牛瘟调查表给兰州市卫生事务所的指令》，1943 年 1 月 12 日，甘肃省档案馆藏，059-009-0045-0010；《关于牛瘟已止需加防范给兰州市卫生事务所的指令》，1943 年 1 月 12 日，甘肃省档案馆藏，059-009-0045-0011；《关于审核牛瘟调查表给兰州市卫生事务所的指令》，1943 年 2 月 16 日，甘肃省档案馆藏，059-009-0045-0015。

设法防治，并将防治经过情形随时呈报备查为要。①

又如，兰州市卫生事务所向农林部西北兽疫防治处求助：

> 案据本市卫生事务所……据报称各牛乳场发现牛瘟……惟该所缺乏兽疫专门人材，无法防治，除令饬商请派员前往办理。贵处洽商设法防治外，相应检送调查表一份函请查照。②

西北兽疫防治处转而函复甘肃省卫生处：

> 贵处……已拟制注射办法。凡距市区附近各界如发现牛瘟时，均未牵牛至本处门诊部诊治，并于上年十二月三十日开始，至甘肃民国日报通告周知。③

第四节　近代西北医院与医学教育的草创

建立医院和开展医学教育是现代防疫和公共卫生体系的关键支撑。传教士的"兴医辅教"和国家推动现代医疗卫生建设——以南京国民政府时期为要——于西北瘟疫防治有重要作用。类同医政和防疫法规建设，西北前述事业兴办反映出社会变迁的一些趋势，但实效不可高估——本书将其定位为"草创"。

一　传教医疗活动与西北医院、医学教育起步

现代医学进入西北较东南晚。1881 年《中俄伊犁条约》签订后，乌鲁

---

① 兰州市政府：《关于审核牛瘟调查表给兰州市卫生事务所的指令》，1942 年 1 月 6 日，甘肃省档案馆藏，059-009-0045-0009。
② 兰州市卫生事务所：《关于发现牛瘟请派员协助防治的公函》，1942 年 1 月 6 日，甘肃省档案馆藏，059-009-0045-0008。
③ 西北兽疫防治处：《为函复牛奶场牛瘟请转知本处通告办法给甘卫生处的函》，1942 年 1 月 4 日，甘肃省档案馆藏，030-002-0122-0025。

木齐被迫开埠通商，英、俄驻乌鲁木齐领事馆内设医生为领馆人员治病。1904 年，沙俄驻乌鲁木齐领事馆内又增设医生一名。[①] 俄国十月革命后，"白俄别达申科（别达申阔）等在迪化开设西医诊所"，[②] 乌鲁木齐始有西医诊所。

此外，传教士"兴医辅教"也促进了近代西方医学、医院在西北兴办。传教士进入西北可大致分为咸同之前的始兴，经清朝中后期（尤其咸同之后）至民国的高潮，以及后期退出西北三个阶段。至元十一年（1274），马可·波罗游历至甘肃甘州，言此地"城中有壮丽的教堂上所"，[③] 说明近代之前较早时期已有传教士来到西北。总体而论，咸同之前传教士在西北进行医学传播的规模、程度有限。

有研究以为，传教士在西北初具规模地传播医学及开办西医诊所、创设医院是在清光绪朝末期。传教士在陕、甘的传教医疗活动或始于 19 世纪末十年，较其在青、宁、新要早。[④] 还有研究认为，18 世纪初至 19 世纪七八十年代，传教活动已涉甘肃兰州、青海西宁、新疆之绥定和乌鲁木齐等地。[⑤] 综上，从咸同至 20 世纪初，是传教士在西北推进西医传播真正展开的时期。

表 4-2 显示，近代西北传教医疗活动及其人员配备和机构设置，较东南社会数量少、覆盖面小。往后，截至 1920 年，全国 326 所教会医院，闽、粤、鲁三省分别占 31、27、20 所，而西北之陕、甘二省各仅 2 所。326 所教会医院病床 16737 张，陕、甘仅分别有 114、220 张。闽省每所教

① 〔俄〕尼·维·鲍戈亚夫连斯基：《长城外的中国西部地区》，新疆大学外语系俄语教研室译，商务印书馆，1980，第 254 页。

② 乌鲁木齐文史资料研究委员会：《乌鲁木齐文史资料》第 6 辑，新疆青年出版社，1984，第 86 页。

③ 师彦灵：《西方传教士在甘肃的活动》，《丝绸之路》1999 年第 1 期，第 101 页。

④ 尚季芳：《亦有仁义：近代西方传教士来华与西北地区的医疗卫生事业》，《西北师大学报》2011 年第 3 期。

⑤ 王树楠等纂《新疆图志·交涉四》，博爱印书局，1923，第 12 页；青海省地方志编纂委员会编《青海省志·宗教志》，西安出版社，2000，第 390 页；周振鹤：《青海》，商务印书馆，1938，第 186—187 页；马明忠：《早期进入青海的天主教传教士考述》，《青海社会科学》2009 年第 6 期；师彦灵：《西方传教士在甘肃的活动》，《丝绸之路》1999 年第 1 期；木拉提·黑尼亚提：《传教士与近代新疆社会》，《世界宗教研究》2005 年第 1 期；魏长洪：《近代西方传教士在新疆》，《新疆大学学报》1989 年第 3 期。

会医院负责教区面积为 1130 平方英里，每百万人口有洋医 2.4 人；甘肃教会医院负责教区面积则为 37645 平方英里，每 300—400 万人口有洋医 1人。闽省教会医院医生平均负责住院病床数 59 张，甘肃教会医院则为 110张。甘肃教会医院医生是此一时期全国教会医院医生中负担最重者。[1] 传教医疗活动及其创设的医疗机构，有助于现代医学在西北地区的接受，亦有助于其参与防疫和公共卫生建设。现择其要者概述如下（表 4-5）。

表 4-5　近代西北外国教会兴办医院简计

省别	外国教会创办医院	备注
陕西	（英国浸礼会）西安广仁医院（含三原分院）、大荔广慈医院、周至广济医院、宝鸡本笃医院、南郑天主堂医院、安康天主堂医院	全省各传教堂区皆开设有西医诊所
甘肃	（基督教内地会）兰州博德恩医院、（德国圣言会）兰州公教医院、（美国安息日会）西北疗养院	全省公教诊所约 38 个
青海	（基督教内地会）化隆圣光医院、天主教西宁公教医院	基督教内地会在西宁、贵德设有诊所。另天主教教会在大通、乐都设诊所
宁夏		教会在宁夏创办的中大型医院鲜见记载。有天主教圣母圣心会比利时、荷兰籍传教士在银川、中宁等地设诊所。"凡住有神父、修女的教堂都设立了门诊所施药看病。"
新疆		基督教内地会和瑞典宣教会在喀什噶尔、莎车、韩城和英吉沙建有诊所

资料来源：参见马毓《青海基督教简介》，《青海文史资料选辑》第 10 辑，1982；王册《天主教在青海的传播与发展》，《青海文史资料选辑》第 10 辑；何兆国《天主教在宁夏的传播与发展》，《银川文史资料》第 1 辑，1983；刘静山《银川市天主教简史》，《银川文史资料》第 4 辑，2001；刘静山《天主教传入中宁》，《宁夏文史资料》第 25 辑，2001；中华续行委办会调查特委会编《中华归主：中国基督教事业统计（1901—1920）》，第 552 页；王雪《基督教与陕西》，中国社会科学出版社，2007，第 291 页；尚季芳《亦有仁义：近代西方传教士来华与西北地区的医疗卫生事业》，《西北师大学报》2011 年第 3 期。

此类教会医院或诊所，规模大者如兰州博德恩医院，系基督教内地会受企业家博德恩临终嘱托创办。医院占地 30 余亩，病房 150 余间，"分男

---

[1]　见中华续行委办会调查特委会编《中华归主：中国基督教事业统计（1901—1920）》，第260、448、532、623 页。

女医院、麻风院、及肺痨院等，组织既称完善"，[①] 此或是兰州其时唯一的现代医院，亦是甘肃乃至西北最早的西医医院。规模小者为一两个传教士开设的诊所。如内地会英籍传教士胡立理夫妇在西宁开设诊所；[②] 银川、中宁圣母圣心会开设的诊所均由几位修女主持；[③] 在新疆，内地会英籍传教士胡进洁、马慕杰、奚伯鼎于 1906 年在乌鲁木齐福音堂内设诊所；郎道尼兹牧师在疆亦多有治疗病患之善举。[④]

传教士也会参与西北地区的瘟疫防治，甚至有人因之殒身。例如，1929—1931 年传教士贝尔彻夫妇在武威防治瘟疫染斑疹伤寒而亡；[⑤] 传教士李春雷夫妇在宁夏中卫为旱灾饥民施诊治病，染伤寒而亡。[⑥] 1931 年甘肃陇西康家湾村鼠疫暴发，窦神父与医生吴宝绮及学徒王大卫赴疫区治疗病患，染鼠疫而亡。[⑦] 又如 1936 年和 1940 年，宁夏中卫、吴忠白喉疫情两度暴发，传教士明基以"德国的'606'、比斯米特、伤寒疫苗和以后进口的盘尼西林、磺胺类等药品，治好不少的病症，如麻疹、天花、伤寒、白喉等"。[⑧] 另外，传教士在陕南宁羌县燕子砭镇创办专治麻风病的"癞病院"，为陕西近代史上第一所地方病医院。[⑨]

传教医疗活动在客观上对现代医疗、防疫理念在西北"生根"，以及现代医学教育开展和人才培养有促进之功。显见者，先进的医疗技术、器械以及受过较好医学训练的医护人员被引入，带动了西北本土西医人才与技术的培育。如前论兰州博德恩医院，在其存续期间，现代医学知识体系和病患治疗的组织、管理理念被嵌入相对封闭的西北地区。创立于 1924 年

---

① 林鹏侠：《西北行》，甘肃人民出版社，2002，第 49 页。

② 马毓：《青海基督教简介》，《青海文史资料选辑》第 10 辑，第 115—116 页。

③ 刘静山：《银川市天主教简史》，《银川文史资料》第 4 辑，第 119—120 页；刘静山：《天主教传入中宁》，《宁夏文史资料》第 25 辑，第 236—242 页。

④ 见《乌鲁木齐文史资料》第 6 辑，第 63—64 页。

⑤ 〔瑞典〕斯文·赫定：《丝绸之路》，江红、李佩娟译，新疆人民出版社，1997，第 251 页。

⑥ 牛星奎、王国保：《宁夏各县基督教会概况·中卫县教会简史》，《银川文史资料》第 3 辑，1983，第 115 页。

⑦ 贾垚：《陇西县康家湾鼠疫流行始末》，《陇西文史资料选辑》第 1 辑，1995，第 130 页。

⑧ 刘静山：《天主教传入中宁》，《宁夏文史资料》第 25 辑，第 241—242 页。

⑨ 宋文富主编《宁强县志》，陕西师范大学出版社，1995，第 481 页。

的天水天主教公教医院在天水开西医西药治病风气之先。① 斯时，该医院门诊接待量年均 28000—30000 人次，住院病患 300 人次。② 天水天主教公教医院还参与天水及其附近地区的防疫注射、学生体检等工作。③ 另有英籍传教士贾立克在青海化隆创设圣光医院，日接待病患约 250 人，培养出星占诚、石生贵、星启光等六名西医。④ 比利时籍神父在银川创设天主教医院，培养出张明哲、任子仪、王秀清等西医，后他们又各自开设西医诊所。⑤ 在新疆莎车、喀什，瑞典教会将当地招收的 30 余人培训成西医。⑥

可申论者，医院创设和西医知识理念传播共同助力近代西北社会变迁，此亦具有思想史意义。近代医院科室设置和人员配备迥异于传统中医，它是现代医学知识、观念的实践。医院这一全新社会组织形式及内涉的医疗、防疫等公共卫生理念嵌入闭塞西北，是近代西北从被动接受转向主动学习并逐步创建现代公共卫生体系的参照。此间，国家仍发挥主导作用，医政机构创设并执掌医学堂之设置考核、医生执业考核及签照，管理道路清洁、检疫，还负责规划和审定卫生、保健章程，此是现代国家之权力触角渗入社会各领域并据此推动社会结构重塑而告别"传统"——或是"传统"面对现代化之挑战而主动求变——的现代性实践在公共卫生领域的展现，亦伴随"文化论争"、"文化自觉"与"文化重建"。

维新时期，光绪推广涵盖西医的新学"诏令"在陕西蓝田官员中造成恐慌，"因为他们曾以各种方式反对新学"，如有守旧官员认为"外洋撰写任何作品皆会语言错误甚多且不会教人知识，因而生厌"。但他们又必须遵循旨意，这反映出"人们在接受谈论甚多的'教育觉醒'时的情绪"。⑦然西风东渐日烈，西北一些官员对现代医学与防疫治病的认识渐生改变。如 1932 年陕甘霍乱暴发，陕西省省长杨虎城及一众开明官员推动成立陕西

---

① 赵经农：《天主教天水教区概况》，《天水文史资料》第 1 辑，1986，第 9—10 页。
② 尚季芳：《亦有仁义：近代西方传教士来华与西北地区的医疗卫生事业》，《西北师大学报》2011 年第 3 期。
③ 卫志：《解放前天水的教会医院及诊所》，《天水文史资料》第 5 辑，1991，第 176—177 页。
④ 伦泉生：《近百年来的西宁基督教会》，《西宁文史资料》第 1 辑，1988，第 55 页。
⑤ 赵贵春：《宁夏解放前医药卫生概况》，《银川文史资料》第 3 辑，1983，第 147 页。
⑥ 一江：《瑞典传教士在喀什噶尔》，《喀什市文史资料》第 4 辑，1989，第 160—161 页。
⑦ 见〔美〕弗朗西斯·亨利·尼科尔斯《穿越神秘的陕西》，第 106 页。

省防疫处，生产疫苗，组织巡回医疗队，培养防疫医护人员。时贤邵力子慨叹："无恒不可作医，防疫更有甚焉，勿仅谈虎而变色，愿共饵患于未然！利用科学以破迷信，乃知人定可胜天。"①

二　国家推动医院建设和医学教育活动开展

国家推动西北近代防疫、公共卫生建设主要发生在民国时期，以南京国民政府为要。此类举措亦关联西北边疆治理的日渐推进。

（一）公共卫生危机、边疆建设与西北医疗卫生建设

1918年北洋政府内务总长筹设中央防疫处的训令声言，疫病传染危害民生至烈，东西各国皆专设机关随时研究以备无患，属法意美而至堪师尚者。昔年东三省鼠疫和1918年晋绥鼠疫，促使政府思考"惩前毖后亟应筹设中央防疫处，预筹防范。举凡传染病、细菌学之研究，与夫血清疫苗之制造，及一切药品之检定化验等事，均由该处次第举办，以专责成而卫民生云"。② 综上言论表明瘟疫频发的现实促动包括防疫等在内的现代公共卫生建设的开启。

南京国民政府时期，前述困境仍存。除前论中央、省、市县的防疫机构设置，1928年9月南京国民政府颁布《县组织法》，规定县级卫生、防疫由警察局负责；同年颁布的《全国卫生行政系统大纲》要求县设卫生局，然初期地方多难实现要求。1931年12月，《依照各地方情形，设立卫生医疗机关，以为办理医疗救济及县卫生事业之中心案》在第二次全国内政会议上通过。该案要求各省民政厅责成下属县设县立医院，条件不具备者设县卫生专员。1934年4月卫生署通过《县卫生行政法案》，要求县、区、乡村设卫生院、卫生所，规模较大乡村开办卫生分所，规模较小者设卫生员。1937年3月《县卫生行政实施办法纲要》颁行，明定县及以下卫生机构标准。按照法令要求，不论人口多寡，各县县政府设卫生指导员和卫生院；县下总人口数在5万—10万的区、在0.5万—1万的乡镇分别设卫生

① 陕西省地方志编纂委员会编《陕西省志·卫生志》，第33页。
② 《中央防疫处十二周年刊》，中央防疫处，1931，第3页。

所、卫生分所；村则设卫生员。① 此外，卫生署于 1934 年颁行《县立卫生机关补助办法》，明确了对财政困难县设立卫生机关的补助标准。

抗战背景下"建设西北，开发边疆"策略实施后，西北防疫和公共卫生建设遂一度加速发展。此期间，国民政府"西北卫生计划"加速重启。② 如时人所论，抗战坚持唯赖西南、西北开发，"卫生一项尤须配备合宜，以图事功之进展"。③ 抗战尤其是全面抗战爆发后，"同胞之相卒而西迁者，实蕃有徒"，④ 数量达 300 万之众。⑤ 但是，西北本就缺医少药，防疫、卫生建设皆属落后，加之战乱、饥荒、疫病交替侵袭，难民辗转迁徙势必加速疫病传播。如时人注意到：

> 营养不足，或衣食不周而致易感疾病……饮水食品之不洁而致伤寒、霍乱、痢疾传播……虱类丛生而致回归、斑疹、伤寒之流行……蚊噆而致疟疾之传染；复以舟车劳苦，行旅艰难，而伤亡愈多。⑥

因此，医疗卫生设施落后的西北面临更大压力。"民生凋敝，体质衰弱，似此情况，何能谈到肩负抗战使命，达到建国目的？"⑦ 时人呼吁：欲保持西北其时人口不减，唯病者痊愈，无病者增进康健，西迁人口不带疫病蔓延亦不受西北相关病疾侵袭；同时，生殖奖励和优生并重，方可促人口繁衍而优秀。此故，"在人口增殖这个国策上，卫生工作在西北建设上是负荷了最重要的使命"。⑧

西北资源富足堪支撑与外敌斗争，亦可借新疆联络欧亚获得国际物资援助。⑨ 然而，西北乃至边疆"矿产之开发，重工业之举办，均将聚集大

---

① 《县卫生行政实施办法纲要》，卫生署编印，1937。
② 赵兴让：《西北卫生事业近况》，《战时医政》1939 年第 11 期，第 14 页。
③ 武文忠：《西北卫生之回顾与展望（续）》，《西南医学杂志》第 10 期，1943 年，第 27 页。
④ 武文忠：《西北卫生之回顾与展望》，《西南医学杂志》第 9 期，1943 年，第 25 页。
⑤ 张根福：《抗战时期的人口迁移——兼论对西部开发的影响》，光明日报出版社，2006，第 51 页。
⑥ 金宝善：《战时地方卫生行政概要》，中央训练团，1940，第 4 页。
⑦ 刘德绮：《实施边疆各省卫生教育刍议》，《战时医政》1941 年第 6—7 期。
⑧ 刘冠生：《西北卫生建设商榷》，《西南医学杂志》第 10 期，1943 年，第 1 页。
⑨ 顾毓琇：《建设大西北》，《时兆月报》第 5 期，1943 年，第 15 页。

量之劳工，其卫生问题，亦不可不预先筹划"。这是现代经济发展与防疫等卫生建设密切相关的特征在西北地区的展现。如时人注意到，陇海铁路西向入陕，6 万劳工短时间内群集于常住人口仅万余的西北小县城，无栖身屋檐而常街衢露宿，又毫无卫生设备，极易造成疾病蔓延且致劳工工作动摇，甚或引发治安问题。①

防疫、卫生建设在西北民族地区的推进亦如上。西北属多民族聚居区，交通不便而"开发稽迟，地藏未能尽辟"。又时逢灾荒、瘟疫，反动统治造成各族内存间隙而易分畛域。此情势下，国民政府着眼于以防疫和公共卫生建设提升民众体质，既旨在促进地区经济发展，又意欲以之弥合各族。"为免边省少数民族误中他人的毒针，亦应努力边民生计的改善，使汉藏蒙回各族之间不再有畛域之分。"② 政府通过防疫和公共卫生建设——虽仍受国家贫弱影响——将自身触角深入边疆和民族地区，强化中央与边疆民族地区的联系，维护国家主权完整和统一。时人提出，凡边疆医护人员经政治训练，可借为边疆民众治病宣扬"中央德政，联络宗族感情"，并将此作为地方官员"考绩之一"。③ 卫生署署长金宝善认为，此类举措可降低边疆人口疫病死亡率，"借医疗卫生工作之媒介，互相接近，亦得因而彻底消除……民族前途实深利赖"。④

（二）建立地方卫生机构

西北卫生专员办事处在西安、兰州各创设一所"西北医院"；在兰州创办西北卫生干部人员训练所，"以期树立完善之医疗机构"，"造就当地人才而为当地之用"；⑤ 还组建 12 支巡回医疗队。另外，1934 年卫生署在兰州设立西北防疫处专责传染病及寄生虫病研究、调查与防治，兼办兽疫防治。总之，晚清新政以降，尤其在南京国民政府时期，国家在西北较大规模且制度化地建立医院等医疗组织体系并开展医学教育活动。

西北各省专责防疫、卫生建设的机构主要于民国时期建立。涵盖前论

---

① 见《沿公路线设立卫生站之必要及劳工卫生问题》，《中华医学杂志》第 12 期，1938 年。

② 杨劲支：《建设甘青宁三省刍议》，第 1—2 页。

③ 姚寻源：《新疆省卫生事业计划大纲》，《实验卫生季刊》第 3 期，1944 年，第 47 页。

④ 金宝善：《进展中之边疆卫生》，《边政公论》第 5、6 期合刊，1942 年。

⑤ 赵兴让：《西北卫生事业近况》，《战时医政》1939 年第 11 期，第 17 页。

兰州和西安的西北医院、各省立医院及县级卫生院等。各省卫生处成立后其实验处亦因设有医务科、保健科等而渐转型为卫生机构，主要是在抗战时建立。经此，西北省县以医院、卫生所（院）等为支撑的医疗、检疫体系在此时期可谓初成。如 1942 年，陕西建卫生院 54 所；抗战结束时，甘肃除环县、合水外皆建立县卫生院。① 另外，至 1942 年，卫生署和各省卫生处在西北共设置 13 个公路卫生站，② 以加强交通沿线人员、商货疫情防控。各公路卫生站亦开设门诊、药房及卫生防疫检验室，并沿公路合适地点设卫生站分所和巡回卫生医疗队。类同港口检验检疫，公路卫生站肩负疫检责任，兼责方圆 100 公里内卫生防疫。这亦是现代检验检疫观念在西北的实践。如甘肃定西公路卫生站，设甘草店、静宁分站，除在定西及附近设门诊接待病患，也担有此区接种疫苗、卫生保健等职责。③

需指出，防疫和公共卫生建设的推进亦使缺乏基层卫生人员的问题变得突出。为克服此问题，西北各省逐渐加大培训基层医护和医政人员的力度。典型者，西北各省设置卫生助理员、稽查员，多安置在县民政科，且相关人员要接受各省卫生防疫机构举办的培训班的培训。如陕西防疫处举办为期三个月的防疫培训班，其招收的种痘人员、卫生警察、护士等皆系各县选送。一些受训成绩合格者可回县任县民政科卫生助理员。④ 又如，据 1933 年陕省防疫处拟定《督促各县对于卫生行政进行办法暨卫生助理员工作标准概要》要求，"佐理地方卫生行政"、"宣传防疫知识"及"在瘟疫发生时担责防疫"是卫生助理员之主要职责。其工作内容包括：

> 一是调查……传染病状况、城镇卫生状况、乡村卫生状况、地方病户口数。二是宣传……讲演提示可选城乡例会集、学校开会、各村古会时进行……三是治疗……隔离消毒（打预防针）救急处置提示……"此层最要者"。四是卫生行政……扫除污物提示……颁发条

---

① 金宝善：《进展中之边疆卫生》，《边政公论》第 5、6 期合刊，1942 年；《新疆卫生近况》，《卫生通讯》第 8 期，1947 年，第 10 页。

② 《卫生署增设公路卫生站二十九处》，《西南医学杂志》第 10 期，1941 年，第 38 页。

③ 《定西站三月份工作》，《西北卫生通讯》第 17 期，1940 年，第 17 页。

④ 陕西省地方志编纂委员会编《陕西省志·卫生志》，第 23 页。

例……举行大扫除，检查用水，取缔不卫生的饮食物，改良污秽各职业，改良公共厕所及粪场。[1]

卫生署《县立医院组织大纲》规定县医院应设防疫股专责防疫事务。实践中，县级卫生院（含基层卫生所）因人手少、设备差且经费拮据，"大多难于运转支撑"。[2] 但是，从总体上看，至1948年底，西北县级卫生机构体系亦大体初成。如宁、青、新三省县立卫生院各有15、11、25所；陕西设县级卫生院或卫生所73所。[3] 另据统计，截至1947年底，甘肃"一市七十县二设治局中，除合水、环县、肃北三县外"，[4] 其余皆设卫生院或卫生所。

受财力、人员及设备所限，资源相对更薄弱的青海、宁夏在筹办县级卫生院的过程中，曾依照人口分布状况组建巡回医疗队以应急需。青海组建以西宁、乐都、循化、大通为驻扎基地的四支巡回医疗队，分责西宁、湟源、贵德，民和、乐都、化隆、同仁、循化，互助、门源、大通等地区的防疫、卫生工作。除大通一支外，前述医疗队于1940年皆改设县卫生院。[5] 宁夏组建以吴忠堡、中卫为基地的两支医疗队，分责金积、灵武、盐池与中卫、中宁、同心的防疫、卫生工作。1942—1943年宁夏将两医疗队改设县卫生院，并增设平罗、磴口、宁朔三个县卫生院。[6] 在新疆，盛世才于1934年7月抽调金树仁时期创建的伤兵医院医务人员，改设新疆省立医院。[7] 另外，1936年新疆在乌鲁木齐创办新疆省立第二医院。新疆卫生处成立后，前两所省立医院亦归其管理。

---

[1] 《呈省府拟定督促备县对于卫生行政进行办法暨卫生助理员工作标准概要请鉴核施行文》，《防疫处一周年纪念特刊》，1933，陕西省档案馆藏。

[2] 陕西省地方志编纂委员会编《陕西省志·卫生志》，第23页。

[3] 金宝善回忆显示抗战之始陕西仅9县设卫生院（金宝善：《中华民国医药卫生史料》，北京医科大学，1991，第12—13页）。按，此处陕西数字当与前文有出入，或应是县卫生院已撤销。

[4] 姚寻源：《一年来之甘肃卫生》，《新甘肃》第2期，1948年。

[5] 金宝善：《进展中之边疆卫生》，《边政公论》第5、6期合刊，1942年。

[6] 宁夏省政府秘书处编《十年来宁夏省政述要·卫生篇》，第35页。

[7] 新疆维吾尔自治区人民医院志编纂委员会编《新疆维吾尔自治区人民医院志》，新疆人民出版社，2004，第13页。

需强调者，如陕西省立传染病院、汉中麻风病院这类特色专业医院主要是在省级层面才有建设，且归陕西省卫生处管理。类似者，宁夏省立高级助产职业学校、妓女检治所、洪广营兽疫防治所、健康教育委员会亦归宁夏省卫生处管理；[①] 甘肃省立医院、助产学校、兽医防疫所、健康教育委员会、县卫生院以及乡村卫生所亦复归甘肃省卫生处管理。[②] 此外，如陕西省防疫处及陕西、甘肃之卫生实验所，主要担有卫生、防疫之研究和治疗任务。典型者，陕西省防疫处渊源于 1932 年 7 月成立的陕西防治虎疫（霍乱）委员会。是年 11 月 11 日，经由诸多时贤推动，时任陕西省省长的杨虎城力主设防疫永久机构，陕西省防疫处在西安五岳庙门成立。其工作"曰医疗，曰训练，曰预防，曰制造，曰消毒，曰调查，曰检验，曰化验，曰咨询，曰宣传，盖为陕西树卫生之基础者"。1939 年 4 月，该处改设陕西省卫生实验所，"名虽更而实未变"。[③] 此外，除各省立医院归各省卫生处管理外，西北各省卫生处还创办省会卫生事务所、巡回卫生队、卫生材料厂等医疗卫生机构和组织。

（三）开展医学教育活动、培育医护和公共卫生人才

人才缺乏是近代西北防疫和公共卫生建设滞后的关键原因。一方面，缺医少药和人才缺乏属普遍现象。如 1937 年宁夏卫生实验处以月薪 40 元聘请药剂师，"应约而来者固有，来而复去者居多"。[④] 又如，1941 年宁夏登记在册 22 名西医医生中，本土籍仅 1 人；1943 年宁夏医护人员仅 202 人。[⑤] 另一方面，人才缺乏又导致人才难留。如 20 世纪 30 年代甘肃省府选派本省学生赴东南学习，"大多数从未回省工作"。[⑥] 此亦凸显本土卫生人才培养的重要性。

---

① 宁夏省政府秘书处编《十年来宁夏省政述要·卫生篇》，第 12 页。
② 《甘肃省卫生建设事业概况（自筹备日起至二十四年度终止）》，《公共卫生月刊》第 3 期，1936 年，第 204—207 页。
③ 见叔吉《陕西省卫生试验所三周年纪念之追忆》，《陕西省卫生试验所成立三周年纪念特刊》，陕西省档案馆藏，057-0001-0014。
④ 宁夏省政府秘书处编《十年来宁夏省政述要·卫生篇》，第 7 页。
⑤ 王荣华：《民国时期宁夏现代卫生事业述论》，《宁夏社会科学》2013 年第 6 期。
⑥ 姚寻源：《中央协助西北各县办理卫生医疗及兽医防治事业之经过》，《卫生月刊》第 4 期，1935 年，第 172—178 页。

1941 年西北卫生专员办事处在兰州设西北卫生干部人员训练所，以"应西北各省推行公共卫生之需"。[①] 同期，西北各省卫生实验处（后改为卫生处）亦开设培训班、培训所或速成班以培育本土医疗人才。综上皆是西北培育本土卫生人才的主要渠道，是国家在医疗等公共卫生建设中发挥观念（知识）引领作用之体现。如 1935—1940 年，宁夏以三月为期先后开设助理员培训班（一期 10 人）、预防接种培训班（一期 32 人，以牛痘接种为主）、女医护培训班（一期 30 人）、救护队员培训班（一期 80 人）、助产士培训班（一期 32 人）、鸦片戒除人员培训班等。[②] 1935—1936 年，青海省卫生实验处在西宁以四月为期举办两期种痘传习所，首期培训 48 名学员，培训期间为西宁学校、机关、驻军等种痘 2 万余例；传习所二期受训学员部分分遣西宁、共和、民和、贵德、湟源、乐都、大通、循化等县协助成立牛痘局，推广新法种痘。青海省卫生处 1939 年开设省立医务人员训练所，青海卫生实验处处长谢岗杰任所长，收医生、护士两班学员共计 70 人，"授以应用之医学知识，加于严格训练，期于最短期内，造就医学人才"。[③] 此批受训医生学员"算是青海省第一代土生土长的医务幼苗"，受训护士学员"也成为基层工作中一支不可多得的力量"。[④] 除前论外，陕西省卫生处 1943 年设卫生干部人员训练所，举办护士、助产士、卫生稽查、护产员、药剂员训练班。[⑤] 甘肃省卫生处分别于 1935 年、1936 年春季开设护士和种痘人员培训班，亦联合其他机构或行业协会举办培训班，堪称本土经验积累之特色。例如，1935 年 1 月，甘肃省卫生实验处与兰州市公安局合办卫生培训班，受训 31 名学员接受屠宰场、饮食商店等检疫培训；[⑥] 1948 年，甘肃省卫生处与兰州市西药公会合办有药剂人员训练班。[⑦]

西北各省先后兴办了一批初级医学专科学校。如 1935—1936 年甘肃省

① 《西北卫生干部人员训练所训练纲要》，《行政院公报》第 16 号，1941 年，第 23 页。
② 宁夏省政府秘书处编《十年来宁夏省政述要·卫生篇》，第 7—10 页。
③ 青海省政府秘书处：《青海省政府工作报告（一月份）》，1939 年，第 7 页。
④ 《青海文史资料选辑》第 6 辑，第 97 页。
⑤ 《陕西省卫生处卫生干部人员训练所组织章程》，《行政院公报》第 8 号，1943 年，第 72 页。
⑥ 见《甘肃省二十五年卫生建设事业概况》，《公共卫生月刊》第 10 期，1937 年。
⑦ 姚寻源：《一年来之甘肃卫生》，《新甘肃》第 2 期，1948 年。

立助产学校招收三批学员，培养专业助产士。① 另一堪称注目者是兴办正规高等医学院，如 1948 年甘肃省卫生处与兰州大学合办医学院。② 此外，1932 年甘肃学院医学专修科改设西北医学专科学校，1945 年改设国立西北医学院兰州分院，1946 年并入国立兰州大学。截至 1948 年，甘肃基本已形成相对完善的卫生教育体系。③ 在青海，前论青海卫生医务人员训练所培训学员，以青海省立中山医院为实习基地，课程已类当时国内医学专科学校，青海省护士学校毕业学员"亦成了青海医护卫生界骨干力量之一"。④

新疆的防疫和公共卫生建设相对滞后，主政者的决策影响较大，如杨增新对西医的"偏见"一度影响其在新疆传播。但是，瘟疫引发社会公共危机，时人皆需应对，客观上使西医影响渐强。1918 年瘟疫蔓延乌鲁木齐全城，致病患死亡千余，当地政府亦曾"拨款熬制防疫药剂，用大碗盛给患者"。⑤ 杨增新请求北京政府助力在乌鲁木齐设中医传习所，由于资金、技术、人才限制，在 1919 年才最终实施。此期间，斯文·赫定于 1928 年率中瑞西北科学考察团抵达乌鲁木齐，瑞典随团医生赫默尔治愈杨氏连襟刘人伭之水肿病，促渐开风闻，西医治病逐渐得到政府和各族群众的重视。经此，杨氏承认"推此项人才，实为缺乏，推原其故，实为医术不良"。⑥

"战时西北卫生计划"实施期间，国民政府对新疆实际控制有所加强，亦推动新疆防疫和公共卫生建设。新疆医学教育呈快速发展之势。时贤强调，欲推动卫生建设大众化、普遍化施行，必须以卫生教育加以促进。若此情势下，在未专设医学校前，新疆省立医院、省立药房以三月为期开设培训班。至 1939 年，前述二者培训医学各科学员（含练习生、护士、助手）50 名，药剂师学员 35 名。省立医院培训主要课程有"护士伦理、护病常规、护病技术、护病记录、病理、生理学等"；省立药房举办六期药

① 《甘肃省二十五年卫生建设事业概况》，《公共卫生月刊》第 10 期，1937 年。
② 姚寻源：《一年来之甘肃卫生》，《新甘肃》第 2 期，1948 年。
③ 凌富亚：《民国时期西北地区现代医疗卫生事业的发展——以甘肃省为例》，《西安文理学院学报》2015 年第 4 期。
④ 《青海文史资料选辑》第 17 辑，1988，第 150 页。
⑤ 《乌鲁木齐文史资料》第 7 辑，第 111—112 页。
⑥ 陈慧生、陈超：《民国新疆史》，第 183 页。

剂师培训班，每期招收学员人数不等，汉族与少数民族皆有。受训学员既学俄文又学拉丁文，亦请苏联专家教药剂学、药理学和药物学。1940 年 9 月，毛泽民同志兼任校长的新疆省立医药速成学校成立，头两期招收一年制学员 92 名，致力于培养初级医护和公共卫生人员。

1944 年新疆省政府颁布《新疆省卫生处组织规程草案》《新疆省卫生事业计划大纲》，要求协助办理医学教育和举办卫生、医务人员培训班，对"本省私立卫生教育机关或医药团体视其成绩优良者，呈请省政府酬予补助"。[①]《新疆省卫生事业计划大纲》希冀十年内专设 1 所医学院（附设牙科、药科、检验科等），2 所助产学校（分设于乌鲁木齐、喀什）及 1 个卫生干部训练所（乌鲁木齐）。这类学校、训练所学制不等，有六年（医学院）、五年（助产学校）、一年（训练所），高中、初中及同等学力均可入学。对卫生防疫，训练所专责培训卫生工程员、环境卫生员、口腔卫生员、药剂员、检验员等，除工程员需高中学历且学制两年，其余均要求学制一年、初中学历。[②] 1945 年新疆专设卫生教育处，负责推进卫生教育。[③] 同年制定《新疆省政府由内地聘请来新医务人员待遇标准办法》，涉及薪酬（含津贴）、福利等优惠条件，如支付医生本人及其家属旅费、服装费、安家费、膳宿费及日常生活保障供给等，[④] 以吸引内地人才赴疆。另如 1935 年，遣派 14 人赴苏联"中亚医学院"接受七年制医学教育。[⑤] 政府亦曾聘请苏联医生 32 人，其中 12 人就职于乌鲁木齐的新疆省立医院。[⑥] 著名牙科医生毕洛门、细菌专家巴特阔 1941 年曾在新疆工作。[⑦]

西医体制下的高等级综合性医学院人才培养见效慢且成本高，对近代西北防疫、卫生建设属缓不济急。西北遂举办初、中级医学校和培训班以

① 新疆维吾尔自治区档案馆编《民国时期新疆省组织人事制度档案史料选编》，新疆人民出版社，1997，第 35—38 页。
② 《新疆省卫生事业计划大纲》，《新疆日报》1944 年 10 月 26 日。
③ 《卫生教育处成立》，《新疆日报》1945 年 11 月 4 日。
④ 新疆维吾尔自治区档案馆编《民国时期新疆省组织人事制度档案史料选编》，第 134—136 页。
⑤ 刘荫楠：《乌鲁木齐掌故》（二），新疆人民出版社，2003，第 136—137 页。
⑥ 新疆维吾尔自治区人民医院志编纂委员会编纂《新疆维吾尔自治区人民医院志》，新疆人民出版社，2004，第 14 页。
⑦ 陈纪滢：《新疆鸟瞰》，商务印书馆，1941，第 279 页。

备应急之需，此类学校学制短且入学资格较低，能较大量培训学员。如陕西 20 世纪 30 年代即有国立西北医学院、陕西省立医学专科学校等高等医学专科学院，西北其余各省一时难望项背。但是，国立西北医学院至 1948 年仅有毕业学生 292 人，以及三年制护士 20 人；陕西省立医学专科学校 1943—1948 年计有 149 名五年制学生、100 名四年制学生毕业，以及 80 名二年制护士、120 名药剂士毕业；西北药学专科学校截至 1948 年仅 111 名四年制学生和 87 名药剂专业学生毕业。故而，陕西大力兴办初中级医学校，或依托现有医院，或开设培训班，以解基层卫生人才之急需。1934 年创建的陕西省立助产学校属较负盛名者，邵力子先生曾为其题写校训："生聚教训，种族斯强，恩勤覆翼，西北曙光。"[①]

小　结

传统医政废弛、医学教育未兴，使民众治病防疫多赖民间草根医生所为，然其疾难解。此故，处近代境遇，西北防疫本土经验演化势必表现为依赖引入新知识和建构新制度、新组织。医疗卫生行政组织和防疫法规体系初步建立，医院建设和医学教育活动初步开展，是近代西北瘟疫防治本土经验演化的突出表现。综上新举措在西北实施自晚清新政始，真正规模化是在民国时期。南京国民政府推行战时西北卫生计划，于此有加速之功。

除传教医疗活动，国家医疗卫生行政组织建设和防疫法规在西北实施，是西北瘟疫防治本土经验演化的关键制度保障，或可谓东南社会类似经验在西北的再现。国家在此间扮演引入新知识、新制度和组织建设的推动者角色，其既与传统荒政文化有契合处，亦是社会发展转型中现代医学和公共卫生观念传播影响的产物。同时，其也是国家在发展转型过程中履职公共卫生职责的体现。

---

① 见陕西省地方志编纂委员会编《陕西省志·卫生志》，第 556 页。

第五章　防疫社会动员和卫生宣教

以社会动员应对瘟疫引发的社会公共危机是防治瘟疫基本经验。它依赖制度、组织的支撑，需促进民众实际参与，更需整合社会资源以构建新的社会事业乃至社会秩序。本章拟讨论西北瘟疫防治本土经验演化所涉防疫社会动员的卫生宣教问题。需说明，后文将要讨论的民间防治瘟疫措施，本书将其归入广义社会动员，此不赘述。

第一节　国家主导下的防疫社会动员

防疫、医疗卫生建设必涉卫生宣教，此关涉观念、方法乃至机制、机构等外部的输入。西北瘟疫防治中需进行社会动员和整合社会资源的特征亦由此而变得突出。

一　组织保障：现代国家科层制组织体系扩展

现代国家科层制组织体系扩展背景下的近代公共卫生机构创设，为西北瘟疫防治的社会动员提供了组织保障。国家的现代化转型，是西北瘟疫防治所涉社会动员发生新变化的促动因素。此间，西北各省无论是机构创设，还是依照国家防疫法规和政策进行防疫部署，抑或是据国家法令颁行地方防疫政策、条例，其本质均是国家发展现代化转型在空间和行政体系上的反映。因此，相应科层制组织在国家行政管辖空间或领域内拓展即是其突出表现，它又与现代性的嵌入相关。

显见者，政府档案记载显示，西北多见西医支撑下的现代防疫、公共卫生建设，少见激烈的中西医冲突事件之记录。即如陈邦贤先生所论，现代医学 19 世纪末时"已经在中国确立了稳固的地位"。① 又如，1931 年成立的陕西防疫处，是其时全国范围内较早成立的省级防疫处，时人谓"仅吾陕有防疫处成立，能不谓之凤毛麟角乎"。② 陕西防疫处从事疫苗生产、生物制品管理和检验，时人赞誉该处："故近年来，在西北各省传染病之减少，应归功于此。"③ 陕西省卫生实验所的创设则同革命与社会变迁的历史背景联系起来，时人于此言："民国成立以来，国民革命，吾陕无役不从，牺牲最大，损失最多，救民事业，首推本处。"④

宣传防疫知识、训练防疫人员和生产疫苗、生物制品是陕西防疫处与陕西省卫生实验所的基本职责——西北各省此类机构皆类似，共同促进西北现代公共卫生建设。如为形塑民众的防疫、卫生观念，陕西防疫处呼吁时人审视国势和世界潮流，知救国当以拯民为要，"强国先须强种"。时人慨叹防疫新事业"惜乎未见继起"，仅陕西设防疫处加以指导；若各省仿行陕省，"则吾民保健有资，复兴民族有望"。⑤

二　动员内容与动员者：国家主导作用发挥

新观念、新知识引介及其培训、教育、宣传等均属瘟疫防治关涉的动员内容。其实施常需国家组织和引导。国家作为关键动员者的目标诉求、认知和观念，决定了动员实施的主要内容。

疫情引发社会公共危机是促进西北建立现代防疫和医疗卫生体系的现实原因，亦关涉社会进步与文明。建立和运转现代防疫和医疗卫生体系之关键，在于国家能通过各级行政组织——以卫生行政和服务组织为要——实现传染病预防和公众健康维护的公共行政目标。对西北乃至整个近代中国而言，此间历史演进关涉现代国家建构。显见事实是：近代西北防疫等

---

① 陈邦贤：《中国医学史》，绪言，第 11 页。
② 杨鹤庆：《陕西防疫处与西北防疫之关系》，《陕西防疫处第二周年纪念特刊》，1934 年 11 月 11 日，陕西省档案馆藏。
③ 《售品室三年来售出之制品》，《陕西省卫生试验所成立三周年纪念特刊》，陕西省档案馆藏，057-0001-0014。
④ 杨鹤庆：《陕西省卫生试验所概况》，1945 年 11 月 20 日，陕西省档案馆藏，057-0003-0012。
⑤ 杨鹤庆：《陕西防疫处与西北防疫之关系》，《陕西防疫处第二周年纪念特刊》，1934 年 11 月 11 日，陕西省档案馆藏。

公共卫生建设之促动，自晚清新政经由民国之发展，国家皆有关键之功。在国家主导下，近代西北防疫和医疗卫生体系初步完善，卫生行政机构、医院、卫生院创设和医学培训、教育及卫生检疫工作逐渐开展。一定意义上讲，前述工作是国家卫生事业发展"规划"在西北的实施。以南京国民政府卫生部相关工作计划安排为例（表5-1、2）：

表 5-1　卫生部三十七年（1948）下半年施政计划纲要说明（有关西北者）

计划项目	过去办理状况	下半年计划概要	预算列数
一、督促充实地方卫生机关	各省市卫生机关多已成立。唯行政系统紊乱应加调整。又县级卫生经费短绌……县市卫生经费应即确定预算提高比率。又过去补助地方卫生技术人员待遇，收效甚宏，仍应依照上半年度核定县数给予补助	一、调整地方各级卫生机关。即省设卫生处直属省政府，县设卫生院，乡镇设卫生所…… 三、继续补助地方卫生技术人员待遇。每县仍为医师二人，护士、助产士各一人。 四、县卫生经费最低限度应占全县支出总额百分之五以上	补助县卫生技术人员待遇四百五十亿（以后公务员待遇调整时得随时比照调整），呈请追加见预算表内
二、加强推行公医业务	历年均置有公医人员派赴各地工作，唯人数有限，收效未宏。本年拟增加人数加强工作。又妇婴卫生、学校卫生、卫生工程……拟特别加强是项工作，借以促进国民健康	一、由部遴选合格医师、工程师、工程员、护士、助产士共计三十人，派为推行公医制度。人员分赴各地协助工作…… 三、编印公医刊物丛书及卫生宣传图表分发各地卫生机关参考	公医事业辅导费十四亿五千六百万元，见预算表乙
三、加强绥宁两省境内蒙旗卫生所巡回医疗工作	绥远宁夏两省境内原设有伊克昭盟、乌兰察布盟及阿拉善旗三个卫生所。历因限于人员经费并缺乏交通工具，故对于巡回医疗工作尚未能深入各旗。本年上半年度……拨助各所购置交通工具及骡马骆驼饲料费及伊乌两所修建房舍经费，是以巡回医疗工作正积极推进		开办费十二亿元（巡回医疗队二队，每队三亿元。巡回医疗组三组，每组二亿元，合计十二亿元）

计划项目	过去办理状况	下半年计划概要	预算列数
六、推进西北卫生建设	本部历年来均列有西北卫生建设专案，补助西北新疆、甘肃、青海、陕西、宁夏等五省卫生建设。上年度会补助其改良饮水及修建公共厕所等项	四、补助西北五省卫生建设，改良饮水，修建公共厕所，疏通沟渠等	西北卫生建设专款拾亿元见预算表丙
七、充实中央各医疗机构	自复员以来经先后成立南京、天津、广州、重庆、兰州五个中央医院，北平、南京两个结核病防治院及南京精神病防治院，唯感经费及设备不足应予以充实，又为解除新疆病胞痛苦进而推进边疆医疗事业，已于本年起增设国立迪化中央医院一所	兰州中央医院因无自来水装置，于业务殊感不便。现雇佣人工挑水……拟装置自来水管。迪化中央医院……原核定开办费……以致全数充作药械运费尚不敷甚巨，故再经呈请追加……尚未奉核定。……又该院设备亟须充实，原请开办费，因迟未奉核定拨发……房屋修缮费及设备费在在需款。六、……（二）成立贫病调制以收容慢性贫病以补病床不敷用。（三）加强保健工作。迪化中央医院一百亿元……此外天津、广州、兰州三院均已获得美国救济团之补助将院舍加以修建，拟将业务加强，分别予天津、广州两院各四十五亿元，兰州中央医院四十五亿元。七、重庆、兰州、广州、天津四中央医院原设有高级护士职业学校各一所	兰州中央医院自来水装修费五十亿元……迪化中央医院修建备费二百亿元
九、补助奖励医药事业	过去对于各省市私教医院及团体曾酌予补助，使能协助政府办理收治伤病军民及推进卫生工作……		
十、加强药品器材之检验工作	药物食品检验局已于三十六年组织成立并经与经济部商品检验局划分职掌范围，开始一般药物食品及本部交办之成药检验工作		

续表

计划项目	过去办理状况	下半年计划概要	预算列数
十五、充实黑热病防治机构	上半年度在淮阴办理黑热病防治及兼办理黑死病防治工作外，并增设徐州、蚌埠、怀远三诊所及王营、西安、兰州三临时工作站	在上述各处继续加强防治工作并督导各省黑热病防治工作之推进	黑热病防治事业费二十四亿，包括：（一）器材购置费四亿；（二）防疫人员训练费二亿元；（三）防治白痢实验费二亿元；（四）免费病人伙食费六亿元；（五）印刷费二亿元……（七）消耗二亿元；（八）修缮一亿元；（九）其他一亿元
十八、督促地方卫生机关加强防疫设施	本部复员以来，各省市地方卫生机构多次充实。一遇疫疠发生，多感人力不足，器材缺乏，应付极为困难。对于疫疠流行区域，多酌派防疫人员及防疫单位协助防治工作，对于防疫器材并予尽量辅助	一、督导地方设置防疫机构如巡回防疫队等。二、调派专门防疫人员及防疫单位协助地方防治疫疠。三、补助地方防疫器材及药品。四、加强苏北黑死病之防治，责成黑热病防治处与江苏省卫生处会同办理	防疫款四十亿元分配如下：（一）指拨黑死病防治费十亿元；（二）补助各省市防疫药械费十二亿元；（三）防疫人员督导旅运费五亿元；（四）疫情报告印刷及邮电费三亿元；（五）全国联合防疫办事处补助费二亿元；（六）其他地方病防治，如防痨、麻风病等防治补助费等八亿元
二十、卫生技术人员之训练进修	国内训练分公共卫生及临床训练二部分，公共卫生人员训练由中央卫生实验院及所属分院负责办理；临床人员训练由南京、广州、天津、兰州、重庆五中央医院分别办理。三十六年度中央卫生实验院及所属分院训练公共卫生医师、护士、助产士、卫生工程师、卫生检验员等班，计训练503人	一、中央卫生实验院下半年除继续训练上半年未结业之受训人员……总院方面拟举办公共卫生医师、公共卫生护士、卫生工程师各一班……卫生检验员一班……另办有关防疫、抗疟细菌，营养，化学药物，卫生化学等部门专科研习……北平及西北分院方面各训练公共卫生医师及公共卫生护士各一班……二、……天津、广州、重庆、兰州四中央医院开始办理各科临床医师进修班及放射科技术员训练班	一二两项训练共需奖学金、制服费、实习津贴、旅费、钟点费、办公费等训练费一百亿元……此外受训医护学员尚需伙食费四十三亿四千三百二十七万四千元，并需视物价增长情形随时呈请追加

续表

计划项目	过去办理状况	下半年计划概要	预算列数
二十三、办理各项卫生实验研究	关于各项卫生实验研究由中央卫生实验院主持，过去办理之主要工作为：（一）全国防痨疫设计推进……（三）西北及苏北黑热病之调查；（四）兰州斑疹伤寒之研究……（六）牛痘霍乱伤寒疫苗等生物制品之鉴定；（七）蚊蝇虫蚤等医学昆虫之研究与防治；（八）儿童营养之调查与改善及我国食物中维生素与化学成分之分测析定；（九）协助北平、兰州、成都、南京江宁县各地办理妇幼卫生；（十）重庆、南京下水道及南京、兰州、长沙、西宁、天津等地自来水之设计；（十一）杀虫剂与粪便处理之研究……（十三）卫生刊物图表模型等项，卫生教材编制与卫生影片、幻灯照片摄制	一、继续办理上述各项实验研究工作。二、增设卫生教导中心建筑卫生陈列馆。……三、装修电化卫生实验室以配合上述二项之各种卫生教导推进工作	一、二两项为中央卫生实验院及所属各分院事业费及卫生陈列馆建筑费四百四十亿元。……三为电化卫生实验室装修费六十亿元

资料来源：卫生部编《卫生部三十七年下半年施政计划纲要说明》，1948，中国社会科学院近代史研究所、民国时期文献保护中心编《民国文献类编·医药卫生卷》，第179—198页。

表5-2　卫生部三十七年（1948）下半年补助各县卫生院卫生技术人员费用（西北相关者）

省别	补助县数（个）	每总补助四人薪数（元）	据三十七年五月各区生活指数补助金额（元）	每县每月补助金额（元）	各省补助金额	
					每月（元）	半年（元）
陕西	8	760	275000	50600760	404806080	2428836480
甘肃	8	760	275000	50600760	404806080	2428836480
宁夏	3	760	275000	50600760	151802280	910813680
青海	3	760	275000	50600760	151802280	910813680

说明：以上经费根据民国37年生活指数编列，随时予以调整。地方卫生技术人员待遇菲薄，优秀人才无法维系。为安定工作人员生活，健全基层卫生组织起见，对于地方卫生技术人员待遇仍依照上半年度核定继续予以补助。每县计医师二人，护士、助产士各一人，按各区生活指数计算。以后公务员待遇调整时，得随时比照调整追加。

资料来源：卫生部编《卫生部三十七年下半年施政计划纲要说明》，1948，中国社会科学院近代史研究所、民国时期文献保护中心编《民国文献类编·医药卫生卷》，第195页。

表5-1、2虽是抗战结束后卫生部召开的一次年度工作会议纲要，但是可一窥此期西北防疫等公共卫生建设之"遵循"：①卫生机构完善、人员培训、工作事项安排及经费保障等，是西北防疫与公共卫生建设必涉内容；②西北防疫与公共卫生建设需完成下述事项：推行公医制度，地方按计划推动卫生实验区建设，完善医生和医药管理制度，地方卫生行政和防疫机构履行职责，完善中医发展的制度安排，等等。

综上，防疫和公共卫生建设必然经由社会动员，此关涉国家（政府）主导下"计划"的有效实施，更是现代公共卫生机制正在形成的表现——突出传染病预防和注重公众健康维护。关键者，国家依托其卫生管理职能而将行政权力触角延伸到基层社会，开展社会动员和资源整合，据此应对瘟疫引发的社会公共危机，这是传统社会所缺乏者。此间，新观念、新知识、新制度的嵌入，伴随整全社会组织体系和现代医药生产、流通体系，此又是现代公共卫生体系区别于传统医药、医政管理之关键。卫生实验所、医院、医学校和生物制品所相继建立，交通体系日渐发展，是前此社会发展要求在西北之体现。近代西北在此发展过程中存在的局限，亦恰恰是其防疫与公共卫生建设较长时期落后于东南社会的关键原因。

三　目标：国家引导社会力量参与瘟疫防治

引导社会力量为实现公共行政目标而服务，是现代国家开展社会动员的关键诉求之一。从微观实践看，近代西北防疫活动的组织和实施虽有民间力量襄助，但其社会动员主要仍靠国家引导和推动，并指向公共卫生建设。如《西北防疫处防治兽疫工作方案》中所记：

> 驻外人员以防治牲畜疫病为最大任务，对于人民疾病，原不能有所措施。但以农村及牧区之中卫生医疗极端缺乏，人民疾病请求医治亦不能置之不理，故本处于各地兽疫防治所均备有简单人医之器材以资应付。至于天花、白喉二症在西北颇属重要，本处应有预防之责，

故令处外人员附带办理之。①

因此，源于职责所系：

> 本编悉供本处同仁在外工作时之依据。举凡防治兽疫之方针、工作之项目、组织之规模、经费之限度、设备之标准、报告之格式、靡不详细剖析，所望在外同仁因地因时，依照推行。庶能齐一意志、齐一步骤。②

其原因在于"防治兽疫为草创事业。尤其西北各省环境特殊……不过单靠技术而无行政组织与行政力量，防疫工作绝对行不通"，故"防疫行政应与防疫技术并重"，"地方政府或人民自动防疫胜于本处代为防疫"，"必须广为合作与互助"。《方案》记载：

> 一般人无防疫常识……地方政府无防疫经费……为今之计……一方面扩大宣传，唤起政府与人民对于防治兽疫之注意。一方面集中本处力量，就选定之实验区域施行理想的防疫计划……假以时日，使该区人民产生自己的防疫组织，悉受防疫的训练，筹集自给的防疫经费。此时，本处……则可转移物力人力，举办其他实验区矣。
>
> 抑地方政府提前自动办理防疫行政并非绝对不能……最好的办法系于各县或畜牧较盛之县，就原有之行政经费划拨防疫经费。其次的办法系按照人民所养牲畜之多寡，征收家畜卫生费……由纳税人民参加监督……假令比照牲畜价值，每年向畜主征收卫生费百分之一或千分之五……自非苛捐杂税之列……故防疫行政是否推行，端在政府之决心与倡导耳。③

---

① 陈宗贤、杨守绅：《西北防疫处防治兽疫工作方案》，1936，甘肃省档案馆藏，029-001-0423-002。

② 陈宗贤、杨守绅：《西北防疫处防治兽疫工作方案》，1936，甘肃省档案馆藏，029-001-0423-002。

③ 陈宗贤、杨守绅：《西北防疫处防治兽疫工作方案》，1936，甘肃省档案馆藏，029-001-0423-002。

就如何实施社会资源分配和社会动员，《方案》指出：

> 防疫为社会事业，如能联络一切社会事业之机关团体以及人民领袖切实合作……例如省党部、县党部主持一般民众之组织与训练，为民谋利，惟恐不及……其次，农村合作社、乡农会、保甲公所，皆为人民良好之组织。其次，教育机关，如乡村师范、农业学校、乡村学校、民众教育馆，各种临时训练班（县政人员训练、警佐训练、公民训练、保甲训练、壮丁训练等）皆为社会先导。其次，人民领袖（如蒙藏王公等）、人民团体（如回教促进会）无分种族宗教皆为社会之中坚分子……至于西北各地之畜牧机关及蒙藏办事机关……更有密切之关系，自应密切联络。①

综上说明，防疫实施（涵盖畜疫防治）涉及国家（政府）、社会（各类组织）、民众广泛联动和社会资源整合，此为传统防疫所不具备者。西北公路局《为饬知府颁防疫人员染疫死亡补助办法的训令》②的出现更说明，防疫等公共卫生建设对国家开展社会动员和整合资源的能力提出了更高要求——在此项上的显见局限是近代西北防疫等公共卫生建设滞后的一个关键原因。而且，防疫等公共卫生建设要求国家开展社会动员是基于其自身组织重构或整合的前提，此举能够显著增强其社会公共职能。如 1943年兰州市政府关于兰州市防疫委员会成员构成及经费保障的档案记载："市局应组织防疫委员会协助政府推行防疫事业……准此当经拟定兰州市防疫委员会组织规程……决议本年夏季中心工作以霍乱伤寒预防注射及白喉预防注射等为主要工作。"③（表 5-3、4）

---

① 陈宗贤、杨守绅：《西北防疫处防治兽疫工作方案》，1936，甘肃省档案馆藏，029-001-0423-002。

② 西北公路局：《为饬知府颁防疫人员染疫死亡补助办法的训令》，1945 年 3 月，甘肃省档案馆藏，022-001-0042-0047。

③ 兰州市政府：《关于成立本年防疫委员会补助业费的呈文及委员会名单》，1943 年 7 月 24日，甘肃省档案馆藏，059-009-0301-0018。

表5-3　兰州市防疫委员会成员一览（1943）

姓名	职务	所历相关职务
蔡孟坚	主任委员	兰州市市长
何生瑾	委员	三民主义青年团甘肃支团市一分团干事长
张文郁	委员	兰州市党部书记长
张开遂	委员	甘肃省新生活运动促进会书记
林荣葵	委员	兰州市社会局局长
李汝为	委员	兰州市警察局局长
王澍芬	委员	兰州市卫生事务所所长
冯象丰	委员	兰州市红十字会会长
裴建准	委员	兰州市临时参议会议长
赵献文	委员	兰州市医师公会理事长
刘君钰	委员	兰州市新药公会理事长
曾匋臣	委员	兰州市新闻记者公会理事长

资料来源：兰州市政府：《关于成立本年防疫委员会补助业费的呈文及委员会名单》，1943年7月24日，甘肃省档案馆藏，059-009-0301-0018。

表5-4　兰州市防疫委员会防疫经费预算书（1943）

科目	预算数（元）	备考
事业经费	8，770，000.00	
第一项医药杂费	8，770，000.00	
疫苗	440，000.00	本市居民按15万计算，注射人数以十分之五作目标计，用疫苗4000瓶，每瓶110元如上数
酒精、棉花、针头、针管、授痘针	1，050，000.00	酒精五加仑35000，棉花30000克，针头20000个；针管20000支
白喉沉淀类毒素	30，000.00	1000瓶，每瓶计30元，儿童用
办公费、杂费	15，000.00	
宣传应用材料	17，000.00	

资料来源：兰州市政府：《关于成立本年防疫委员会补助业费的呈文及委员会名单》，1943年7月24日，甘肃省档案馆藏，059-009-0301-0018。

由表5-3、4可见，防疫委员会系兰州市府下设机构组成，保障经费由政府财政支出，"受当地社会行政官署之监督即地方卫生机构之指导推行会务"。综上又展现为：政府应对瘟疫依赖整合政府组织内部权力资源。

如委员之构成及其职责：

> 防疫会委员人数九人至十一人，由左列人员推选之。
>
> 一、党团政负责人员。
>
> 二、主管或主办之社会行政首长。
>
> 三、公理社会救济团体或类似救济组织之负责人员。
>
> 四、当地热心社会救济事业之正士。
>
> 五、当地慈善团体或类似慈善团体之负责人员。
>
> ……
>
> 防疫会之任务如左：
>
> 一、关于疾疫流行之调查统计事项。
>
> 二、关于防疫药品之募集配制分发事项。
>
> 三、关于防疫工作应需经费之筹募事项。
>
> 四、关于防疫工作之计划及业务分配事项。
>
> 五、关于防疫工作业务上之联系合作及设施上之辅助改进事项。
>
> 六、关于疫疠及传染病预防治疗方法之宣传事项。
>
> 七、关于防疫事业之呈请奖助事项。
>
> 八、关于卫生常识之宣传事项。①

该会章程要求 "防疫会调任兼职人员均不得支取公薪津贴等费"，明定经费主要来源为 "地方公义慈善存款"、"地方公款节余"、"药捐"、"募集款" 和 "函请当地政府补助"。②

四　国家主导防疫社会动员原因

防疫等公共卫生建设需建基于国家（政府）自身组织重构，方能有效开展社会动员和资源整合。究其原因，可概括为以下几点。

---

① 兰州市政府：《关于成立本年防疫委员会补助业费的呈文及委员会名单》，1943 年 7 月 24 日，甘肃省档案馆藏，059-009-0301-0018。

② 兰州市政府：《关于成立本年防疫委员会补助业费的呈文及委员会名单》，1943 年 7 月 24 日，甘肃省档案馆藏，059-009-0301-0018。

（一）防疫社会动员的规模性、专业性非传统荒政可比

近代西北，瘟疫跨村、县甚至跨省传播，及时且有效地扑灭瘟疫首需高效的行政权力协调人力资源和物质保障。它需在多领域动员受过专业训练的专门人才并促动民众较大范围地参与。在西北这类后发展地区，社会多领域动员于瘟疫防治更具现实意义。如以 1942 年 3 月绥宁两省鼠疫时"绥宁临时防疫处"之职员构成为例（表 5-5），此间，西北防疫处奉令组织绥宁临时防疫处委员会并附设绥宁临时防疫处，"以防治绥宁及西北其他各省鼠疫为宗旨"。[1] 该会系由"八战区长官司令部军政部军医署第六防疫大队、宁夏卫生实验处、蒙古卫生院、西北卫生专员办事处、西北防疫处等六机关组织"。[2]

表 5-5　绥宁临时防疫处职员录

职别	姓名	年龄	出身	简历
处长	杨永平	42	日本庆应大学肄业	曾任技正、所长、防疫专员等
副处长	孙家齐	29	奉天医科专门学校毕业	曾充医师、院长、所长、副处长等职
秘书兼总务主任	史金谕	31	上海正风文学院毕业	曾充秘书、教官、主任等职
检验组副主任	鲁先乾	28	上海大同大学肄业	曾充技佐、技士及二等军医正等职
卫生工程组主任	刘星甫	33	北洋大学工科毕业	
卫生工程组副主任	戴进			
医务组主任	吴慕曾	33	上海同德医学院公共卫生第二届毕业	曾充医师、卫生队长等职
医师	傅信祥	29	齐鲁大学医学院毕业	曾充医师等职
医师	汪心治	31	齐鲁大学医学院毕业	曾充医师等职
实习医师	李云露	28	开封军医学校协和医院进修班毕业	曾充少校、中校，军医等职

[1] 西北防疫处：《绥宁临时防疫处工作报告》，1942 年 7 月 8 日，甘肃省档案馆藏，029-001-0325-0001。

[2] 西北防疫处：《绥宁临时防疫处工作报告》，1942 年 7 月 8 日，甘肃省档案馆藏，029-001-0325-0001。

续表

职别	姓名	年龄	出身	简历
练习医师	李煐		甘肃学院医科毕业	
练习医师	尚德延	24	甘肃学院医科毕业	
练习医师	尚德报	25	甘肃学院医科毕业	
司药主任	张渊才	25	国立药学专校毕业	曾充药师技术员等职
护士主任	王素云	36	北平妇婴医院高级护士职业学校毕业	曾充护士长、督察员、护士主任等职
护士长	张梅君	31	南京金陵大学护士学校毕业	曾充护士、护士长、护士主任等职
护士长	邱琬人	25	中央高级护士学校毕业	
护士长	莫惠兰	23	中央高级护士学校毕业	曾充护士长
护士	杨振华	31	国立北平大学医院助产学校毕业	曾充技佐、助产士等职
护士	张鸿儒	27	河南大学附属产科学校毕业	曾充助产士职
护士	张译			
护士	李涤非		西北卫生干部人员训练班毕业	
护士	刘德道		西北卫生干部人员训练班毕业	
护士助理员	凌志杰			
检验员	应锡洪	26	杭州私立正则中学毕业	曾充技佐等职
检验员	晏宗固		江都县立初级小学毕业	曾充技佐等职
检验员	汪善铎	24	卫生署防疫检验系毕业	
检验员	张淑林	24	南京行健中学毕业	曾充技术员职
卫生助理员	王之斌	23	山西清源县立初中毕业	
卫生助理员	刘增贵	26	河北易县中学毕业	
卫生助理员	白喜祥	23	河北省立第七中学肄业	曾充军医上士、护士助理员
卫生稽查长	施雨铿	27	卫生署公共卫生人员训练所卫生稽查班毕业	曾充卫生稽查、技术员等职
卫生稽查长	刘雅如	35	卫生署公共卫生人员训练所卫生稽查班毕业	曾充参谋队长、稽查长、军医正等职
卫生稽查长	张镜波	29	卫生署公共卫生人员训练所卫生稽查班毕业	曾充卫生稽查、稽查长等职
卫生稽查员	李傅彪		卫生署公共卫生人员训练所卫生稽查班毕业	曾充卫生稽查等职

职别	姓名	年龄	出身	简历
卫生稽查员	罗康明		卫生署公共卫生人员训练所卫生稽查班毕业	曾充卫生稽查等职
卫生稽查员	王澍德		陕西省卫生稽查训练班毕业	曾充卫生稽查等职
卫生稽查员	兰举天	24	西北卫生干部人员训练所学员	
卫生稽查员	邓雨辑		西北卫生干部人员训练所毕业	
卫生稽查员	戴裕文	22	西北卫生干部人员训练所毕业	
卫生稽查员	刘志成		西北卫生干部人员训练所毕业	
卫生稽查员	阎临福		西北卫生干部人员训练所毕业	
卫生稽查员	白喜祯	28	西北卫生干部人员训练所毕业	
卫生稽查员	赵兴礼		西北卫生干部人员训练所毕业	
卫生稽查员	王恺		西北卫生干部人员训练所毕业	
卫生稽查员	水瀛洲		西北卫生干部人员训练所毕业	
卫生稽查员	罗忠霖		西北卫生干部人员训练所毕业	
卫生稽查员	马俊寿		西北卫生干部人员训练所毕业	
事务员	徐裕民	23	南汇县立中学毕业	曾充书记办事员等职
事务员	潘叔亨	35	上海华□中学毕业	曾任文牍特务员、事务员等职
事务员	钱国树	31	苏州萃英中学毕业	曾充会计、收租员等职
事务员	朱诚		南京钟英中学毕业	曾任管理员、办事员、事务助理员等职
事务员	赵士杰	48	武备学校毕业	曾充科员、科长、秘书等职
事务员	罗玉章	27	兰州师范学校毕业	曾充科员、参谋等职
办事员	田子玉	24	西北训练团十一期军官队毕业	

续表

职别	姓名	年龄	出身	简历
办事员	王里程	24	合肥县立第一高小毕业	
办事员	王韫璞	22	成都萃英女中肄业	曾充书记、出纳、办事员等职
雇员	唐妙生	28	上海霞光中学毕业	曾充办事员等职
雇员	何惠民	30	上海复旦大学肄业	曾充科研主任等职
雇员	李树生	24	湖北武昌初级中学毕业，中央防空学校学生队毕业	曾充书记、股员、办事员等职
雇员	张臻祥	22	宁夏省立初级中学毕业	曾任书记职
兽医	马炎光	36	兽医学校毕业	曾任医官、技佐等职
兽医	郑振德	27	国立西北农学院毕业	

资料来源：西北防疫处：《绥宁临时防疫处工作报告》，1942 年 7 月 8 日，甘肃省档案馆藏，029-001-0325-0001。

由表5-5可见以下两点。①绥宁临时防疫处职员教育背景较强：医生基本是西医背景；雇员、办事员、事务员很多接受过其时一般人甚少接触的新式文化教育。专业性防疫组织建设及工作实践是以现代医学知识、公共卫生观念为支撑，已非传统荒政可比。②绥宁临时防疫处虽属临时设置，却是科层化技术机构，非传统官僚体制可比。这就更依赖政府发挥统筹协调作用，方能较好应对瘟疫一类公共危机。

（二）优先整合政府组织资源，是防疫社会动员的关键

不同于传统社会，近现代社会动员关涉国家权力运用及运行程序改变——政府权力运行需依照法定程序和行政纪律指引。如1944年6月3日兰州市防疫委员会会议记录所示：

主席提议：夏令防疫经费提请议决案附预算书。决议：加以修正通过。

主席提议：该项经费应如何筹措案。决议：1. 甬请卫生署西北卫生实验院转呈卫生署补。2. 呈请省府补助。3. 兰新药公会捐助酒精……4. 兰食品业公会捐助白干酒……5. 兰银行公会及市商会尽量乐捐。6. 城隍庙公期演剧共三周……以上四五两项由总务股办。

主席提议：防疫费未筹到前应如何预支案。决议：1. 所需疫苗及白喉沉淀类毒素甬请西北防疫处暂准借用。2. 零星必要开支……由社会局及卫生事务所呈请借核。

主席提议：工作应如何实施案。决议：1. 机关学校团体径甬本会医疗登记编号规定日期前往注射。2. 民众注射以利用保民大会机会前往注射，划本市为若干注射区。3. 关于白喉类毒素注射，经向医疗股报告人数之规定时间，由卫生事务所派员前往注射。

主席提议：宣传应如何实施案。决议：1 注射开始时报纸鲜明地位登刊注射时间及简单防疫标语。2. 由宣传股编送壁报专号材料。由医疗股供给，更由宣传股画玻璃片在影剧园放映。3. 甬省党部国民大会督导会，自六月份起夏令防疫为演讲目标，材料由医疗股供给之。4. 保民大会演讲由警察局转饬各保指导员，夏令防疫为演讲材料之。5. 医疗股利用门诊机会向民众宣传防疫。6. 电台广播由宣传股担任之。

主席提议：传染病之滋生或流行情形，应如何调查案。决议：1. 由卫生事务所通知各公私医师及诊所随时报告传染病。2. 由警察局转饬各户籍警向医疗股报告死因。

主席提议：对于环境卫生如何推行案。决议：由卫生事务所负责办理。

主席提议：开始工作时间应如何规订案。决议：1. 自六月十九日起为开始宣传。2. 自六月二十六日起为开始注射期。

临时动议：主席提议：为谋本会工作顺利起见，拟加聘西北防疫处卫生实验院及省社会服务处等三机关为委员，可否？请公决案。决议：通过。①

又如，1945 年 10 月 24 日兰州市卫生事务所申请拨防疫费："查三十四年度由省拨助本市防疫费八十万元，业经造具预算书呈送甘肃省卫生处

---

① 兰州市防疫委员会：《兰州市防疫委员会会议记录》，1944 年 6 月 3 日，甘肃省档案馆藏，059-008-0479-0013。

核办在案。”（表 5-6）①

表 5-6　兰州市预防霍乱及临时时疫医院开支预算书（1945）

	项目			
		科目及摘要	预算数	备考
一款	一项			
		兰州市预防霍乱及时疫医院之处	800，000.00	
		预防霍乱费	340，000.00	
	一	酒精药棉费	50，000.00	
	二	预防注射即疫区消毒车费	40，0000.00	
	三	病人膳食及营养费	250，000.00	津贴各私立医院收容穷寒患者伙食费
	二项			
		时疫医院用费	460，000.00	
	一	调派医护人员膳费	100，000.00	
	二	临时需药械费	160，000.00	
	三	临时雇工费	60，000.00	厨役二人、工役三人各月支一万二千元，以一月为限
	四	修缮费	70，000.00	
	五	办公费	70，000.00	包括灯油、燃料、煤水、文具、纸张、印刷等物

资料来源：兰州市卫生事务所：《关于拨助本市防疫费的呈文》，1945 年 10 月 24 日，甘肃省档案馆藏，059-012-1291-0005。

防疫应急举措实施，或常态性预防机构组建，皆需政府组织资源整合和动员。如 1942 年甘肃省卫生事务所呈报组建市防疫委员会的档案所记：

> 时届夏令，各种传染疾病最易发生……除已于本年六月举行卫生运动周……兹拟按照上年成例，依据卫生署规定会同本市有关各机关，组织兰州市夏令防疫委员会……惟防疫经费需款甚巨，除呈请卫生处核拨外……

① 兰州市卫生事务所：《关于拨助本市防疫费的呈文》，1945 年 10 月 24 日，甘肃省档案馆藏，059-012-1291-0005。

一　组织

由卫生事务所联合警察局、市党部、青年团、抗敌后援会、民众教育馆、新生活运动促进会、军警督察处、妇女工作委员会、卫生署西北卫生干部人员训练所及宪兵营等机关，组织兰州市防疫委员会。[①]

前此整合反映政府运行基础日渐改变。此间秩序重构系国家主导，由中央至地方自上而下。如1945年9月甘肃省政府防疫训令记载："奉社会部电：查关于各地社会服务处办理防疫工作……分别电饬遵办在案"，"兹准卫生署本年七月二十日（311）庚字（2110986）号代电，各地社会服务处举办该项防疫工作，已饬各省市卫生机关切实协助办理"。此故，甘肃省政府举措："除分令外合，亟令仰该市转饬经洽办理具报为要！"[②] 是年10月2日，兰州市政府接此命令后给兰州市社会服务处发布工作指示，强调遵照执行前此训令："本此合行，令仰遵照经洽办理具报为要。"[③]

政府居间协调对跨县或跨省防疫有促动之功。如1936年5月青海黄河南北及海原畜疫盛炽，青海省赈务会向行政院、卫生院、西北防疫处等发函求助，并从防疫处购得疫苗。公函称，瘟疫盛炽，"各帐幕所养之牛羊马匹，多数惨遭死亡……青海远处边隅，此项药品，从来阙如，且需用甚多，购买困难……相应函请贵处酌发药品，借以预防"。[④]

建立政府瘟疫防治应急动员机制，更需政府在疫病防治社会动员中发挥关键作用。1938年8月3日甘肃皋兰县西果园一带暴发霍乱而"日有死亡"。皋兰"离省城市极近，殊觉危险"，兰州市警察局、西北防疫处及皋兰县政府遂邀甘肃学院医学院等单位，于次日"上午九时在本局中山堂召

---

① 甘肃省卫生事务所：《关于上报兰州市夏季传染病防疫实施承办人法给兰州市政府的呈文及防疫工作实施办法一份》，1942年7月8日，甘肃省档案馆藏，059-009-0045-0001。

② 甘肃省政府：《关于举办各项防疫工作洽各省市卫生机关切实协助给市政府的训令》，1945年9月21日，甘肃省档案馆藏，059-009-1401-0011。

③ 兰州市政府：《关于经洽本府卫生事务所切实协助举办防疫工作给社会服务处的训令》，1945年10月2日，甘肃省档案馆藏，059-009-1401-0012。

④ 青海省赈务会：《为青海黄河南北及海原一带瘟疫盛炽请发药品等事项给西北防疫处公函》，1936年5月30日，甘肃省档案馆藏，029-001-0383-0021。

集本市治疗机关及医生等预谋防疫办法及治疗方法以谋公众安全"。① 是次会议动员中：

　　出　席：省会警察局长马志超　科长戴云林

　　　　　　皋兰县长何世英　西北防疫处李希珍、钟之英

　　　　　　甘肃学院医学院代表程景明　公教医院代表赵永登

　　　　　　卫生事务所副所长刘蔚森　科长杨作华

　　　　　　省立兰州医院吴雨农　戒烟医院

　　　　　　宋氏诊疗所宋子安　金城医院代表武勇泉

　　　　　　中心报社　省新运会　民国日报社　民间通讯社

　　　　　　省党部　西北日报社

　　缺席者：福音医院　西北疗养院　县党部

　　主　席：马志超②

档案记载显示：国家（政府）应对瘟疫的组织动员机制在西北正逐渐形成。政府权力需依照程序规范和行政纪律运行，组织社会动员和资源整合。如是次会议讨论和议决主要事项：

　　甲　报告事项

　　主席报告：（一）西果园一带发现虎疫，日死数千人；（二）本市猩红热流行情形；（三）白喉症流行情形；（四）石头巷小北街闻有虎疫发生。

　　何县长报告：兰洮路工人昨日在工地染虎疫……其余工人制止回籍。

　　钟先生报告：阿干果园、土门敦死者已检查，确系虎疫。

　　乙　讨论事项

---

① 甘肃省会警察局：《为发现虎疫召开预谋防疫办法事函》，1938 年 8 月 4 日，甘肃省档案馆藏，032-001-0032-0026。

② 甘肃省会警察局：《防疫会议记录》，1938 年 8 月 4 日，甘肃省档案馆藏，032-001-0032-0027。

宋大夫子安提议，本市已注射防疫针者不及百分之二，拟请饬保甲长逐户传知，沿门注射并筹备药品。

议决：（一）通知国馆中医公会，如是虎疫病症（霍乱）限四小时内报告就近警局或防疫会，贻误者即停止营业。（二）实行隔离。筹设传染病院（距省会七八里）强制执行。（三）卫生警员负责检查传染病所在住户。（四）封锁黄河沿岸……由县政府警察局会同执行。（五）运水水桶实行消毒。①

此外，是次会议相关临时动议：

西北防疫处李代处长提议组织兰州夏季防疫委员会执行防疫事务案。

议决：通过。公推马志超为主任委员，何世英、李希珍为副主任委员，吴雨农、刘蔚森、柯舆参、宋子安为委员

地点：卫生事务所；经费：由警局、县府、西北防疫处各先借二百元并赶造预算呈请省府核发。

是次会议议决内容："疫苗由西北防疫处供给……检疫隔离病院成立后办；取缔清凉饮水，检查两类由卫生事务所办。"②

又如，1942年10月兰州市卫生事务所给夏季防疫工作总结报告显示，疫情防控依赖部门或组织的行政权力整合且有效运行为基础。是年夏，兰州市卫生事务所倡导且联合"兰警察局、省新运会、省抗敌后援会、青年团甘肃支部、军警督察处、妇女委员会、兰州市党部、省民众教育馆"等而成立兰州防疫委员会。是次夏季防疫安排：

① 甘肃省会警察局：《防疫会议记录》，1938年8月4日，甘肃省档案馆藏，032-001-0032-0027。

② 甘肃省会警察局：《防疫会议记录》，1938年8月4日，甘肃省档案馆藏，032-001-0032-0027。

一、组织

……

（二）本会计分四股分别担任工作

1. 总务股，由卫生事务所担任股长；2. 防疫股，由卫生事务所担任股长，警察局、社会局、西北卫生人员训练所、青年团、国医馆等五机关协助推行；3. 环境卫生股，由警察局担任股长，卫生事务所、宪兵营、军警督查处协助推行；4 宣传股，由青年团担任股长，民众教育馆、市党部、新运会、妇女工作委员会、抗敌后援会各机关协助之。

二、工作分配

（一）总务股，专司一切购买备用经费支出及运动周一切筹备事宜。

（二）防疫股，专司一切预防注射传染病调查诊断并管理即推行预防疾病流行工作。

（三）环境卫生股，专司清洁检查、竞赛及一般环境卫生调查或取缔工作。

（四）宣传股，专司卫生讲演广播及文字宣传等事宜。①

（三）防疫社会动员依赖基层组织或机构有效运行

国家开展社会动员，需发挥组织协调和保障作用，确保基层组织或机构及其成员能将行政权力运用指向公共价值目标。如档案记载：1937 年 11 月，西北防疫处复函，报告派员防止猩红热传染之防治事项；1939 年 1 月，甘肃省政府委派城固县政府送城乡保甲长及警察参加防空防毒讲习班；1941 年 10 月，兰州市政府发布训令要求保甲应协助防疫人员工作；1942 年 11 月，兰州市政府着令警察局、卫生事务所当为进城清洁厕所之工人提供协助；1943 年 10 月，兰州市政府批准西北医专学校为保甲长培训；1946 年 8 月，兰州市党部皋兰县农会等九机关致函，要求查禁市警察

---

① 兰州市卫生事务所：《关于夏季防疫工作总结报告给兰州市政府的呈文及防疫工作总结报告》，1942 年 10 月 9 日，甘肃省档案馆藏，059-009-0045-0003。

局及卫生事务所派员警"借整理市容、推行卫生之名义"勒索担贩欺诈愚民的现象，是年 8 月甘肃省政府有同类命令发布。[①]

第二节　防疫社会动员中的民众卫生宣教

为推进防疫等公共卫生建设并获实效，开展民众防疫卫生宣传教育必不可少。近代有论述强调，国民若不解卫生行政用意，"在个人自由略被梗阻时，势必起而破坏和阻挠"。[②] 卫生宣教属防疫社会动员的重要举措，既能促进民众认识和防治疫病，又能形塑民众卫生观念并规范其公共卫生行为。无论是应急而为，还是有计划的预防性举措，国家（政府）都在近代西北瘟疫防治卫生宣教中起到了重要的主导作用。

一　卫生宣教内容

防疫卫生宣教内容涉及一般公共卫生观念、疾病知识的普及教育，针对具体传染病的认知和预防，以及对疫情信息的讲解和公告。

此类宣教无论是培训还是一般性展览、卫生演讲，乃至标语、歌谣应用等，都会论及环境卫生、个人卫生与疫病传播的关系。西北各省卫生处相继制定"国民卫生公约"，内容颇类似。如陕西省卫生处制定《国民卫生公约草案》，要者如下：①个人卫生习惯养成，如不随地吐痰、便溺，不食生冷，勤漱口，积极扑灭蚊蝇鼠等；②科学对待疫病及治疗，染病不求神问怪、迷信邪说；③普及疫病预防、治疗常识，如不近病患、出生死

---

① 请见西北防疫处《为复派员防止猩红热传染给甘肃省警察局公函》，1937 年 11 月 2 日，甘肃省档案馆藏，029-001-0227-0025；甘肃省政府《下发城固县政府函请送城乡保甲长及警察参加防空防毒讲习班听讲的公函》，1939 年 1 月 25 日，甘肃省档案馆藏，033-0487-0013；兰州市政府《关于各区保甲协助防疫人员工作一案的训令》，1941 年 10 月 12 日，甘肃省档案馆藏，059-001-0044-0005；兰州市政府《关于清洁厕所运出粪污给卫生事务所及警察局的训令》，1942 年 11 月 27 日，甘肃省档案馆藏，059-0021-0011；兰州市政府《为准西北医专学校请派保甲长受训的训令》，1943 年 10 月 11 日，甘肃省档案馆藏，059-003-0324-0015；甘肃省政府《兰州市党部皋兰县农会等九机关快重代电》，1946 年 8 月 8 日，甘肃省档案馆藏，059-012-1303-0001。
② 胡宣明：《中国公共卫生之建设》，亚东图书馆，1928，第 13 页。

亡向保甲长报告、接种牛痘和打防疫针等。[1]

针对春夏瘟疫多发，突出一些具体疾病预防治疗的知识宣传和普及教育。如1938年夏兰州土门墩、西果园、七里河报告霍乱，兰州市卫生事务所、西北防疫处与其他机构给市民散发防疫宣传单《奉行防疫宣传通告民众书》：①通告疫情发生地带与危害程度；②告知霍乱病症、传播媒介及病因；③通告政府应对之方并呼吁民众不要恐慌，"现在政府及各医院已经发放药品，着力预防，希望全体同胞协力预防"；④附列简易明确的预防霍乱和提倡公共卫生之法，如注射预防针，厕所用石灰或消毒水灭毒，病患隔离送专门医院并报告警察，等等。[2]

卫生宣教突出关键人物或组织、部门，明确宣教要点和工作职责分工。如1942年兰州市夏季防疫工作中，市防疫委员会专设"宣传股"，"由青年团担任股长，民众教育馆、市党部、新运会、妇女工作委员会、抗敌后援会各机关协助之"，"专司卫生讲演广播及文字宣传等事宜"。针对传染病管理，兰州市防疫委员会要求"轮流在各警区，招集保甲长讲述传染病概况及报告传染病方法，以便施行管理"。[3] 此外，处置疫情时明确告知民众防疫注意事项已成卫生宣教操作规范。如1943年2月，兰州警察局向兰州市卫生事务所报告兰州市南稍门外闵家桥张家庄等处发现天花，该所"当即派员驰赴患者各户，逐一调查均系麻疹并非天花……并告知其邻居预防麻疹方法以免传染"。[4] 又如，同年5月，兰州市庙摊街道发现白喉疫情，兰州市卫生事务所接到报告后遂遣派医师田家昌前往调查、诊治，协同医院医生向病患"注射白喉血清（5000单位）及樟脑溶液一支，未愈病故"，"复于王秃子住宅附近十余家挨户访问"。该所事后报告：春令白喉易作而应普遍预防，受缺药所困，"除派员再行前往，晓谕居民"，发

---

① 《陕西省卫生技术会议汇编》，1941年4月15日，陕西省档案馆藏，091-0015-0027。

② 综上请见省国医分馆《为翻印霍乱症药方令各县政府卫生机关分别标用金塔、高台、甘谷呈报发现各种传染病》《请派员带药防治的呈文及省政府、省民厅的代电等》，1938年7月，甘肃省档案馆藏，015-007-2750。

③ 兰州市卫生事务所：《关于夏季防疫工作总结报告给兰州市政府的呈文及防疫工作总结报告》，1942年10月9日，甘肃省档案馆藏，059-009-0045-0003。

④ 兰州市卫生事务所：《关于南稍门麻疹案例已痊愈给兰州市政府的呈文》，1943年2月9日，甘肃省档案馆藏，059-009-0045-0012。

现"喉痛发烧之症状，即令就医诊疗并一面将经过情形报请卫生处备查"。①

二　机构、组织引导与社会贤达推动

近代西北，政府、防疫机构或组织及社会贤达合力开展民众防疫卫生宣教，扮演相应"角色"。

（一）倡导、组织防疫卫生宣传教育

近代西北开展医学教育、培训活动，推行卫生防疫法令，依赖国家力量发挥作用。

晚清以降，一些传教士医生"兴医辅教"，开展公共卫生宣传教育，其认为此举虽见效慢却"比较稳"，甚至"强于卫生立法"。② 在西北，传教士医生是现代医学、公共卫生观念及新式医护人才培训的引介者、传播者、教育者之一。

近代西北初步成形的防疫和医疗卫生体系，主要由下述组织支撑：国立和省立医院，县立卫生院和卫生所，各级卫生实验所，国立和省立医学院（校）、护士助产学校，以及少量本土私人医疗机构。民众防疫宣传教育活动，如卫生展览会、防疫卫生周、防疫标语、防疫墙报等，多系政府机构或社会组织开展。各县卫生院、卫生所常作为基层民众防疫卫生宣教的组织者、执行者。如 1943 年，甘肃有 36 县卫生院（所）通过座谈会、演讲会等开展卫生宣教，散发卫生传单共计 12252 张；针对重点人群，组织母亲会、儿童会和学校班级卫生座谈会，参与人次分别达 3495、7392、22449 人；利用患者在医院、诊所候诊的时间开展卫生宣教活动，又称"候诊教育"。③ 在陕西，省防疫处 1933—1935 年举办三届卫生展览会，编印三期周年纪念刊物。西安市卫生事务所 1934—1942 年举办八次卫生展览会，其中 1942 年 5 月的展览，展品数达 1085 件，宣传品计有十余种，共计 49000 余人参观。新、青、宁三省民众卫生防疫宣教亦类陕、甘。如在

---

① 参见兰州市卫生事务所《关于上报庙摊街发现传染病白喉给兰州市政府的呈文》，1943年 5 月 9 日，甘肃省档案馆藏，059-009-0044-0002。

② 中华续行委办会调查特委会编《中华归主：中国基督教事业统计（1901—1920）》，第977 页。

③ 甘肃省地方史志编纂委员会编《甘肃省志·医药卫生志》，第 93 页。

新疆，民政厅每逢春夏会发布疫病预防布告，告知民众面对病患"以即隔离诊治以免传染"。① 新疆卫生处在报刊设卫生专栏、散发卫生传单，② "推行社会卫生宣传"是其举办卫生干部专训班必修培训课程。③ 除迪化、和阗等县还由专署召集举办夏季卫生运动月。④

（二）引介和传播防疫卫生知识、观念

民众防疫卫生宣教，常苦无材料及宣传品，县卫生院（所）于此尤为突出。⑤ 除卫生部颁布"时令病歌"等，适合西北实情的卫生传单、展品、墙报、标语和口号多由西北各省卫生处、卫生实验所、医院和医学校的专业人士编写。通过开展医学教育、培训和创办专业医学期刊，促进防疫卫生宣传教育以知识化、专业化为指引。又通过改写民谣、粘贴标语口号、制作墙报和幻灯片、举办卫生演讲会和卫生展览会、开展"候诊教育"及组织母亲会、儿童会等促进防疫卫生宣教实现通俗化、便利化，以助实效提升。此间，政府、防疫机构或组织及社会贤达作为新知识、新观念、新制度"引介者"和"教育者"的角色在广义制度化层面被强化。

以 1942 年兰州市夏季防疫宣传工作为例。兰州市防疫委员会议决防疫宣传工作，"拟订期举行卫生运动宣传周，普遍宣传"。具体方法包括："文字宣传——编印传单，绘制标语图画分发张贴，并制幻灯片，由各影院放映等"；"口头宣传——举凡卫生事务所工作人员于工作时随时讲述预防传染病之方法，并在广播电台广播"。⑥

此间，"专司卫生讲演广播及文字宣传等事宜"的宣传股将各机关征集的卫生宣教稿件交由《民国日报》及其附刊，推出夏令防疫特刊。卫生事务所负责宣传夏令防疫壁报，以"传染病预防方法""育儿法""如何

---

① 新疆民政厅：《疫病流行布告》，1936 年 4 月 8 日，新疆维吾尔自治区档案馆藏，政 002-006-0046。

② 新疆维吾尔自治区地方志编纂委员会编《新疆通志·卫生志》，第 73 页。

③ 新疆卫生处：《卫生宣传及卫生干部培训班计划》，1948 月 6 月 10 日，新疆维吾尔自治区档案馆藏，文 001-003-0013。

④ 《和阗夏令卫生竞赛》，《新疆日报》1949 年 7 月 26 日。

⑤ 《陕西省卫生技术会议汇编》，1941 年 4 月 15 日，陕西省档案馆藏，091-0015-0027。

⑥ 参见甘肃省卫生事务所《关于上报兰州市夏季传染病防疫实施承办人法给兰州市政府的呈文及防疫工作实施办法一份》，1942 年 7 月 8 日，甘肃省档案馆藏，059-009-0045-0001。

促进个人卫生""夏令防疫与环境卫生"为题目。各保甲长散发统一印刷传单，接受防疫及传染病预防知识培训并回各保甲宣传。各卫生机关抽调专业人员举行市民大会，进行卫生演讲。各卫生事务所、医院和学校制作卫生宣传幻灯片送电影院放映，配合举办夏令卫生运动周。①

医生在具体疫情处置中对病患及家属、邻近民众进行有针对性的疫病特征识别和预防知识讲解，亦是民众防疫卫生宣教的重要内容。如1943年5月兰州市庙摊街发生白喉疫情，兰州市卫生事务所遣员诊治，"饬随时注意防患以免蔓延"。② 又如，为兰州市各中小学校学生注射霍乱疫苗，并在学校举办霍乱等传染病预防知识讲座。③ 概言之，在重点时令或针对重点疫病、重点人群进行疫病预防、疫苗注射活动时，相关人员亦开展灵活的防疫卫生宣教。

三　防疫卫生宣教形式

受众的广泛性和多样性，是民众防疫卫生宣教必然会形式多样且载体多元的关键原因，此亦能折射出近代西北相应社会变迁。

（一）环境卫生建设

环境卫生建设是促动民众直接参与卫生宣教的常见实践。在西北，政府受现代公共卫生观念影响而促动民众参与环境卫生建设。

厕所清洁、水源消毒等环境卫生建设是防疫必备内容。如1942年兰州市夏季防疫实施办法所涉"环境卫生工作"事项即含"饮水消毒""厕所消毒""饮食商贩管理"等。④ 此亦使是年兰州市环境卫生建设取得实效。

（一）修建整理黄河沿岸汲水码头，并设禁牌禁止污染水源……

---

① 综上宣传史料见兰州市卫生事务所《关于夏季防疫工作总结报告给兰州市政府的呈文及防疫工作总结报告》，1942年10月9日，甘肃省档案馆藏，059-009-0045-0003。
② 《关于传染病白喉鉴定核查给兰州市卫生所的指令》，1943年5月12日，甘肃省档案馆藏，059-009-0044-0003。
③ 兰州市政府：《关于学生注射防疫针的通知》，1949年5月26日，甘肃省档案馆藏，059-003-0193-0010。
④ 甘肃省卫生事务所：《关于上报兰州市夏季传染病防疫实施承办人法给兰州市政府的呈文及防疫工作实施办法一份》，1942年7月8日，甘肃省档案馆藏，059-009-0045-0001。

（二）建筑公共小便池，改良公共厕所……

（三）设立街头公共领水亭……

（四）调整改善市民浴室并注意宣传促进民众沐浴之习惯。

（五）有关卫生商店管理——由卫生稽查随时调查管理外，并招集理发店、洗澡堂、饮食业工会予以卫生讲话并指示应改良各件。

（六）严厉执行取缔切售西瓜……

（七）化验——采取各种饮食品及清凉饮料样品送西北防疫处化验……在未经化验合格前不准发售，并由卫生稽查员随时取缔。[1]

群众防疫卫生宣教注重通俗性知识教育和规范行为相结合。如《公共卫生实施概要》强调，传染病预防与促进民众身体健康皆有赖于改良环境卫生。它将环境卫生建设分列 13 类，[2] 突出以环境卫生建设促进防疫卫生宣教。典型者，如陕西安康县卫生院制定系列卫生管理规则，涉及浴室、理发店、妓院、旅店、公共娱乐场所、食品摊、屠宰场、肉店、饭店等。[3] 西北各省此类规范多与之类似，显示了防疫卫生宣教的广泛性。又如在新疆，省会警察局第三科专责市容整治、街道清洁、街区卫生营业管理等工作。[4] 乌鲁木齐警察局所辖卫生队——1939 年专设卫生警长——专责督导、检查街市卫生。为应对瘟疫，乌鲁木齐防疫委员会设环境卫生组，专司公用水井、公厕设计或改建及消毒、污物检查处理，负责"公共场所及其他有关卫生事项的管理与改进"。[5] 新疆农矿厅、民政厅、卫生处等亦制定《迪化屠宰场屠畜检查员检查规则》《卫生检查办法》等地方法令。奇台、博乐、霍城等县据前述法令或制定本县具体办法，或开展卫生检查。[6] 和阗专署召集相关部门拟定管理饮食店、澡堂等环境卫生之规则，令饬下辖

---

① 兰州市卫生事务所：《关于夏季防疫工作总结报告给兰州市政府的呈文及防疫工作总结报告》，1942 年 10 月 9 日，甘肃省档案馆藏，059-009-0045-0003。

② 训练总监部编印《公共卫生实施概要》，第 13 页。

③ 张瑞彬：《国民政府时期公共卫生事业研究》，硕士学位论文，西北大学，2011。

④ 《省会警察局整治市容卫生》，《新疆日报》1941 年 2 月 7 日。

⑤ 迪化卫生事务所：《关于迪化夏季防疫实施办法的呈》，1941 年 5 月 15 日，新疆维吾尔自治区档案馆藏，文 001-003-0012。

⑥ 新疆维吾尔自治区地方志编纂委员会编《新疆通志·卫生志》，第 73 页。

各县推进。①

（二）以知识教育和科学观念规范民众卫生行为

开展卫生展览会、知识讲座、卫生讲演、卫生运动月（周）等防疫卫生宣教，是西北各省试图以知识教育和科学观念规范民众卫生行为的重要举措。典型者，如前论 1943 年甘肃省卫生处此类卫生宣教活动，且此类活动亦渐成常态。又如在新疆，时至 1949 年 3 月，乌鲁木齐举办的夏季卫生讲座仍在进行。是次讲座以中、俄、维吾尔语主讲"瘟疫传染与繁殖"，并放映彩色电影助兴。② 同年 7 月 23 日，乌鲁木齐市政府召集相关部门召开夏令卫生座谈会，议决同年 8 月 10 日举行卫生运动月，"出标语，请本市名人广播讲演"。

除医学教育、医事培训和创办并发行专业医学期刊，西北本土一些报刊亦报道疫病、防疫和公共卫生建设的新闻，开设卫生专栏刊载科普文章。③ 如《甘肃民国日报》1934 年 7—8 月刊载相关文章或报道包括：《西北防疫处将筹设宁肃分处》（7 月 7 日，第 4 版）、《经会议拨青二十万设防疫处牧畜场》（7 月 8 日，第 3 版）、《防疫处筹设门诊部》（7 月 12 日，第 3 版）、《京疾疫流行死亡惊人》（7 月 23 日，第 2 版）、《西北防疫处卫生实验处筹组兽医研究所》《兽医学校俟中央核准后成立》（7 月 23 日，第 3 版）、《省会中医营业规则》《西北防疫处卫生实验处进行计划经会核准》（7 月 27 日，第 3 版）、《卫生实验处决定在天水肃州筹设模范县医院》（7 月 28 日，第 2 版）、《省卫生实验处、西北防疫处甘肃卫生工作计划》（7 月 31 日，第 3 版）、《捕蝇会正式成立》《本市七月患病及死亡人数统计》（8 月 7 日，第 4 版）、《西北防疫处筹备忙》（8 月 8 日，第 2 版）、《卫生实验处组织条例》（8 月 9 日，第 4 版）、《甘院订购医药用品》（8 月 16 日，第 3 版）、《美人谢格塔理建筑之西北医院募捐》（8 月 17 日，第 3 版）、《省卫生实验处提前成立》（8 月 22 日，第 2 版）、《蚊蝇与穷

---

① 《和阗拟定春季卫生规则》，《新疆日报》1949 年 3 月 5 日。
② 《中苏卫生协会夏季讲座》，1949 年 3 月 15 日，新疆维吾尔自治区档案馆藏，文 001-003-0013。
③ 吕强、王昕：《民国西北卫生状况与防疫体系的建构——基于报刊舆论的考察》，《西安电子科技大学学报》2020 年第 3 期。

人》（8月23日，第3版）等。

民众防疫卫生宣讲注重知识普及和观念引导。如宁夏农林处组织人员曾赴永宁、平罗、惠农、贺兰四县小学开展家畜防疫讲演。笔者注意到，此类档案记述多类似——如题目、地点和对象基本一致，说明活动系统一组织且有规范性要求。为免重复，在此仅举永宁县小学讲演为例（表5-7）。

由表5-7可知：①演讲主题明确且针对性强，突出受众特点，关键者，突出防疫与民众生产、生活密切相关，表明推动者已意识到防疫与经济发展和社会稳定的关联；②虽时局转换迅疾，此类活动仍在进行，说明民众防疫卫生宣教已确属常态性举措，受众是小学生则折射出其涵盖对象、领域的广泛性。

针对边远地区交通、教育落后的情况，防疫人员通过信函向民众讲明防疫操作规范或进行防疫函调。由此可见彼时多形式民众防疫卫生宣教实践在较大空间范围内开展确属事实。农林部西北兽疫防治处王承钧给农友孔士杰的信函于此可为史实证据：

> 孔士杰农友：
> 　　我在去年派人到你们那里给牲口打针。现在为明白打针人实不实在，请你们忠实的回答，就在这张信的答字下面填写……送到邮局去。你们不要再花邮票钱。
> 　　……
> 　　问：打针的人共有几人？
> 　　答：
> 　　问：给你们打了多少牲口？
> 　　答：
> 　　问：在你们那里住了几天？
> 　　答：
> 　　问：打针后出过什么毛病没有？
> 　　答：

表 5-7　永宁县小学防疫讲演调查表

| 年月日 | 乡镇名 | 保别 | 甲别 | 村名 | 小学讲演 | | | | 通邮局所及地点 | 附注 |
					校名	校长姓名	学生人数	讲题		
37.10.16	第二乡	5		长乐庙	国民学校	哈促宽	75	家畜防疫	第二乡公所转	
10.18	第三乡	3		李家桥	"	杨新春	40	"	第三乡公所转	
10.19	"	1		望鸿堡	中心学校	李凤详	140	"	永宁望鸿堡邮局转	
10.22	第四乡	1		靖益堡	国民学校	李青峰	45	"	第四乡公所转	
10.23	第五乡	1		五渠庙	"	陶让	67	"	杨和堡邮局转	
10.24	"	2		简宁庙	"	张英	39	"	"	
10.25	"	3		百束台	"	黄治峰	50	"	"	
10.30	第七乡	2		新塞子	"	雷光耀	30	"	望远桥邮局转	

资料来源：《永宁县小学防疫讲演调查表》，宁夏回族自治区档案馆藏，030-001-0373-0004。

问：你们还喜欢再打针吗？

答：

附贴邮信封一个

王承钧

八月十七日①

仍需说明者：①西北交通闭塞，农民群体文盲较多，依照此期西北防疫组织和动员体系论，此信函所称农友应担任保甲长，或是乡村能人、乡贤；②信函格式、内容、交代事项皆有一定制式，说明活动是机构统一组织，且有规范性要求。

（三）载体运用与防疫卫生宣教形式丰富

多形式的民众防疫卫生宣教事关广义社会动员和资源整合，必涉及多元载体之运用。此间"中西""新旧""传统与近代"之互动关系演进亦展现为社会变迁中的"变"与"不变"，或可视为"传统之创造性转化"命题的延续。

1. 新组织载体与多形式防疫卫生宣教实践

政府、防疫机构或组织和社会贤达等合力防疫，为民众防疫卫生宣教提供了新载体；国家在应对瘟疫这类公共危机时亦促动自身的现代化转型，其突出表现即政治行动（公共行政）之目标转换。瘟疫防治已超越传统荒政而转向促进现代防疫等公共卫生建设。传统荒政实践中克服社会危机和维护秩序的行政目标及其内含的民本、仁政思想，促进官民合作的智慧，以及依靠国家制度支撑下的"化民成俗"，在近代西北国家主导下的政府、防疫机构或组织和社会贤达的合力防疫中均有体现。这或是传统荒政因循现实需求完成创造性转化的表现。

但是，综上之外，之所以言其"超越"即在于，近代防疫等公共卫生建设，其价值理念是指向服务公众健康，并基于此而促成社会稳定，这显著地区别于传统国家医疗体系——学界公认其主要服务于皇室和高级官僚

---

① 王承钧：《为函调防疫问题给孔士杰农友的笺函》，1948 年 8 月 17 日，甘肃省档案馆藏，030-001-0373-0029。

体系。同时，近代防疫等公共卫生建设是以现代科层化官僚组织和医学研究、医药生产组织等复杂的社会组织系统为支撑。在近代西北，卫生处、卫生实验所、卫生警察和卫生稽查、防疫委员会等在政府组织体系中出现，医院、卫生院和诊所、医学校等新型社会组织的出现，卫生材料、生物制品等以现代医学知识和公共卫生观念为支撑的新型产业的出现，都是前此历史演进中必定伴生者。在社会生活领域，卫生运动月（周）、卫生知识讲座等新型社会运动方式嵌入西北，此亦是近代中国历史演进的重要体现。

2. 防疫卫生观念倡导与知识传播

医学院、学校和医院开展医学教育，举办培训班或卫生演讲等，是民众防疫卫生宣传教育的重要组成部分；报刊、幻灯片、医学刊物等亦渐被广泛用于防疫卫生宣教。除西安、兰州、乌鲁木齐这类较大城市外，一些地方报纸亦有相应举措。在闭塞的甘肃陇南，同样可见 1948 年初天水县卫生院在《陇南日报》开辟"天水卫生"专栏，每周一期刊载防疫接种、公共卫生科普等文章。天水县卫生院在天水师范学校、天水中学、天水女子师范学校开设卫生室，宣讲卫生课，通过定期为学生体检、治疗沙眼等开展卫生宣教。① 类似者，秦安县曾刊印《秦安卫生》作为开展民众防疫卫生宣教的实践。②

报纸开辟卫生专栏，电影院放映幻灯片，医学刊物出版，这些新媒介成为西北民众防疫卫生宣教的新载体，折射出社会变迁的下述关键信息。

第一，其内涉全新的知识、信息传播机制，是传统西北社会未有者，促进防疫等公共卫生建设作为全新的公共社会领域在西北成长。其间，"公共舆论"作为广义的社会动员和资源整合力量，亦不同于传统"民意"，有研究即强调报刊舆论对民国时期西北卫生状况改进和防疫体系建构有关键促进作用。③

---

① 综上天水县卫生院史料请见天水市卫生局医药卫生志编辑室编《天水市医药卫生志》，第182 页。
② 刘德茂：《民国时期天水传染病概况》，《天水文史资料》第 4 辑，第 176 页。
③ 吕强、王昕：《民国西北卫生状况与防疫体系的建构——基于报刊舆论的考察》，《西安电子科技大学学报》2020 年第 3 期。

其二，其知识、信息传播范围和能力非传统社会的传播机制可比。新媒体，特别是电影、报纸等的出现，是"现代性"嵌入闭塞西北之体现，它预示着伴随公共社会领域成长，民众观念、生活方式、社会行为势必发生改变，并加速其作为新治理技术被广泛应用于瘟疫等公共社会危机的应对。

第三，报刊卫生专栏开设和医学刊物出版发行作为广义公共卫生体系之一部分，与传统医学教育和医书编纂印刷有显著区别，其与现代医学教育培训、公共卫生建设及工商社会相伴生。

在近代西北，医院、医学院、卫生实验所等新社会组织出现及医学活动开展，卫生专栏开辟和医学刊物出版，是前此新机制发展之关键。广义而论，卫生处、卫生实验所、市县卫生院所刊印的宣传介绍册（含卫生传单）亦可纳入此类。据笔者掌握资料论，近代西北创办专业性医学刊物自清末新政始，鼎盛于民国也结束于民国。有研究指出，1909年11月创刊的《陕西》杂志，首期便刊载卫生常识科普文章，并开设卫生专栏，应是近代西北以期刊专栏形式宣传介绍医药卫生知识之发端者。1919年9月创刊的《中华红十字会西安分会杂志》是西北近代专业医学刊物之开端者。①

陕西因医疗资源相对丰富，亦是西北出版发行医学刊物相对较多者。其中如《平民医药汇刊》《陕西卫生月刊》《西京医药》《陕卫》等刊或属影响较著且可称代表者，② 其创办群体主要是专业人士或行业组织（表5-8）。

由表5-8可见，西北本土医学期刊创办随近代防疫等公共卫生建设而兴，它以晚清新政为肇端，鼎盛于民国，尤以南京国民政府时期为要。期刊兴办时断时续，反映了防疫等公共卫生建设亦处艰难。

同时，医学期刊创办者的"背景"再次强化下述事实：民众防疫卫生宣教需要政府、医疗卫生机构、社会组织及社会贤达合力完成。如表5-8所示，近代陕西医学相关期刊的创办者，既有政府机构如防疫处、卫生处、

---

① 孙忠年：《陕西医药期刊述略（1909—1949）》，《中华医史杂志》1991年第2期；王睿、姚远：《近现代陕西医学期刊的起源和发展》，《河北农业大学学报》（农林教育版）2005年第4期。

② 王睿、姚远：《近现代陕西医学期刊的起源和发展》，《河北农业大学学报》（农林教育版）2005年第4期。

表 5-8　近代陕西医学相关期刊简计

刊名	主办单位	发行单位	创办时间	停办时间	主编	出版期（卷）数
《陕西》（月刊）		三原县出版	1909年11月27日			
《中华红十字会西安分会杂志》（半年刊）	中华红十字会西安分会	中华红十字会西安分会	1919年9月10日	1920年7月	杨叔吉	4期
《西京医药》（月刊）	陕西省立医院	西京医药社	1933年1月15日	1933年10月		10期
《防疫周刊》（后更名《陕西卫生月刊》）	陕西防疫处	陕西防疫处	1933年3月6日，1935年7月15日更名	1937年2月	杨叔吉、石解人、胡敬之	周刊2卷13期，月刊120期
《陕西防疫纪念特刊》	陕西防疫处	陕西防疫处	1933年11月11日	1938年9月		6期
《西京新医药》（月刊）	西京医药社、西京医师公会	西京医药社、西京医师公会	1934年9月23日	1934年12月30日	石解人、吉星北、吴犀棠	2期
《陕西省立助产学校年刊》	陕西省立助产学校	陕西省立助产学校	1935年			1期
《卫生署公共卫生人员训练所西北同学会会刊》（不定期）	卫生署公共卫生人员训练所西北同学会	卫生署公共卫生人员训练所西北同学会	1938年7月	1939年8月		8期
《西北卫生通讯》（半月刊）	军委会西安卫生专员办公室	军委会西安卫生专员办公室	1939年8月	1940年7月		23期
《陕卫》（月刊）	陕西省卫生处、陕卫月刊社	陕西省卫生处、陕卫月刊社	1940年1月15日	1943年5月	杨叔吉	4卷41期
《西北医学院刊》	西北医学院	西北医学院	1940年12月	1943年1月		27期
《平民医药周报》	西安平民医药周报社	西安平民医药周报社	1943年6月	1948年3月	沈伯超	96期
《平民药物汇刊》（月刊）	西安平民医药社	西安平民医药社	1943年	1946年		50期

续表

刊名	主办单位	发行单位	创办时间	主编	停办时间	出版期（卷）数
《恩光新医学杂志》	西安恩光新医学杂志社	西安恩光新医学杂志社	1946 年 2 月		1947 年 12 月	4 期
《国药快览》（半月刊）	国药快览社	成友任社长兼办发行	1947 年 10 月	曹旭	1947 年 12 月	4 期
《国粹医药》	西京国粹中医院总院	国粹医药社	1948 年 1 月复刊	穆少卿	1948 年 2 月	2 期
《医药知识》	西安医药知识社	西安医药知识社	1948 年 7 月		1948 年 8 月	3 期
《西大医刊》（双月刊）	西北大学医学院	西北大学医学院	1949 年 9 月 1 日		1949 年 10 月	1 期

资料来源：孙忠年：《陕西医药期刊述略（1909—1949）》，《中华医史杂志》1991 年第 2 期；王睿、姚远：《近现代陕西医学期刊的起源和发展》，《河北农业大学学报》（农林教育版）2005 年第 4 期；陕西省地方志编纂委员会编《陕西省志·卫生志》，第 751—752 页。

军委会西安卫生专员办公室，又有中华红十字会西安分会这类社会组织，还有西京医师公会、卫生署公共卫生人员训练所西北同学会这类行业协会组织。期刊（含宣传册或卫生传单）能促进不同层次民众对瘟疫、传染病等医学知识与卫生常识需求的满足，是改变西北民众瘟疫和公共卫生知识谱系的关键载体之一。其作为一种广义的社会动员与资源整合，关涉社会组织重构、观念倡导、行为规范，又是近代西北新型知识生产、传播体制日渐发展的关键影响因素（如其伴随着医学教育、医疗业和印刷出版业等的发展）。专业或科普性的医学、医药刊物普及医学知识和公共卫生观念的规模和影响深度非传统医疗体系可比。这对促进西北防疫等公共卫生建设、民众卫生观念和习惯培育、瘟疫防控、降低人口染病率和病患死亡率皆有积极作用。

近代西北，医学和医药期刊创办虽时断时续——资金困难或是主因——但是，四十余年间期刊总数量和发行期数呈增长趋势，且刊物出版发行需以专业知识为支撑，并结合专业编辑团队、适当传播策略方能维系。如《陕西》创办之初仅刊载科普文章，内容相对"简略"，但此后，同类期刊的栏目设置逐渐增多，且各具特色。民初创办的《中华红十字会西安分会杂志》，言办刊旨在报告会务和促进专业性发展，设置有 9 个主要栏目。因 1932 年陕甘霍乱疫情之刺激而于 1933 年创办的《防疫周刊》，将提倡公共卫生和促进防疫知识宣传确定为办刊宗旨，有主要栏目 18 个。类似者，于 1946、1947 年相继创办且突出医药特色的《恩光新医学杂志》和《国药快览》都设置了八九个主要栏目。

需指出，创办医学刊物之显见意图是据此促进防疫等卫生知识传播和服务社会。如《西京医药》创刊主编之一杨叔吉（时任陕西防疫处处长）言创刊理据是：新医不振和旧医盲从致新医药团体涣散，西北却尚无此类组织，除鲜见留学者外，在国内学成者亦不过数十人，唯集合群力谋补救，以图未来发展。他愿望新刊"是为西北医政、医育、医德、医术之指针"。① 该刊另一主编石解人（时任陕西省立医院院长）认为，《西京医药》应打破新旧与中西医药之无谓论争，而以科学化为指引，从医者应破

① 杨叔吉：《发刊词》，《西京医药》第 1 期，1933 年，第 1 页。

门户、名利痼疾，努力于"普遍西北卫生知识之宣传，与建设西北医政、医育之方策！"面对国破家亡的时代背景，他甚至提倡西北医药界："鼓吹优生学……以资抵制帝国主义者之侵略！"①

3. 民众防疫卫生宣教载体的新旧兼备

区别于报纸、幻灯片、医学刊物这类新事物，布告、卫生传单、标语口号、改编歌谣等旧有宣传手段在近代西北民众防疫卫生宣教中仍被广泛运用，它们因新知识之注入而在瘟疫卫生宣教中焕发出新活力。

前述章节已论，国民政府和西北各省都曾通过改编民谣或谚语，将防疫知识及预防要求等事项注入其中；各省也通过发布布告和散发卫生传单、张贴标语口号等进行防疫卫生宣传。

西北各省还组织在庙会、集市开展卫生宣讲，改编民众喜闻乐见的唱词、戏曲等，或为旧有"乡规民约"注入新内容，或制定新的"乡规民约"促进卫生防疫宣教。陕西省卫生处制作卫生挂图，绘制漫画开展宣传教育，并制定了适用于陕西的《国民卫生公约草案》。同时，饬令各县保甲当在各村街显见墙壁处书写《国民卫生公约草案》，使"人人观览记忆，以期逐渐实行"。对机关、学校、驻军等，陕西防疫处亦要求以各类方法普遍推行《草案》，"期以普及而养成人民卫生习惯，从而保群众健康"。②

小　结

西北瘟疫防治社会动员依赖于现代国家科层制组织体系扩展提供组织保障，其内容确立及实施需国家发挥主导作用。国家开展防疫社会动员是引导和推动社会力量为实现公共行政目标而服务，亦是近代西北瘟疫防治本土经验演化在实践层面的又一关键展现。促成上述之关键原因在于：防疫所涉社会动员的规模性、专业性非传统荒政可比，优先整合政府组织资源，是防疫社会动员之关键；防疫组织动员机制形成亦依赖于基层社会组织或机构有效运行。此故，防疫卫生宣教应突出具体内容，具备针对性。

---

① 石解人：《西京医药的使命》，《西京医药》第 1 期，1933 年，第 1—3 页。
② 见《陕西省卫生技术会议汇编》，1941 年 4 月 15 日，陕西省档案馆藏，091-0015-0027。

政府、防疫机构或组织及时贤是防疫卫生宣教的组织者和倡导者，是新知识、新观念及新制度的引介者和传播者。近代西北防疫卫生宣教形式多样且载体多元。国家在防疫社会动员所涉卫生宣教中则注重以环境卫生建设和知识教育、观念倡导规范民众卫生行为。

第六章　近代西北官民合力防疫的
新旧举措

新旧兼杂或曰传统近代互契的措施并存且各自发挥作用，是近代西北瘟疫防治本土经验演化中值得关注的现象。清末新政以降——以民国为要，政府在现代防疫观念、知识及制度支撑下推进西北瘟疫防治，如开展疫情报告和流行病学调查、疫苗注射、卫生宣传教育、公共卫生建设等。与前述相对，或因现代化程度有限，或更多受文化传统之影响，民间草根医生亦以传统医学知识为凭借而参与防疫。

需说明者，笔者认为民间医生所为有显见的社会动员色彩，又因此类举措内涉官民合力防疫赈灾的荒政传统，可将其视为一种广义的经验层面的操作规范。此外，为凸显措施应用的近代境遇，外洋民间力量参与西北瘟疫防治也被纳入此种规范。

第一节　政府防治瘟疫新措施

瘟疫引发社会公共危机，促动近代国家、社会皆在对传统荒政的"扬弃"中开展防疫等公共卫生建设。防治瘟疫新措施的应用正是其映射。

一　瘟疫临灾处置

成立防疫机构，进行病患隔离，开展检疫、消毒及卫生宣传，是西北瘟疫临灾应急处置的常规操作。病患隔离在传统防疫中亦属常见。现代公共卫生体系支撑下的流行病学调查、疫苗注射、群众卫生宣教等在西北主要自民国开始。隔离病患等举措作为临灾应急手段，已非传统荒政循序推进的报灾—勘灾—审户—发赈，亦不是主政者依照传统律令而开展备灾、临灾赈济及灾后抚灾，而是政府依靠现代公共卫生制度体系践履公共卫生职责。1932年陕甘霍乱，两省的防疫举措便是前此变化的缩影。

是次疫情来势汹汹，7、8两月最甚。关中疫区各县十室九空、人稀路绝。民谣言：

> 乌烟秽气腾潼关，虎疫猖獗传染，乡曲愚民死万千……卫生不讲更何言？跪拜土木求福佑，香火戏剧报神怨？无如病亡日相连……新冢累累尸堆山。[①]

是则民谣说明，霍乱致民毙命者甚众，缺少公共卫生建设使政府、民众临疫灾皆慌乱无助；普遍祈神治疫显示民众卫生知识缺乏和传统疫病防治的无力。是次瘟疫，陕西染疫致死者20万余人。[②]

前述情势，亦因缺医少药且民众无防疫常识，此皆与公共卫生建设相关。一方面，疫情势炙，如临潼等县染疫而死者甚多，"群情惊慌，束手无策，只好听天由命云"。扶风等县病亡尸体初尚能以棺材殓收，继则草席裹尸，终则由政府差人拉入"万人壕"。恐慌民众举家乃至举村迁徙。如长安县属西樊村百余住户因"虎疫猖獗……相率迁移远避，现该村已无人烟云"。另一方面，如高陵、白水等县又"救济无款，防治乏药"，采购疫苗"杯水车薪，不敷应用"。

面对前此情势，陕西省省长杨虎城及时贤倡导成立陕西防治霍乱委员会，后改设陕西防疫处。杨叔吉、石解人、李润泉及另外9名委员主持工作，负责是次霍乱防治。[③] 泾阳、华县等相继成立县级霍乱防疫委员会。此间，经委员会统筹，陕省令省立医院、平民医院及省绥靖公署公医处、陆军医院各遣派医护以供差遣；陕西省府决议将平民医院改为治疗霍乱病患专门医院。[④] 同时，经该委员会统筹，陕西省府向华阴、华县、临潼、

---

① 吉星北：《长相思》，《西京医药》创刊号，1933年，第24页。
② 陕西省地方志编纂委员会编《陕西省志·人口志》，第93页。
③ 陕西省卫生厅等编《陕西省预防医学简史》，第21页。
④ 《平民医院暂改临时防疫院》，《西北文化日报》1932年7月2日。

渭南、长安等地派员设霍乱防治分处，对商货和往来人员进行检疫。① 防疫委员会鉴于"平民患染时疫者迟延不赴医院医治，以致贻误病死，传染亲属，殊堪可虞"，经协调由西安市警察局"负有预防之责，应强制前赴医院医治"。② 对警员因防疫而感染者，防疫处在西安市内安徽会馆设专门机构治疗。

西安是西北区域中心城市，是商货、人员会聚之地。为阻断疫情，陕西省府会议议决是年 7 月 2—25 日，断绝西安、潼关两地间公路交通；③陇海铁路局亦被要求潼关之外西行列车开到阌乡为止。④ 陕西在疫情区——以西安、潼关、临潼等为重点——交通要道设卡，遣人专责免费检疫、检查，⑤ 对被查出染病者实行免费救济。⑥

此间，陕西防疫处要求自 7 月始，禁止瓜果进城，严查蔬菜等生冷食品，全城灭毒消杀——公厕和户外垃圾堆由政府负责。⑦ 是年 8 月临潼要求对罹疫死者速速深埋。⑧ 西安市警察局按陕西省府要求禁止城内掩埋尸骸，各商住户一律铺洒石灰消毒。⑨ 8 月 11 日陕西省府令各机构或单位取消宴会⑩——1939 年霍乱再发时，陕西下令取缔无卫生设备的食品摊贩及酒楼饭馆。⑪ 同日，陕西"特令饬省会公安局转饬禁屠及禁售生冷食物一

① 《杨鹤庆返省报告赴潼调查虎疫经过并拟具防疫办法多条呈省府鉴核》，《西北文化日报》1932 年 7 月 1 日。
② 《省会公安局昨举行局务会议，严加禁止城内葬尸，强制虎疫患者入院》，《西北文化日报》1932 年 8 月 18 日。
③ 《平民医院暂改临时防疫院，断绝西潼汽车交通一周》，《西北文化日报》1932 年 7 月 2 日；《本市防疫工作加紧　各界举行清洁运动宣传》《西潼交通恢复　今晨照常通车》，《西北文化日报》1932 年 7 月 25 日。
④ 《防止虎疫东侵，陇海车开止阌乡，以俟疫势稍杀，再行恢复通车》，《西北文化日报》1932 年 7 月 9 日。
⑤ 《防虎蔓延，西安昨成立防疫院》，《西北文化日报》1932 年 7 月 3 日。
⑥ 《西安虎疫患者已死四人，杨鹤庆语记者施救虎疫情形》，《西北文化日报》1932 年 7 月 13 日。
⑦ 《防疫院即日起绝对禁止瓜果入城》，《西北文化日报》1932 年 7 月 24 日。
⑧ 《本市虎疫近况》，《西北文化日报》1932 年 8 月 2 日。
⑨ 《省会公安局昨举行局务会议，严加禁止城内葬尸，强制虎疫患者入院》，《西北文化日报》1932 年 8 月 18 日。
⑩ 《虎疫流行期间禁止一切宴会，省令各机关照办，并令公安局禁屠一周》，《西北文化日报》1932 年 8 月 11 日。
⑪ 《夏令卫生会今起举行大检查督促市民杜绝秋令疫源》，《西京平报》1939 年 8 月 22 日。

周"。① 当月，陕西省府令娱乐场所因防疫闭门休整。②

需说明者，隔离病患和疫情区域交通管制，属近代西北的"规范性"防疫操作。如1942年绥西鼠疫，宁夏省卫生处联合驻军在磴口、陶乐、定远营等处设卡检疫，以防止其"侵入省境"，并"断绝交通"，避免鼠疫在宁夏暴发。宁夏省府自认此次事功是宁夏"防疫之最大成就"。③ 在新疆，1936年全省春瘟暴发，省民政厅通告："为隔离诊治以免传染起见，不可使无病之人与其接近。"新疆省立医院专设隔离病区，"以俾患者住疗计，并添设看护三名，卫生员六名"。1938年9月，新疆绥来瘟疫大作，民政厅除遣员防疫外，迅即断绝疫区交通，查禁绥来与临县的人员和商货往来。1940年新疆托克逊县春瘟流行，但"因防疫隔离及时"，医治得法，未现瘟疫扩展。1941年1月新疆吐葫芦乡疫情暴发，众多患病学生立即放假接受隔离治疗，疫区封锁交通十日。④

注射疫苗以止霍乱，是近代西北防疫超越传统荒政之显见者，亦是防疫的关键内容。此间，在疫情重灾区西安，由防疫医院分配霍乱疫苗于公、私医院，"实行注射，不得取资"。⑤ 人均以七日为间隔两次注射霍乱疫苗，各县即时报告注射人数统计，姓名、性别、住址、职业、年龄、次数等项需详列。⑥ 针对重点人群或密集人群，亦强调当需注射疫苗，如驻军"上至官长下至兵夫，一律实行强迫注射，以资严密预防"，且需"限最短期间，注射完毕"。⑦

1932年霍乱，陕西除遣派人员急赴京、沪及郑州等地求购疫苗、药品，亦向卫生署、中国红十字会紧急求助增加疫苗供给，卫生署、中国红

① 《虎疫流行期间禁止一切宴会，省令各机关照办，并令公安局禁屠一周》，《西北文化日报》1932年8月11日。
② 《疫情严重令娱乐场所停止营业》，《西北文化日报》1932年8月9日。
③ 宁夏省政府秘书处编《十年来宁夏省政述要·卫生篇》，第35—36页。
④ 综上新疆防疫史料请见新疆维吾尔自治区档案馆，政2-6-46、政2-6-504、政2-6-1216、政2-2-550、政2-6-577。
⑤ 《防虎蔓延，西安昨成立防疫院》，《西北文化日报》1932年7月3日。
⑥ 《虎疫益愈严重，防疫院工作积极进行》，《西北文化日报》1932年8月13日。
⑦ 《绥靖厉行官兵注射并扩大防疫宣传防虎蔓延》，《西北文化日报》1932年7月3日。

十字会供给陕西 13000 瓶霍乱疫苗和数百瓶药水。① 红十字会参与防疫应是西北瘟疫防治处近代境遇的又一新变化。与此相应，杨虎城将军积极倡导防疫并捐巨资扩建陕西省立医院手术室，② 其夫人捐霍乱疫苗 800 瓶；③ 潼关县县长罗传甲捐俸并遣人赴郑州购买霍乱疫苗④……此类善举，是国家、社会合力助赈之展现，亦是贤达处社会危机当率民以范的传统再现。是次霍乱防治，陕西同样注重打击药品囤积居奇——传统荒政临灾赈济常强调以严刑峻法惩治盗抢以安秩序。此间，西安召集全市药房开会，通令"除留商家门口零售外，其余一律售予防疫院，以便带往各县防治"。⑤ 传统荒政于防疫常多言施医舍药而少言药物储备，但是，注重物资储备亦是其精要之一，如注重义仓等仓储建设。所以，传统与近代比照中的新变化是：掌握基本防疫物资并维持防疫物资分配秩序成为现代国家履行公共卫生责任的关键基础，此关涉现代国家能力建构。1932 年霍乱，陕西计有 60 余万人注射疫苗，应与管控防疫药品密切相关。

注重环境消毒和及时公布卫生信息成为近代西北瘟疫防治的基本规范，此为近代瘟疫防治机制建设的又一关键因素。及时公布防疫卫生信息——如防疫行为规范、卫生知识传播——对稳定疫区秩序和防疫皆有重要作用。1932 年霍乱防治，陕甘两省尤重改善环境卫生和公布卫生信息，如前论严禁乱埋染疫亡故尸骸；对饮用水源、渠水进行消毒，禁止饮用未消毒水源；在街区、住家、店面、公厕等处用石灰消杀；等等。⑥

特别值得关注的是，组织民众、机构开展环境卫生清扫，已非传统的"洒扫庭除"，而是国家倡导现代公共卫生之组织化行动。此间，国家基于瘟疫防治而开始将权力渗入基层社会，发挥组织动员作用，助力社会资源

---

① 《杨鹤庆谈防疫院近况并明日就职，孙润晨电卫生署报告及索药苗用器》，《西北文化日报》1932 年 8 月 1 日。
② 《杨主席捐巨款设省院手术室》，《西北文化日报》1932 年 7 月 24 日。
③ 杨叔吉：《二十一年防疫经过谈》，《西京医药》创刊号，1933 年。
④ 《潼关县府努力剿捕虎疫，县长罗传甲捐俸购买疫苗施针》，《西北文化日报》1932 年 7 月 4 日。
⑤ 《防疫院拟收买各药房防疫药品》，《西北文化日报》1932 年 8 月 13 日。
⑥ 《本市虎疫近况》，《西北文化日报》1932 年 8 月 2 日；《省会公安局昨举行局务会议，严加禁止城内葬尸，强制虎疫患者入院》，《西北文化日报》1932 年 8 月 18 日。

整合。相较于"皇权不下县"和基于生产力所限的"小政府大社会"传统政制架构，前此变化或又是国家与社会关系重构在近代西北之实践。此故，陕甘两省防疫处组织民众和驻军、公安局、教育局等机构开展清洁运动，民政厅号令开展夏季卫生预防活动并通告相关注意事项，皆属此类实践。① 如陕省公安局编印《卫生须知》下发各处，并负责协同各街稽查员，令全市商住各户一律用石灰消毒，至公共厕所及垃圾堆，由公家负责消毒。

是次陕甘霍乱防治中，政府组织医学培训活动，报刊及其他新媒体报道灾情，刊载卫生知识，公布卫生防疫法规和政策，既关涉公共卫生危机信息传播、沟通机制建构——显著区别于传统报灾制度，又是"卫生与文明""现代西医与科学"的知识引介和观念重塑在西北的实践。如陕甘两省举办清洁运动宣传周，遣派卫生宣传队开展多种形式的卫生宣传，或以演讲、戏剧和标语口号，或借用歌谣、民谣，宣传防疫知识和防疫规范。1932 年 9 月陕西省防疫处论及是次霍乱防治卫生宣传工作，即有如下总结：

> 但综览全局……对于疫区之防疫及宣传工作，不敢稍事懈怠……深恐各界昧于形义，过时遂仍旧没忘……再付印通俗虎列拉预防法若干份，特函送民政厅，请其令发已流行之县份，使我陕民认识虎疫之为害。②

综上，卫生宣传是政府推动防疫公共卫生建设和疾病预防机制建设的重要内容。为此，警察局遣员挨户访查民众并宣讲霍乱危害及防疫方法；防疫处编印霍乱防治小册子分发各县；政府各机构及各区长、村长（保甲长）等皆被动员，在接受防疫知识培训后到辖地进行防疫宣传。

二 瘟疫预防

体检、疫苗接种、药品采购是近代西北瘟疫预防的常规操作。注重预

---

① 《民厅令各县注意夏令卫生》，《西北文化日报》1932 年 7 月 25 日。
② 《虎疫流行虽减，宣传预防工作更应积极》，《西北文化日报》1932 年 9 月 8 日。

防是涵盖藏医、蒙医等民族医学在内的传统医学防疫的重要思想，它与近代防疫举措有思想和理念的契合处，但二者在技术操作及理念层面又有区别，如体检和注射疫苗是受现代医学和公共卫生知识影响。单论种痘，并非新鲜事物，或可谓中医技术发明后回传，关键区别是它在近代更依赖于公共卫生体系和医药产业体系支撑。

近代西北除省会初具卫生机构，其余大都缺少设备且民不知卫生为何物。体检是预防强传染性疾病的关键举措。民国时期，西北各省防疫处对学校、工厂、政府机构、社会团体等重点单位组织或人口聚集密度较大地区开展体检，这是近代始有。专业人员在较大范围内对包括普通民众在内的大量人群进行普检，开风气之先，其形塑民众现代卫生观念与行为之影响不应被忽视。如 1935 年 1 月，甘肃省卫生实验处对甘肃省制造局和甘肃省政府印刷局——两厂按要求设有工厂卫生室——卫生检查发现，受检405 名工人中，18.1%存在营养不良，30.5%患有沙眼。是年兰州各工厂沙眼、皮肤病、耳病、其他眼病之病例数分别为 986、296、111、272 例。[①]另外，自 1939 年始甘肃省卫生处将体检作为促进防疫和公共卫生建设经验推行全省，1947 年时，甘肃共有 17 家工厂组织工人接受体检。[②] 又如，1941 年宁夏卫生处保健科对银川中小学生、教养所儿童及工厂工人、民众团体成员等开展体检，发现受检 1131 名学生中 80%存在健康、营养问题，民众患沙眼、皮肤病、扁桃腺肿大、先天性梅毒牙齿、软骨症之占比分别为 80%、35%、30%、20%、25%。[③]

注射疫苗实效高，且属急迫之防疫举措。除前论数例，甘肃省卫生实验处在全省推进白喉抗生素、霍乱和牛痘疫苗接种，并饬令各县据月呈报情况。[④] 宁夏省卫生实验处在全省募捐劝购疫苗，在乡村推广接种牛痘，将白喉抗生素下发各县镇鼓励民众注射——扑灭白喉曾被列为宁夏卫生实验处 1941 年度中心工作。[⑤] 在新疆，1943 年 12 月，伊犁对全区民众免费

① 《甘肃省卫生实验处二十三四年度工作概况》，《公共卫生月刊》第 9 期，1937 年。
② 姚寻源：《一年来之甘肃卫生》，《新甘肃》第 2 期，1948 年。
③ 宁夏省政府秘书处编《十年来宁夏省政述要·卫生篇》，第 8 页。
④ 《甘肃省二十五年卫生建设事业概况》，《公共卫生月刊》第 10 期，1937 年。
⑤ 《西北卫生事项之办理》，《革新与建设》第 1 期，1937 年。

开展牛痘接种，无接种牛痘疫苗证明者一度无法在城乡市镇间自由通行。①

典型者，如 1936 年春季甘肃省卫生实验处为兰州市民众免费注射牛痘、霍乱等疫苗及白喉抗生素时，突出对重点人群的疫苗接种：凡学生和驻军皆需接种牛痘；保甲长应在指定地点定期召集民众"一律免费施种牛痘"；白喉是西北流行疫病且孩童是感染重点人群，经由家长同意，学生"一律免费试行预防注射"。② 需指出，近代疫苗注射在西北各省已渐形成规范性时间要求和疫病报告制度。如 1947 年 4 月兰州市政府向兰州市卫生事务所发布市内各校防疫针注射训令：

> 兹定于本月二十日起至五月十五日止，普遍注射预防针及诊治砂眼并及点种牛痘，以资预防疫病，将本市各级学校列表一份随令附后……令行各校知函合行。③

该训令显示：突出对重点人群的预防接种且形成较规范的疫病报告统计制度展现出民国时期西北防疫的制度化趋势。甘肃在 1941—1943 年分别有673058、575558、335718、6799、236377、8520 人次注射天花疫苗（种痘）、白喉抗生素、霍乱疫苗、伤寒疫苗、伤寒霍乱混合注射疫苗、鼠疫疫苗。④ 又如，1942 年兰州市卫生事务所夏季疫苗注射工作报告：

> 查本年度夏令防疫工作以注射霍乱伤寒混合疫苗及白喉沉淀类毒素为中心工作……除市民个别来所接受注射外，计共注射学校、机关及团体四十九单位，除本所门诊规定，每星期六上午举行注射外……共注射白喉类毒素男 230 人，女 48 人，注射霍乱伤寒混合疫苗男

---

① 新疆维吾尔自治区地方志编纂委员会编《新疆通志·卫生志》，第 19 页。

② 综上兰州疫苗注射事请见《甘肃省二十五年卫生建设事业概况》，《公共卫生月刊》第 10 期，1937 年。

③ 兰州市政府：《关于各校儿童注射防疫针给卫生事务所的训令》，1947 年 4 月 21 日，甘肃省档案馆藏，059-008-0420-0018。

④ 《甘肃省卫生处历年工作分析统计（二九年一月至三十三年十二月）》，甘肃省图书馆藏。

8538 人，女 277 人，共 8815 人，需时计 104 天，消耗疫苗 316 瓶。[1]

与疫苗注射类同，遣医放药亦是此期西北瘟疫防治常见举措，从中也可见传统荒政注重施医舍药的历史影响。如 1940、1944 年新疆沙湾县两度暴发疫情，新疆民政厅饬令沙湾县诊疗所遣医携药前往诊治并报告救治情形，要求医生会同村长逐户检查和宣传防疫；1944 年 4 月新疆托克逊"天花及瘟疫患者甚众"，新疆省卫生处饬令吐鲁番卫生院速遣员驰往救治，并"给痘苗 30 打及医务人员途旅费金圆叁仟元"。[2] 同年 12 月 9 日，吐鲁番瘟疫大作，染斑疹、伤寒者最烈，新疆民政厅饬令省立药房和省立医院派人"携带药械速赴吐救治"。

西北各省卫生处与西北防疫处亦为下辖各地方治购疫苗和急需西药（包括兽疫用药）。西北防疫处、兰州生活制品所在民国时期是西北瘟疫防治药品供给的重要组织者和供给者，档案记载："各项药品事，防治兽疫自应尽力协助。惟单开药品以路途遥远……仰请就近向甘肃省卫生处洽办。"[3] 1942 年 4 月 28 日甘肃定西卫生院向西北防疫处发函称："拟向贵处购买痘苗……付价款一万元支票一纸……至该项痘苗购备数量及如何案递，由该院径行接洽。"[4] 档案又载："贵处赐拨氨苯胺酮、磺胺塞唑各五十克备为本处患病员工诊治之用。"此期兰州市新药业公会求助甘肃省卫生处求购盘尼西林之档案记载，更能折射出卫生行政机构及人员在疫病防治中的作为。据载："兹为本市疏导药物来源起见，本会于三十日分派代表五人赴甘肃省卫生处进谒……恳请设法电请上海方面配售该药。"[5]

前论事实固有战争因素的影响，如档案记载："新经济政策管制物价

---

① 兰州市卫生事务所：《关于上报本年度夏季防疫工作鉴定审核给兰州市政府的呈文》，1942 年 9 月 16 日，甘肃省档案馆藏，059-009-0044-0004。

② 《牛痘种植》，《新疆日报》1941 年 5 月 18 日。

③ 西北兽疫防治处：《请拨发药品致甘肃省卫生处公函》，1944 年 11 月 27 日，甘肃省档案馆藏，030-002-0357-0015。

④ 甘肃定西卫生院：《为定西卫生院拟购痘苗一案给西北防疫处的公函》，1942 年 4 月 28 日，甘肃省档案馆藏，029-001-0202-0005。

⑤ 兰州市新药业公会：《关于本会配盘尼西林业已售尽请卫生处协助办理一事的呈文》，1948 年 9 月 21 日，甘肃省档案馆藏，059-009-1811-0015。

以来……本市将旧存之'盘尼西林针药'一律售尽……以因上海西安二地无药配购。"① 但是，它更显示出现代国家依靠卫生行政机构和卫生防疫组织深度影响医药生产、供求及卫生防疫行为。纵然西北闭塞，医药生产和流通仍不可避免地被逐渐纳入建基于现代科技和工业体系的组织化生产体系。人才培训亦类似。如兰州生物制品所截至 1949 年职工仅 33 人，技术人员达 16 人，占比近半。生产亦需依靠高压消毒锅炉、消毒柜等技术装备支撑。生产高峰时期，如 1940 年产出白喉抗生素 3499 万单位、破伤风抗生素 3818 万单位，生产品种共 11 种。②

综上史实又说明，现代防疫举措于疫病诊治、预防确有改善。如 1947 年甘肃有 3445 人感染烈性传染病，但病死率仅 1.25%，较 1935 年烈性传染病 16% 的病死率显著下降。另外，是年甘肃 127 人感染白喉，仅死亡 10 人；351 人感染黑热病、162 人感染猩红热而无人死亡。甘肃省府于此亦认为，"经历年来之预防，发现例数逐渐减少，确收预防之效果"。③

三　公共卫生建设

环境卫生、食品卫生等公共卫生建设是西北瘟疫防治中的重要内容，迅即对公共环境灭毒消杀是近代西北防疫常见规范性举措。但是，至清末民初，西北各省尚未设置专责环境卫生工作的机构或组织。清末新政各省设置巡警，执行禁烟和管理部分环境卫生事务。如陕西在官民禁烟总局附设巡警公所，对随地便溺、乱泼脏水者实行处罚。至民国开肇，尤在南京国民政府时期，因应卫生部（署）成立，西北各省民政厅下设卫生科管理环境卫生等行政工作，后升设为卫生（实验）处；与之对应，各县亦在县府设卫生科。此际，受现代公共卫生观念影响且关涉国家组织重构的公共卫生建设，与传统防疫的卫生举措虽有思想契合处，但二者已是根本上的不同。

1928 年国民政府颁布法令，明确警察局不再兼职环境卫生管理，而由

---

① 兰州市新药业公会：《关于本会配盘尼西林业已售尽请卫生处协助办理一事的呈文》，1948 年 9 月 21 日，甘肃省档案馆藏，059-009-1811-0015。

② 兰州市卫生志编纂委员会编《兰州市志·卫生志》，兰州大学出版社，1999，第 142 页。

③ 综上甘肃 1935、1947 年瘟疫史料请见姚寻源《一年来之甘肃卫生》，《新甘肃》第 2 期，1948 年。

卫生科专责；地方除设置前述机构外仍有卫生专员和卫生警察，时常参与环境卫生、食品卫生管理。《公共卫生实施概要》的颁布表明时人深知"地方上之清洁整齐问题"对预防传染病和民众健康"有莫大之贡献"。[①]《概要》详列环境卫生管理与建设的基本内容，西北此期防疫公共卫生建设基本遵照此规范办理。其主要内容包括：①饮用水源管理；②公共食品卫生环境管理；③环境卫生；④养殖场、屠宰场设立及其卫生检疫、管理；⑤公共服务场所环境卫生；⑥犬类登记及流浪犬捕捉，以及对传染疾病蚊蝇的灭杀和对死亡鼠类的掩埋；⑦其他类，如日常卫生状况调查与改善等。

时人认识到，霍乱、伤寒、赤痢等疾病流行常以饮食为媒介，克服饮用水源不洁问题"为今日急不可缓之措施"。此期，西北防疫公共卫生建设突出对饮用水源与生活用水等的管理。如陕西 1940 年颁布的《陕西省各县环境卫生改进推行实施计划》于前涉内容即有专项规定。在时人看来，欲解决霍乱、伤寒、赤痢等传染病，尤应"择定适置地点，设置给水工程先作示范"。[②] 或因此故，陕西对西安这类防疫重点地区的公共饮用水源展开调查（表6-1）。

表6-1　西安市给水状况调查表（民国 36 年 6 月 18 日）

调查项目	调查情况
人口数	585011 人
行政划分	市区占地 232 亩，城关占地 200 亩，郊区占地 306540 亩
水源	井水者，用此水人数百分比：占百分之百（附注：本市自来水装置工程，前因抗战关系终止进行，刻正谋复建造中，现在全市系井水）
水价	每担水价国币伍佰元
平均运水距离	运水距离平均一华里
水质清混色臭	就城关而言，西关水质最佳，城关南半部者味甘，适于饮用，盖以南半部地势高，井水深故也。抽水机井之水色澄清

资料来源：《城市公共卫生、饮食卫生及训练卫生店员》，陕西省档案馆藏，045-0002-0015。

---

① 训练总监部编印《公共卫生实施概要》，第 13 页。
② 《本处关于各地发现传染病报告制度的规定和敌人的施用细菌战术如何防范的规定》，1943 年 9 月 10 日，陕西省档案馆藏，025-0015-0048。

由表6-1可见，即便是西安，民众饮用水仍依靠井水，自来水工程尚未完成。这表明公共卫生设施建设依然落后。环境卫生差，食品卫生难以保障，是霍乱、伤寒、痢疾等在西北流行的关键原因。近代陕西对改井、改厕有明文规定，如井口需堆砌井台、井栏以固定公用水斗汲水；又如，将河流上、中、下游分别设置为饮用水源区、生活洗涤和牲畜饮用水源区、生活污物或污染器具洗涤区，颇类今日饮用水源管理制度。① 另外，或是因应战时西北卫生计划和新生活运动，公用水井改良和井水消毒管理亦成为西北此期举办卫生运动会的评比内容。如1944年西安夏令卫生运动会举办方购置消毒剂及器材，由卫生事务所逐个测量井深、水量等数据，"派员逐日逐井消毒"；单位、团体的水井登记在册，由卫生事务所监督消毒，井主或保甲人员需签章，并在井旁设注明日期、消毒次数的消毒表以备查验。此间，自6月26日至8月底，23口公用水井消毒2074次，单位、团体水井17口消毒868次。②

类似者，兰州市1942年夏季防疫工作《实施办法》和《工作总结》于饮用水源管理皆有专文规定。《实施办法》规定：

> 饮水消毒——查本市民众饮水来源多为黄河水，而霍乱、赤痢、伤寒之传染，多由于饮用水所致，拟于黄河常担水处设立固定饮水消毒站，每站设消毒员一人，由卫生稽查督导。凡拉取河水均加漂白粉溶液予以消毒。③

《工作总结》呈报：

> （一）修建整理黄河沿岸汲水码头，并设禁牌禁止污染水源……
>
> （三）设立街头公共领水亭——计在省府门前西南门中正门外设

---

① 《陕西省各县环境卫生改进实施计划》，1943年10月25日，陕西省档案馆藏，091-0015-0048。

② 综上西安卫生运动会史料见《夏令卫生运动委员会会议记录、工作报告》，1943年9月30日，陕西省档案馆藏，023-0022-0048。

③ 甘肃省卫生事务所：《关于上报兰州市夏季传染病防疫实施承办人法给兰州市政府的呈文及防疫工作实施办法一份》，1942年7月8日，甘肃省档案馆藏，059-009-0045-0001。

立公共领水亭四座……

（七）化验——采取各种饮食品及清凉饮料样品送西北防疫处化验，其合格已分别饬知改善。在未经化验合格前不准发售，并由卫生稽查员随时取缔。[1]

饮食卫生、公共服务场所环境卫生、粪便处置及屠宰场卫生等亦因疫病预防而被纳入公共卫生建设内容。如在新疆，改良饮水池、加强饮水卫生监管等是防疫重要内容。1939 年新疆省府在乌鲁木齐第五小学南侧建大型水池，供"附近用户和水贩取水"，供"水车和居民取水"。[2] 又 1942 年7 月，乌鲁木齐市工程委员会在西门外建约 270 立方公尺蓄水池一座；[3] 1945 年 6 月，乌鲁木齐市政府设给水管理委员会，管理维护给水工程，管理用水分配、经营水费征收及盈利分配，改进给水事业。[4] 此外，1938 年10 月新疆省民政厅颁布《改良饮水办法》规定，对市民饮用水源需经常检查，且应至规定地点设取水点，凡泉井邻近人口稠密处需设井盖卫护，禁止皮货商贩等在河流上游洗涤羊皮、羊肠等物。[5]

民初，乌鲁木齐大街小巷常有垃圾污秽随处散布；商贩零售的食物旁蚊蝇飞舞且灰尘蒙盖；酒店、饭馆、澡堂等处"环境更是极为堪忧"。民众"对于卫生多数漫不经心"，以致"疾病丛生"。综上又皆促动政府和时贤"注意公共卫生以资预防疫疠发生"。[6] 1911 年新疆颁发《省城管理街道规则》，此或是新疆近代公共卫生建设史上首部专论环境卫生的法令。该法令明文通谕：禁止垃圾弃置累积于街巷，禁止泼洒生活污水于街道，卫生清扫员需每日清除、拉运垃圾。此外，新疆颁布《省城各区巡官巡长职务章程》，对巡警兼掌环境卫生事项有专文规定，即巡警应监管或处罚

① 兰州市卫生事务所：《关于夏季防疫工作总结报告给兰州市政府的呈文及防疫工作总结报告》，1942 年 10 月 9 日，甘肃省档案馆藏，059-009-0045-0003。
② 乌鲁木齐市党史地方志编纂委员会编《乌鲁木齐市志》，新疆人民出版社，1993，第 68 页。
③ 《兴建科学蓄水池落成》，《新疆日报》1942 年 7 月 17 日。
④ 《给水委员会成立》，《新疆日报》1945 年 9 月 9 日。
⑤ 《改良饮水办法》，《新疆日报》1938 年 10 月 2 日。
⑥ 新疆卫生实验处：《新疆卫生建设纪要》，1944 年 7 月 8 日，新疆维吾尔自治区档案馆藏，002-003-0053。

有碍环境卫生和食品卫生的行为，如：街市随地便溺，随意倾置渣滓、死禽于道路，零售腐坏变质食品、未熟瓜果，等等。①

屠宰场卫生检疫，饮食公共卫生检疫，厕所改良、消毒和公共场所卫生建设在新疆逐渐受到重视。如 1937 年 11 月 9 日，新疆农矿厅颁行《迪化屠宰场屠畜检查员检查规则》（共计 18 条），严禁售卖病死家畜和不合卫生检疫标准的肉类及制品。又如，1943 年新疆民政厅参照内政部函件规定，颁行卫生检查法令 10 条，通令新疆各县遵照执行。关涉卫生防疫者包括：不得售卖吃剩或腐坏饭食，需添装污水排放、食品储存装备，厨夫伙役应衣帽清洁；卫生警察检查并监督流动干货和水果摊贩、菜贩、肉贩等之卫生状况。②

改井与改厕相连，系公共环境卫生改善的支撑之一。注重环境卫生本就为中国传统疫病预防所重视。西北此期厕所改建不同于传统者表现为：受现代防疫观念影响，它是依靠国家的制度力量强制性和引导性地规范人的卫生行为，与社会改良目标勾连。政府公权力因防疫而深入触及厕所改建这类公私兼备的社会领域。或如一些时代人物在新生活运动中所言：社会改良须首倡卫生清洁，又"须从厕所做起，此举甚重要，不可以为琐屑"。此情势下，卫生署 1942 年 4 月颁布《全国公厕建设实施方案》，此期西北实施厕所改建当正是遵循此项规范。厕所改建既与卫生和清洁关联，亦是西北实现社会习俗改良的内容之一。西北发展滞后，公厕建设作为近代市政设施多简陋，这又是人口密集区瘟疫防治必须重视者。因此，凡不合卫生标准的公私厕所，陕西通令各县皆须实行改建。陕西省府要求：指定专人专责公厕管理，城乡私厕主人应担清洁卫生之责；平地积肥"须掩以土泥，经数日后即成肥料，所有病源微生物亦即随之消灭"。③ 时人逐渐认识到厕所改建于卫生改善"至为重要"，"且天气渐热，防疫杀菌端赖改建公厕"。④ 1943 年陕西有十数县推进建设新公厕，截至是年 10 月，

---

① 综上新疆卫生管理和巡警卫生管理史料请见王树楠等纂《新疆图志》，上海古籍出版社，1992，第 379—380 页。

② 新疆维吾尔自治区地方志编纂委员会编《新疆通志·卫生志》，第 73 页。

③ 《陕西省各县环境卫生改进实施计划》，1943 年 10 月 25 日，陕西省档案馆藏，091-0015-0048。

④ 《靖边县政府建设公厕实施办法》，《卫生公报》第 5 期，1939 年。

陕西新建或改建厕所约 140 座（表 6-2）。

表 6-2　民国 32 年陕西十县厕所改良情况表

	封闭公私厕所		新建厕所			改建厕所		
	公厕	私厕	开工	进行	完成	开工	进行	完成
平民县	3	13	18	8	11	4	2	1
宜君县	4	9	7	6	3	9	9	4
同官县	-	-	-	-	-	-	-	-
华阴县	13	12	52	24	28	15	6	8
靖边县	2	12	1	-	1	-	-	-
黄陵县	8	83	23	9	14	8	49	54
洛南县	53	154	132	132	132	56	56	56
定边县	25	29	31	31	22	78	18	12
镇平县	-	-	-	-	-	-	-	-
榆林县	21	-	-	-	-	4	8	4

　　资料来源：《陕西省各县卫生院关于公共厕所建设计划及实施情形》，1943 年 11 月 20 日，陕西省档案馆藏，091-0004-0012。

　　1935 年前在西北，城市粪便清运"全由人民自由处置"。为防疫推进及现代公共卫生观念传布，1935 年西安成立由西安市警察局管理，专责粪便清除和拉运的清洁队，432 人自备工具负责全市八个区域的粪便清运。如 1942 年 11 月兰州市政府饬令兰州市卫生事务所、警察局协助粪便和垃圾处理，该训令言："令同卫生事务所、警察局极速和呈据法俱办，以重卫生为要。"[1] 1946 年陕西省卫生处颁行《西安市粪便清除办法》，以所收清洁捐费为清洁队清运粪便专款。该办法要求西安市警察局在民众或清洁队清运粪便垃圾时，"应尽量予以协助及不能留难"。[2]

　　又如，陕西省卫生事务所促进西安全市餐饮服务业、中药店、西药店、百货商栈、理发店、澡堂、工厂等总计 42 家单位新建、改建各自单位

————————

① 兰州市政府：《关于清洁厕所运出粪污给卫生事务所及警察局的训令》，1942 年 11 月 27 日，甘肃省档案馆藏，059-0021-0011。

② 《城市公共卫生、饮食卫生及训练卫生店员》，1935 年 8 月 9 日，陕西省档案馆藏，045-0002-0015。

厕所128座。① 时人日渐认识到"厕所为传染病之渊薮，夏令尤是"，此故，西安市夏季卫生防疫运动会主办方"购买石灰发给警察局清洁大队派员逐日逐厕消毒"；对民众家的私厕灭毒虽未"逐一代为消除"，但加强卫生宣传之外，亦每周检查，"随时纠正指导，以求改善"。1943年6—8月，用石灰对厕所消毒共计2112次。②

与西安类似，兰州市对相关操作亦有较详记录。其实施办法规定：

> 饮水消毒：……拟于黄河常担水处设立固定饮水消毒站……由卫生稽查督导。凡拉取河水均加漂白粉溶液予以消毒。
>
> 厕所消毒：雇佣厕所消毒侠二人，由卫生稽查督导……私人厕所请由警察局通知各住户自行消毒。
>
> 饮食商贩管理：饮食商贩所售不洁生冷饮食品及切开瓜果均为传染病之媒……其无法改善零售之生冷物品，呈请市府布告禁止售卖……组织卫生警士队与本所卫生稽查共同负责，担任管理取缔工作。③

其工作总结标明：

> （一）修建整理黄河沿岸汲水码头……计修水北门广安门东北门三处。
>
> （二）建筑公共小便池，改良公共厕所——计在西南门东新设公共小便池一处，并改良公共厕所一处。
>
> （三）设立街头公共领水亭——计在省府门前西南门中正门外设立公共领水亭四座……
>
> （四）调整改善市民浴室并注意宣传促进民众沐浴之习惯。

---

① 《西安市完成厕所商家名册及各县修造厕所情况》，1943年9月20日，陕西省档案馆藏，023-0016-0047。

② 《夏令卫生运动委员会会议记录、工作报告》，1943年9月30日，陕西省档案馆藏，023-0022-0048。

③ 甘肃省卫生事务所：《关于上报兰州市夏季传染病防疫实施承办人法给兰州市政府的呈文及防疫工作实施办法一份》，1942年7月8日，甘肃省档案馆藏，059-009-0045-0001。

（五）有关卫生商店管理——由卫生稽查随时调查管理外，并招集理发店、洗澡堂、饮食业工会予以卫生讲话并指示应改良各件。

（六）严厉执行取缔切售西瓜——随时由卫生稽查会同警局赴各街巷监查，劝告取缔。

（七）化验——采取各种饮食品及清凉饮料样品送西北防疫处化验……在未经化验合格前不准发售，并由卫生稽查员随时取缔。①

纵然是在新疆，前论事实亦在发生。如 1941 年 2 月，乌鲁木齐警察局令全市各街道街长督促在辖区设垃圾箱。1944 年 3 月，乌鲁木齐警察局会同市政委员会依照卫生防疫要求，在城郊外偏僻处设置垃圾倾倒场或掩埋地。② 1943 年，乌鲁木齐拟计划修建公厕 15 座，截至 1945 年 6 月，市内建新式公厕 10 座，设置垃圾箱 61 个。此外，乌鲁木齐市府会同警察局等于 1937—1944 年持续在乌鲁木齐市中心道路两旁修建新式排水设施，并整治市内东主干路两旁排水渠。③

近代，公共卫生体系建构作为现代性之扩展，它关涉的观念、知识及制度嵌入，实隐含着权力转移意义上的社会秩序重构。如 1946 年兰州市卫生防疫工作中整训警察及卫生稽查人员之旧事所记：

钧府本年八月八日卫三二（35）末字第二二号庚电……请整训警察及卫生人员一案……本府前以本市各瓜果摊贩对于剖售零食瓜果率多未盖纱罩，瓜皮果屑随地抛掷，正有售卖腐烂者，值兹夏令疫疠流行之期，此种食物极易传染病菌……虽经市警察局及卫生事务所对于上项食物随时严予管制……稽查人员推行较严，迹近苛责……对于夏令制卫生检查工作措置失当，已予撤销处分，并严令该队员警切实注意……至于派出员警以整理市容推行卫生名义勒索担贩，欺诈愚民一

---

① 兰州市卫生事务所：《关于夏季防疫工作总结报告给兰州市政府的呈文及防疫工作总结报告》，1942 年 10 月 9 日，甘肃省档案馆藏，059-009-0045-0003。

② 《公安局会同市政委员会设定垃圾场所》，《新疆日报》1944 年 3 月 5 日。

③ 新疆维吾尔自治区地方志编委会编《新疆通志·城乡建设志》，新疆人民出版社，1995，第 225—226 页；韩清涛：《今日新疆》，中央日报总社，1943，第 9 页。

节，经派员各方密查，尚未发现该项事实……嗣后切实注意改善并随
时派员密查。①

如上所示，新旧兼杂的历史境遇中社会新秩序重构得以呈现。所谓"旧"，
即防疫之际警察维系秩序，此颇类传统荒政中国家以严刑峻法恢复秩序，
但也难免官员枉法为害；所谓"新"，警察所为体现观念引导、新知识传
播及秩序整顿，实与社会变迁相关，即现代政府在承担公共卫生职责的同
时，亦转向对社会成员的行为进行规范引导。关键者，国家的权力触角渗
入社会成员个人卫生习惯养成引导这类微观社会领域，是依靠一整套现代
化社会组织体系来实现的。此种组织性支撑及由此而成的现代国家的社会
整合能力，皆远非传统国家可比。

四　疫病防治管理

疫病报告、管理及流行病学调查是瘟疫防治中疫病防治管理的重要内
容。笔者赞同学者所论：建立突发公共卫生应急机制并使其能较有效运
行，既是支撑公共卫生体制运转的基础，又是避免突发公共卫生事件发展
成较大规模的社会公共危机的关键所在。② 在近代西北，时人认识到，西
北各省地域广大而信息不畅，瘟疫传播如洪流决堤，一地疫情暴发而邻近
毫无闻知，"迨流传入境，防治即感困难"。③

自清末新政始，建立疫病报告制度并进行流行病学调查，已渐成防疫
操作规范。如北洋政府或南京国民政府先后颁行《传染病预防条例》，规
定霍乱（虎烈拉）、伤寒、天花、猩红热、鼠疫、赤痢等属法定报告烈性
传染病；南京国民政府增列白喉、流行性脑脊髓膜炎及其他需预防的传染
病。1928 年南京国民政府还曾颁布《传染病预防条例施行细则》。前类条
例对官员、医生职责，民众的防疫行为，疫病之检测和流行病学调查，染

---

① 兰州市政府：《关于整训警察及卫生人员等的呈文》，1946 年 8 月 22 日，甘肃省档案馆
藏，059-012-1303-0002。
② 陈坤：《公共卫生安全》，浙江大学出版社，2007。
③ 《本处关于各地发现传染病报告制度的规定和敌人的施用细菌战术如何防范的规定》，
1943 年 9 月 10 日，陕西省档案馆藏，025-0015-0048。

病亡故者尸体处置与防疫经费筹措等皆有较详细规定。如南京国民政府《条例》要求接诊病患医生需在 12 小时内向政府及防疫部门报告病患住所及疫情，又需 24 小时内向疫情发生地所在上级政府报告。凡病患或染疫亡故者的家属与同居住者，旅栈、零售商店店主或车船主，学校、医院、监狱、工厂等公共场所监管人都被列为义务报告人。同时，染疫病患住所应灭毒消杀，相关人员亦应遵照医生或防疫人员的防疫指令，在必要时需隔绝染疫病患与家人、邻居的接触。对医生发现染疫病患或疫情不报，又或报告不实者，处罚金 5 万—50 万元；其余不遵条例上报甚或隐匿不报、报告不实及阻碍他人报告者，处罚金 2 万—20 万元。1928 年《传染病预防条例施行细则》除继续前则条例主要内容外，对感染白喉、赤痢、霍乱、鼠疫、流行性脑脊髓炎、猩红热、斑疹伤寒、天花、伤寒或类伤寒者应隔离天数的规定和报告原则、清洁消毒方法等均做出详细要求。①

综上规范是西北瘟疫防治的基本遵循，亲历者与时贤亦认识到瘟疫报告贵在迅疾与确实，需有严密的组织体系于最短时间使"各地得互通情况"，方可"收分工合作之效"。② 西北瘟疫防治疫情报告制度和疫病流行病学调查制度建设亦是遵照国民政府卫生部（卫生署）颁行防疫条例执行，其自清末新政肇兴，但真正建立和实际运行是在民国。统计、报告制度和在组织层面贯穿省、市（县）政府及基层的防疫组织体系逐渐确立。

需指出，国民政府推进战时西北卫生计划仍是自晚清以来西北加速建立能覆盖全省的疫情报告组织体系的关键和促动因素。如 1943 年 8 月，陕西省卫生处基本按就近原则，依托行政区划内县立卫生院或卫生所，在全省建立十个防疫分区（实为九区），以令"各区互通消息，传达疫情"。③ 国民政府军事委员会水陆交通统一检查处西安分处亦设检查所，交通部公路总局设交通检验站。至此，覆盖陕西全省的疫情报告网初成。

在此网络体系中，各县卫生院或卫生所及县长、卫生科长等官员，一

---

① 综上防疫史料请见张在同等编《民国医药卫生法规选编》，第 10—15 页。
② 《本处关于各地发现传染病报告制度的规定和敌人的施用细菌战术如何防范的规定》，1943 年 9 月 10 日，陕西省档案馆藏，025-0015-0048。
③ 《本处关于各地发现传染病报告制度的规定和敌人的施用细菌战术如何防范的规定》，1943 年 9 月 10 日，陕西省档案馆藏，025-0015-0048。

旦发现瘟疫，需报告各检查所，并向所在防疫分区专署所在地卫生部门报告，同时向辖区内各交通检验、检疫站通告疫情信息。① 接到报告之院所当迅即通告本辖区之县、市政府。若此，各报告单位"以资共同预防而免传播"。② 与前述条例类似，此亦遵照国家和省府防疫法规、条例之规定执行。陕西卫生事务所制定《传染病报告办法》，除遵照前述规定，要求县卫生院院长、卫生所主任受县长之令"特饬各乡保甲人员，负责调查各种传染病之发生"，而且要求，确诊法定报告传染病或疑似病例需在 12 小时内向陕西省卫生事务所报告，对霍乱、白喉、麻风、猩红热等病患应在报告省卫生处和卫生事务所的同时，转送传染病医院隔离治疗。各上报单位当依照统一格式卡片进行填报，各医院或卫生院所凡不依时呈报者，"即函警察局，按传染病预防条例，处以五万元至五十万元之罚款"。③

　　综上，民国时期西北疫情报告制度基本建立，疫情报告网络组织体系初成，从各省卫生事务所串联至县卫生院所、公路局交通检查所及基层保甲人员，此举有助于瘟疫预防与及时隔离诊治。如 1943 年陕北伤寒大作，靖边县首发疫情，遂电告榆林专署及榆林卫生院。榆林专署遣派卫生医疗队赴靖边"注射防疫针，幸未蔓延"。靖边县政府既注重与周边各县互通疫情信息，又令"自卫队及各盘查哨所严密注意过境旅客"。靖边县政府事后总结亦认为，是年夏季疫情即起便"立时扑灭，故本年未曾发现霍乱等症，实属预防之得当"。类似者，白河县居通连陕鄂要冲，旅客商货穿梭，为防疫情，白河县仰承上令遣派卫生检疫人员"轮流巡查具报"，发现疫情"即遵照报告网互通消息，以遏传播"；横山县在往来要冲设卡，对"过往商旅详为检查，以免疫疾传染"。④

---

① 按：1943 年卫生署颁布《交通部公路总局各公路局协助办理检疫工作应行注意事项》，该条例要求交通部公路总局附设各路段卫生检查所，在专责工作外，亦需参与或协助所在地瘟疫或烈性传染病防治和检疫工作。陕、甘、新三省因涉战时西北国际交通线保障，各省卫生处亦令其下辖各县与公路局交通检查所协助治疗民众疾病和检验检疫。
② 《本处关于各地发现传染病报告制度的规定和敌人的施用细菌战术如何防范的规定》，1943 年 9 月 10 日，陕西省档案馆藏，025-0015-0048。
③ 《陕西省卫生事务所召开传染病报告会议记录》，1943 年 7 月 24 日，陕西省档案馆藏，023-0015-0048。
④ 《本处关于各地发现传染病报告制度的规定和敌人的施用细菌战术如何防范的规定》，1943 年 9 月 10 日，陕西省档案馆藏，025-0015-0048。

在甘肃，疫情报告举措类似陕西，卫生实验处依照行政区划按就近原则将各县卫生院分属各防疫区，要求疫病报告单位遇疫情即报告地方卫生机关和县政府；各县府应通告疫情并遣派卫生院所医生前往诊治，同时函报省府和省卫生机关。甘肃省卫生处制定疫病报告办法专文规定：疫病报告和遣派医生等费用应由发生疫症县财政担负；防疫预防用药由各县卫生院所向甘肃省卫生处领取，费用由各县财政列支。① 总之，甘肃对染疫病患的调查、诊治和管理亦是依照传染病防治条例的操作规则进行。如1942年夏季兰州防疫之管理办法所载：

> 时届夏令，各种传染疾病最易发生，亟应妥为防范，以杜流行。
> ……
> 2. 传染病之调查管理
> （一）病人报告与调查——由卫生事务所通知本市各医院诊所，凡遇有霍乱病人应立即报告。卫生事务所接到上列报告时立即派员前往病家调查。如认为有霍乱可疑时，除将病人转送省立医院隔离医治并予其住处予以消毒外，邻居需施行强迫预防注射。
> ……
> 3. 检疫工作——防疫一事关系各方，应与邻近互通情报。必要时在本市各交通要口设立检疫站。②
> ……

其疫情报告环节和操作程序亦较为畅通。如据档案记载：

> 传染病管理：
> （一）轮流在各警区，招集保甲长讲述传染病概况及报告传染病方法，以便施行管理。

---

① 甘肃省卫生处：《甘肃省传染病防治办法》，1940年8月，甘肃省图书馆藏。另见甘肃省卫生处编印《一年来之甘肃卫生》，甘肃省图书馆藏，1941，第50—51页。

② 甘肃省卫生事务所：《关于上报兰州市夏季传染病防疫实施承办人法给兰州市政府的呈文及防疫工作实施办法一份》，1942年7月8日，甘肃省档案馆藏，059-009-0045-0001。

（二）据保甲长及市民先后报传染病 15 人，均派员前往调查治疗并指导预防事宜。

（三）七八月份计发现天花 2 人、赤痢 30 人、白喉 6 人、百日咳 5 人、瘄疾 20 人、水痘 6 人、麻疹 1 人、肺结核 2 人、肺炎 1 人，均派员赴患者家中访视管理。

（四）检验疑似霍乱病人。河北雁滩发现疑似霍乱病人，当即派员前往采取大便送西北防疫处检验，结果未发现霍乱细菌。①

防疫数据统计、表格填写等工作的开展更表明西北各省疫病报告、管理及其流行病学调查已属现代公共卫生观念下的规范性操作（表 6-3—6）。

由表 6-3—6 可见，防疫报告制度运行已渐呈规范之势，社会成员应按国家防疫法令法规行动。关键者，国家依凭现代化科层制政府组织体系，通过采用"统计""报告"等广义政治技术形成自身应对瘟疫的能力，促进自身整合社会资源能力的日渐增强。而且，国家在依托组织体系应对瘟疫时，又以引进新知识、新观念、新技术等"手段"重塑社会成员的观念和行为规范，从而重构社会秩序。

由上可知，西北疫病报告及流行病学调查管理作为一种制度或机制已告初成。如 1943 年 3 月兰州市卫生事务所向兰州市政府呈送疫情处置情况报告显示：

钧府交下警察局报告盐场堡一带发现天花伤寒，饬派员防治等因，遵即派员携带药品前往调查防治……该处所发现者均系麻疹并非天花伤寒，当即向患者家属及其邻居宣传关于麻疹之预防及护理事项，并予以对症治疗外，同时并为该堡点种牛痘一百零八人……②

---

① 兰州市卫生事务所：《关于夏季防疫工作总结报告给兰州市政府的呈文及防疫工作总结报告》，1942 年 10 月 9 日，甘肃省档案馆藏，059-009-0045-0003。

② 兰州市卫生事务所：《关于审查防疫工作总结报告给兰州市政府的呈文》，1943 年 3 月 12 日，甘肃省档案馆藏，059-009-0045-0016。

表6-3 兰州市卫生事务所夏令防疫各机关函约注射人数统计（民国31年7—8月）

单位：人

次	性别	油矿局	社会局	缉私处	警察学校	八战区政治部	警察训练所	储汇局	农业改进所	难民所	第一监狱	青年团	大华被服厂	西北公路特别党部	西北公路局	本所	合作畜业管理所	警察二分局	警察三分局	警察四分局	工业合作社	中国银行	驿运管理处	保安特别党部	建设厅	教育厅	省参议会	缉私筹备处	财政厅	贸易委员会	田赋管理处	同济毛织厂	国外贸易事务所	拘留所	合计
第一次	男	63	26	30	80	112	245	42	52	28	102	52	8	21	20	20	23	37	28	40	7	19	39	22	26	29	19	120	52	18	9	13	36	21	1459
	女	4	3	0	2	0	2	4	6	11	0	0	1	4	11	2	0	0	0	0	0	0	2	0	0	0	0	0	0	3	0	0	0	2	57
第二次	男	73	26	42	86	142	245	40	31	38	105	50	12	20	24	20	29	35	28	45	10	19	40	24	22	20	22	128	60	0	0	0	0	0	1436
	女	0	0	0	1	0	0	2	2	4	4	2	0	1	4	8	0	0	0	0	0	0	1	0	0	0	0	0	2	0	0	0	0	0	31
第三次	男	54	0	30	0	99	0	0	0	21	30	102	0	8	10	0	19	22	0	0	0	0	12	30	21	0	0	20	0	52	18	4	18	30	600
	女	1	0	1	0	0	0	0	0	0	0	0	0	0	0	0	0	0	0	0	0	0	0	0	0	0	0	0	0	3	0	0	0	14	21
总计	男	190	52	102	166	353	490	82	83	87	237	204	20	49	54	40	71	94	56	85	17	38	91	76	69	49	41	268	112	70	27	17	54	51	3495
	女	5	3	1	3	0	2	6	8	15	4	4	1	5	15	10	0	0	0	0	0	0	3	0	0	0	0	0	2	6	0	0	0	16	109
	总计	195	55	103	169	353	492	88	91	102	241	208	21	54	69	50	71	94	56	85	17	38	94	76	69	49	41	268	114	76	27	17	54	67	3604

资料来源：兰州市卫生事务所：《关于夏季防疫工作总结报告》，1942年10月9日，甘肃省档案馆藏，059-009-0045-0003。

表 6-4 兰州市卫生事务所夏令防疫各站注射人数统计（民国 31 年 7—8 月）

单位：人

		第一站	第二站	第三站	第四站	总计
第一次	男	31	1245	620	2061	3957
	女	41	42	68	25	176
第二次	男	109	680	310	940	2039
	女	15	30	27	45	117
第三次	男	28	180	17	62	287
	女	11	22	11	17	61
总计	男	168	2105	947	3063	6283
	女	67	94	106	87	354
	共	235	2199	1053	3150	6637

资料来源：兰州市卫生事务所：《关于夏季防疫工作总结报告给兰州市政府的呈文及防疫工作总结报告》，1942 年 10 月 9 日，甘肃省档案馆藏，059-009-0045-0003。

表 6-5 兰州市卫生事务所夏令防疫各区注射人数统计（民国 31 年 7—8 月）

单位：人

		第一区	第二区	第三区	第四区	第五区	第六区	总计
第一次	男	1080	2014	858	690	657	669	5968
	女	51	543	126	132	112	121	1085
第二次	男	244	356	20	245	113	287	1265
	女	44	156	72	68	32	47	419
总计	男	1324	2370	878	935	770	956	7233
	女	95	699	198	200	144	168	1504
	共	1419	3069	1076	1135	914	1124	8737

资料来源：兰州市卫生事务所：《关于夏季防疫工作总结报告给兰州市政府的呈文及防疫工作总结报告》，1942 年 10 月 9 日，甘肃省档案馆藏，059-009-0045-0003。

**表 6-6 兰州市卫生事务所夏令防疫机关、门诊、站、区注射
人数比较（民国 31 年 7—8 月）**

单位：人

		机关	门诊	站	区	合计
第一次	男	1459	77	3957	5968	11416
	女	57	48	176	1085	1370

续表

		机关	门诊	站	区	合计
第二次	男	1436	139	2039	1265	4982
	女	31	65	117	419	631
第三次	男	600	58	287	–	961
	女	21	21	61	–	98
总计	男	3495	274	6283	7233	17404
	女	109	134	354	1504	2099
	总计	3604	408	6637	8737	19386

资料来源：兰州市卫生事务所：《关于夏季防疫工作总结报告给兰州市政府的呈文及防疫工作总结报告》，1942 年 10 月 9 日，甘肃省档案馆藏，059-009-0045-0003。

基层民众与重点防疫单位能够及时且积极地报告疫病，事关疫病报告组织与网络体系的有效运行。如 1943 年 5 月兰州市卫生事务所疫情处置：

> 查本市河北庙摊街王家沟居民王秃子等家发现白喉，经当地居民呈请卫生处前往救治施行预防。
>
> 奉卫生处令，径交本所速办等由，遵即派医师田家昌前往调查……经河北医院贾大夫注射白喉血清（5000 单位）及樟脑溶液一支……其女孩年三岁……当即嘱令前往医院诊疗外，复于王秃子住宅附近十余家挨户访问……唯因药品告罄，力有未逮，除派员再行前往，晓谕居民，倘发现喉痛发烧之症状，即令就医诊疗并一面将经过情形报请卫生处备查外，理合将调查该项症经过情形报请鉴核备查……①

针对人群较集中的重点单位，西北各省逐渐建立起规范疫苗注射和执行报告统计制度。如 1947 年甘肃甘谷地方法院呈报看守所及附设监狱注射疫苗记录。是年甘肃全省监狱此类档案记载多类似，为免重复，此举甘谷地方法院呈报为例：

---

① 兰州市卫生事务所：《关于上报庙摊街发现传染病白喉给兰州市政府的呈文》，1943 年 5 月 9 日，甘肃省档案馆藏，059-009-0044-0002。

案奉钧院本年七月五日院（36）午总字第八四七号训令转饬，迅即洽商当地卫生机关，将在押人犯一律注射防疫针后依式填表呈转……奉此，查本所因卫生院疫苗领到甚迟，始于六月三十日准函实施人犯注射防疫针一次……理合填造防疫针注射报告表二份，一并备文呈咨钧院鉴核转咨今呈。①

甘谷地方法院看守所及附设监狱人犯注射防疫针记录（民国 36 年 7 月 8 日）

项目	
现有人犯数	13 名
现在最流行病名	霍乱、伤寒
注射人犯数	13 名
防疫针名称	霍乱伤寒混合疫苗
注射防疫针日期	6 月 30 日注射一次
注射后情形	注射后臂膀发烧，未再发生时疫
备考	据卫生院长称，嗣后再继续注射两次 卫生院长　刘基 所长兼监长　申钧衡 地方法院院长　李景纲

综上表明，西北传染病报告网络体系之运行依赖于国家对社会的整体动员，国家亦能借此类动员实现一定程度的社会整合。此种社会整合关涉的秩序恢复或新秩序构建与国家能力建设互为因果。

五　重点疫病防治

特定时节针对重点疫病开展疫苗注射等是西北瘟疫防治工作的重要内容。注重时疫防治是传统防疫浸润于民众日常生活世界的又一精要所在，它与现代医学及公共卫生观念有契合处。在近代西北，政府应对瘟疫举措仍能见其余绪。档案中，对西北疫病暴发的常用记述多如下所示：

---

① 甘谷地方法院：《呈转本院监所人犯注射防疫针报告表的呈》，1947 年 7 月 12 日，甘肃省档案馆藏，013-007-0524-0028。

> 时届夏令，各种传染疾病最易发生，亟应妥为防范，以杜流行；
> 查霍乱、伤寒、赤痢夏令最易发生。①
> 现值春夏之际天花最易流行。此后务仰切实防范以免传染为要。②
> 查本市近来发生猩红热，流行甚剧。③
> 查现时值夏令，天气渐暖，疫疠堪虞。④
> 现值夏令各地时疫流行，亟应普遍注射，以杜传染等因。⑤

上述此类记载显示，西北瘟疫诊治和预防突出重点时节、疫病、人群，这与前述表6-3—6所载事实形成互证。其中，针对政府机构或重要组织，1944年兰州市防疫公会致函兰州市政府，要求就霍乱、伤寒疫苗注射做出具体相关安排：

> 时届夏令疫病易于流行……为普遍预防计，拟为贵府冬至日注射霍乱、伤寒预防针，希将贵府冬至日员工总数分别示知，俾使订期派员前往注射。⑥

1941年卫生署西北医院、1944年兰州市防疫委员会两度致函甘肃银行，要求就疫苗注射做出具体安排。防疫行政领导机构和技术执行机构在不同时期都对甘肃银行这一重要单位提出防疫工作安排，这说明西北瘟疫预防渐成常态，逐渐走向制度化、程序化。

军队属于人口密集且人员流动较多单位，其频繁活动容易加速疫情传

---

① 甘肃省卫生事务所：《关于上报兰州市夏季传染病防疫实施承办人法给兰州市政府的呈文及防疫工作实施办法一份》，1942年7月8日，甘肃省档案馆藏，059-009-0045-0001。
② 兰州市政府：《关于麻疹病案问题防范兰州市卫生事务所的指令》，1943年2月7日，甘肃省档案馆藏，059-009-0045-0013。
③ 甘肃省会警察局：《为请防止猩红热给西北防疫处公函》，1937年11月2日，甘肃省档案馆藏，029-001-0227-0024。
④ 玉门县司法处：《为报本处属监所人犯注射防疫针报告表的呈》，1947年6月25日，甘肃省档案馆藏，013-007-0524-0011。
⑤ 宁定县司法处：《转呈本处看守所人犯注射防疫针报告表的呈》，1947年7月11日，甘肃省档案馆藏，013-007-0524-0017。
⑥ 兰州市防疫公会：《关于预防疫病办法致市政府的便函》，1944年7月21日，甘肃省档案馆藏，059-012-1010-0019。

播。如 1946 年 3 月 15 日，陆军十二师三十五团团长吴子清致函西北防疫处，要求为该团官兵提供疫苗：

> 为防御天花，本团官兵共计三千余名，请施给痘苗，俾资施种为荷。

西北防疫处回复：

> 已面告来人痘苗在赶制中……一俟制出成品，自当尽先价售。①

监狱环境卫生条件通常较差，系人犯集中之地，亦是防疫重点单位。1947 年甘肃省玉门、崇信、宁定等县监狱都按照防疫要求注射疫苗并具表上报备查。在此列举玉门县司法处档案记述为例：

> 查现时值夏令……疫疠堪虞，所有监所人犯亟应注射防疫针……仰该审判官转饬所属监所迅与当地卫生院机关洽商办理……②

对监狱的瘟疫防控在近代西北已成制度化、规范化举措。以甘肃省高等法院第一分院管辖监狱为例：

> 查现值夏令气候炎热……为防止疫病传染及人犯……函请平凉卫生院派员莅临注射以杜传染……人犯共计 171 名。除 18 名因病不能注射外，其余 153 名均经本年六月三十及七月一日两次一律注射疫苗……附咨注射防疫针报告表……③

① 《为施种痘苗给西北防疫处的公函》，1946 年 3 月 15 日，甘肃省档案馆藏，029-001-0516-0005。
② 玉门县司法处：《为报本处属监所人犯注射防疫针报告表的呈》，1947 年 6 月 25 日，甘肃省档案馆藏，013-007-0524-0011。
③ 甘肃高等法院第一分院：《转呈第三监狱人犯注射防疫针报告表的呈》，1947 年 7 月 9 日，甘肃省档案馆藏，013-007-0524-0022。

甘肃第三监狱人犯注射防疫针报告表（民国 36 年 7 月 2 日）

项目	说明
现有人数	171 名
现在最流行病名	赤痢痢疾流行性感冒伤寒
前经注射数	100 名
现在注射数	53 名
因病不能注射人数	18 名
防疫针名称	霍乱伤寒副伤寒混合疫苗
注射防疫针日期	三十六年六月三十日、七月一日
注射后情形	良佳
注射防疫针医师	平凉卫生院　徐莆苏
甘肃第三监狱典狱长	景国治
甘肃高等法院第一分院院长	龚乾元

即便当地无卫生院所而无法注射防疫针，相关单位亦按防疫要求做好环境卫生等项工作。如洮沙县司法处之呈报：

奉钧处洮沙监字第四六号训令，奉甘肃高等法院监字第五五九号训令略开：查监犯注射防疫……奉此，查本地无卫生机关，人犯注射防疫针，现在天气渐暖，只能注意清洁卫生，以防疫病发生……据此，经查该所长所称均属实情，除随时督导保重清洁卫生，以防疫病发生外，理合具文呈报。[①]

学校属人群集中且多年幼人口、易感染病毒者，是防疫重点单位之一。如 1947 年兰州市政府给兰州市卫生事务所发出训令，要求为兰州市内各学校注射预防针：

市立各学校学生健康起见，兹定于本月二十日起至五月十五日止，普遍注射预防针及诊治砂眼并及点种牛痘，以资预防疫病，将本

---

① 洮沙县司法处：《转呈本地无卫生机关囚犯无从注射防疫针的呈》，1947 年 7 月 26 日，甘肃省档案馆藏，013-007-0521-0020。

市各级学校列表一份随令附后，附工作日程表一份。令行各校知函合行。令仰该所遵照办理，具报备查为要。①

年幼易感染人群的疫病诊治或预防，是瘟疫防治重要内容。如 1937 年兰州市警察局局长马志超致函西北防疫处，要求遣派医生诊治猩红热：

> 查本市近来发生猩红热……据调查大城内警察第一分局所属之曹家巷南府街、县门街一带，幼孩染疫伤亡甚多。除饬各分局逐细详查、随时具报外，相应函请贵处派员检查施诊，以期扑灭，而免蔓延……
>
> 批示：函复：已派本处技佐马光礼前往曹家巷南府街、县门街等处检查并相机处置。希查照。②

是项档案还记载静宁县政府发布气象公报，"报得雨日期，警告民众疫病气"。③

针对流徙灾民做好疫病预防和诊治工作，也是瘟疫防治的重要内容。如 1938、1941 年，卫生署、军事委员会兰州服务所先后致函要求西北防疫处遣派医疗队、供给疫苗：

> 查本署奉命组织医疗防疫队办理难民及后方民众医疗防疫事宜，业经积极进行……内政部核准，除以署令公布并分行外，合行印发组织医疗防疫队办法等各一份。
>
> 计发组织医疗防疫队办法、医疗防疫队组织系统表、医疗防疫队总队部处务规则、医疗防疫队各队组织细则、医疗防疫队各队暂定组

---

① 兰州市政府：《关于各校儿童注射防疫针给卫生事务所的训令》，1947 年 4 月 21 日，甘肃省档案馆藏，059-008-0420-0018。

② 甘肃省会警察局：《为请防止猩红热给西北防疫处公函》，1937 年 11 月 2 日，甘肃省档案馆藏，029-001-0227-0024。

③ 甘肃省会警察局：《为请防止猩红热给西北防疫处公函》，1937 年 11 月 2 日，甘肃省档案馆藏，029-001-0227-0024。

织表各一份。①

又据军事委员会兰州服务所给西北防疫处之电报记载：

> 励志社张玉荪兄译转杨处长永年兄鉴：……函请遵处拨助四十万难民应用之牛痘苗、霍乱伤寒混合疫苗及阿司匹林三种……并请交便车带陕以便转送。②

霍乱、伤寒、白喉、猩红热等在近代西北属常见疫病。依照防疫法令规定，甘肃省府令各县卫生院所力争在春、秋季节普施种痘，在夏、秋、冬季注射伤寒、霍乱、白喉预防针。③ 鉴于乡村普遍缺乏医护人才，甘肃省通过抽调各县人员进行集中培训，培养种痘人员。如甘肃民政厅 1936 年 2、3 月举办首两期培训班，合格学员各计有 10、12 名，进入县卫生院参与种痘工作。④ 西北卫生实验院亦于 1945 年举办两期黑热病调查研究防治专题训练班，各县卫生院院长参加。⑤ 又如，兰州市卫生事务所医政科自 1938 年起每年春、秋两季即在市内街头设点免费为适合人群接种牛痘疫苗。⑥ 1942 年河西被列为白喉防治重点区，兰州市卫生事务所除春秋两季完成牛痘种植计划、夏季完成伤寒霍乱疫苗注射外，又赴河西白喉防治重点区完成对 20 岁以下人群注射白喉防疫针的工作。⑦ 在陕西，自 1932 年起全省推行种痘计划。1932、1933 年春季，全省分别计有 6768、3820 人免费种痘。⑧ 此后，随着陕西省能自制牛痘疫苗（表 6-7），1935 年全省种

---

① 卫生署：《为抄发本组织医疗防疫队办法等的训令》，1938 年 6 月 17 日，甘肃省档案馆藏，029-001-0407-0006。

② 军事委员会兰州服务所：《为拨发河南难民应用牛痘菌等药品给西北防疫处的抄电》，1941 年 5 月 3 日，甘肃省档案馆藏，029-001-0286-0012。

③ 甘肃省政府编印《甘肃省卫生事业》，1942，第 17 页。

④ 甘肃省卫生处编印《甘肃省卫生处第一期总报告》，甘肃省图书馆藏，1938，第 131 页。

⑤ 甘肃省卫生厅编《甘肃省医药卫生简志》，兰州市回民中学印刷厂印刷，1990，第 31 页。

⑥ 兰州市卫生志编纂委员会编《兰州市志·卫生志》，第 142 页。

⑦ 甘肃省政府编印《甘肃省之卫生事业》，第 25 页。

⑧ 《陕西防疫处二十二年度春季播种牛痘地点及人数统计表》，《陕西防疫处纪念特刊》，1933，陕西省档案馆藏；又见《陕西省卫生事业概况》，《公共卫生月刊》第 8 期，1937 年。

痘人数增加至 24095 人，1938 年已达 1364508 人。[1] 1933 年 6—9 月，西安、渭南等 43 个县计用霍乱疫苗 4420 瓶，72513 人次接种霍乱疫苗。[2] 截至是年底，又有 18258 人次接种霍乱疫苗，25429 人次接种霍乱伤寒混合疫苗。

表 6-7　陕西省防疫生物制品生产简计

疫苗种类	单位	年份					备注
		1938	1939	1945	1946	1947	
牛痘苗	打	60000	21107	67651	100000	43695	
霍乱菌苗	瓶	49000	9505	79600			
伤寒菌苗	瓶			3410			
霍乱伤寒混合菌苗	瓶	7139	54702				
伤寒副伤寒混合菌苗	瓶		38				
赤痢菌苗	瓶		169	33295			
狂犬菌苗	支/盒	1590（支）	1134（支）	265（盒）	264（盒）	465（盒）	原资料统计单位不一
白喉类毒素	支						
百日咳菌苗	瓶		253				
其他菌苗	瓶				34793	17398	

资料来源：陕西省地方志编纂委员会编《陕西省志·卫生志》，第 205 页。

针对天花流行，陕西省卫生处曾要求各卫生机构或团体推行种痘计划，期于五年内扑灭天花。陕西省府要求省卫生主管机构统一指导各市县购买药械，开展种痘，对财力不济和人员不足者酌情给予补贴。"由县卫生院训练乡镇种痘人员；由中央颁布强迫种痘条件；种痘务求普及。"[3] 1934 年始，陕西规定白喉流行较广区域凡 12 岁以下儿童应一律注射预防针——是年即有 439 人次注射。[4] 与陕西类似，随着西北防疫处、兰州生

[1]　陕西省 1933、1935、1938、1946 年霍乱疫苗接种数据见陕西省卫生厅等编《陕西省预防医学简史》，第 20、306 页。

[2]　《本处各月用过疫苗血清统计》，《陕西防疫处纪念特刊》，1933，陕西省档案馆藏。

[3]　《陕西防疫处二十二年度春季播种牛痘地点及人数统计表》，《陕西防疫处纪念特刊》，1933，陕西省档案馆藏。

[4]　《陕西省卫生事业概况》，《公共卫生月刊》第 8 期，1937 年。

物制品所开始自主生产疫苗——此为甘肃近代史上运用现代医学技术制造传染病抗毒素及疫苗之始——甘肃牛痘种植人数显著增长。在新疆，乌鲁木齐市政府为推进天花防治，与省立医院洽商后在民众教育馆、第二区公所、西大桥中心学校等处设防疫站，免费为民众、学生种痘。①

综上显示，在特定时节针对易大范围传播的重点疫病，组织注射疫苗是近代西北的主要防疫举措。流行病学调查报告及疫病管理制度在具备一定条件的地方或单位已被相对规范地执行。

第二节　民间瘟疫防治举措

近代政府档案于民间防疫参与的记载虽较少，但是，民间以传统知识、观念为支撑的应对瘟疫举措仍在发挥作用，如乡村社会中，传统中医熬汤施药或走方郎中问诊开方仍为其主要应对方式。传统医学于瘟疫防治的知识贡献和实践经验积累，是传统防疫经验的构成基础，近代之前西北防疫亦是在此范畴下展开；民间惯例与风俗在防疫中常表现为经验性知识，广泛存在于涵盖西北在内的中国社会。

综上，本节主要在经验性知识与实践层面讨论近代西北民间防疫举措与观念，以及新力量加入（如前论传教士医生及红十字会）而发生的新变化等。

一　土方偏方与瘟疫防治

近代，公共卫生建设日渐开展，深度推动现代西医进入城乡民众之生活领域，并促动其发生观念变化。与东南社会类似，在西北，民众对西医及公共卫生观念的认识是缓慢且规模有限的。经济因素是影响现代医学在西北传播的关键。1929年的时论《中医可禁乎？可废乎？》可供管中窥豹。此文强调，"数千之县，然能有新式医院者却未必千分之一，更遑论乡镇者……此禁中医中药不可也"，更关键者，"西医之最大缺点，为资本主义之色彩浓厚"，"非中流之家能延聘西医和服用西药……贫寒之家依赖中医

① 《市内种痘公告》，《新疆日报》1949年3月8日。

而崇尚沾草根树皮之惠"，"此非信仰问题，乃经济问题"。内地县镇较都会之地现代化程度低，纵使新式医院遍设，一般民众于此"亦将望洋兴叹，不能问津"。①

在西北，注射疫苗、进行西医手术和服用西药属新事物。各省有提倡西医之举措，而防疫卫生建设和经济发展水平则限制了其作用发挥，此皆决定了从知识观念传承到防治实践运用，传统医学在近代西北瘟疫防治中仍在发挥作用。即如 1947 年陕西省卫生处对陕西部分市县中、西医从业人数调查情况所显示（表6-8）。

表6-8　1947 年陕西省中西医从业者调查情况

单位：人

地名	总人口数	医师人数	
		中医医师	西医医师
礼泉	109483	21	6
华阴	104813	28	15
大荔	113783	5	3
咸阳	105485	10	15
西安	547450	294	104
宝鸡	255715	34	26
汧阳	43225	68	–
褒城	148379	79	7
朝邑	94591	27	2
麟游	34164	5	1
栒邑	81041	–	–
周至	14064	–	–
华县	140006	41	24
宁强	–	–	1
泾阳	119828	57	3
永寿	54548	15	4
神木	82874	10	4

① 佚名：《论保护中医令》，国闻周报社编《论评选辑》，文海出版社，1985，第15页。

续表

地名	总人口数	医师人数	
		中医医师	西医医师
邠县	—	30	8
白河	65302	2	3
安康	214033	63	7
石泉	—	8	—

说明：栒邑县中、西医医师均未经考试，甄审均不合格，故未列入；周至县开业医院、诊所不少，但均未合格；宁强县，西医医师1名，中医医师信息不明；白河县医师均未办理登记手续；石泉县除中医医师登记8人，西医医师信息不明。

资料来源：陕西省卫生处：《开业中西医人员调查》，1947，陕西省档案馆藏，091-001-0538。

　　表6-8虽只是陕西部分市县情况记载，但它仍能说明，时至1947年，中西医从业人数差异巨大属客观事实。若考虑其时国民政府要求中医亦如西医实行执业资格和营业证照颁发制度——大量民间走方郎中难获行医证照——实际中医医师人数会更多。这意味着现代医学在西北的影响力虽增长较速，但传统医学在瘟疫防治中仍发挥其作用，一般民众仍主要依靠中医解决日常疾病治疗所需。

　　公共卫生资源非均衡分布在近代西北乃至整个中国是普遍性的。受防疫等公共卫生建设及经济发展水平影响，服务人数与各地中西医从业人数比差异较大。如表6-8显示，西安、礼泉、大荔三地服务人数与中西医从业人数比分别是1376∶1、4055∶1、14222∶1。若考虑到市县级别公立医院与卫生院所整体偏少之事实，或又说明：私立医院和诊所的创建，亦当是时代变迁中民间力量参与并促进防疫等公共卫生建设的重要体现。

　　如前所论，即便西风日渐，传统中医于瘟疫防治和民众日常疾病治疗仍在发挥作用。典型者，土方偏方在疫病治疗或预防中仍被广泛应用。如1931年甘肃秦安暴发霍乱，民间中医用藿香正气丸、理气汤、四逆汤、回阳救急汤救治病患。百姓应对霍乱偏方亦多样：他们或食用大蒜；或食用井水浸泡的贯众、苍术；或如春季烟熏艾蒿、雄黄而在室内焚烧苍术，亦有身佩苍术者。[1] 此外，民间医生还用针灸刺激穴位、放血、刮痧之法治

---

① 天水市卫生局医药卫生志编辑室编《天水市医药卫生志》，第182页。

疗感染霍乱者。[①] 为预防瘟疫，甘肃正宁县政府亦组织民间中医，搜集并推广民间秘方，为染疫或患病民众诊治疾病。[②]

1932 年陕甘霍乱，中医多视其为温病，[③] 以解暑、清热、祛湿等法治疗染疫病患，未如西医对水源、细菌与疫情传播做病理分析。或因意识到中医在疾病治疗和瘟疫防治中能发挥作用，亦有时贤呼吁重视中医。如1940 年《陕卫》刊出《非常时期县市中医诊疗所组织通则》，论及在非常时期的伤兵救治和瘟疫预防，提出对中医执业者和中医诊所的组织、管理、收费等当以非常之法管理。[④] 又如，1941 年陕西卫生技术会议上，时贤提议当促进各县组织研究机构讲求谋划中西医之沟通。[⑤]

此外，被民间沿袭成俗的防疫举措虽常被斥为封建迷信，但是，它们仍可被视为传统瘟疫防治举措的知识、观念来源。如 1932 年陕甘霍乱，陕西乡民视疫情暴发系瘟神作祟，各县乡民每于晚间在门前高挂红灯，燃放爆竹，设瘟神牌位，虔诚祷祝虎疫早灭。[⑥] 又如，甘肃成县民众一旦染疾，或延神汉或请阴阳先生驱逐病鬼，多是纸钱浆水发送泼洒以送瘟神。[⑦] 宁夏西吉属回汉民族聚居地，缺医少药，一旦染疾或久病不起，汉民多乞求阴阳喇嘛问神驱鬼，画符治病；回民则求阿訇用"吹肚娃"之法治病。[⑧] 凡此种种，常贻误病机，致成大病而抱憾。

综上行为在近代西北属普遍。就沿袭成俗以致作为一种民俗文化而论，西北诸地部分民俗也会形成一些在后世学者看来属经验性知识范畴的防疫举措。举例而论，除洒扫庭院和做好个人卫生，人们亦歌舞祈神以驱逐鬼疫。如甘肃张掖盛行傩戏，以歌舞相伴，寓意祭神敬祖以求丰年和驱鬼除疫。[⑨] 西北民众，尤以陕甘宁青新汉文化地区为要，盛行正月十六远

---

① 刘德茂：《民国时期天水传染病概况》，《天水文史资料》第 4 辑，1990，第 175 页。
② 正宁县卫生志编纂委员会编《正宁县卫生志》，甘肃省庆阳地区印刷厂印刷，1986，第428—429 页。
③ 薛芳、戴桂满：《中医自学丛书·温病》，河北科学技术出版社，1985，第 1—7 页。
④ 《非常时期县市中医诊疗所组织通则》，《陕卫》第 15 期，1940。
⑤ 《陕西省医生技术会议议案汇编》，1941 年 4 月，陕西省档案馆藏，057-001-0142。
⑥ 《秦省虎疫盛行》，《申报》1932 年 9 月 4 日。
⑦ 成县志编纂委员会编《成县志》，西北大学出版社，1994，第 850 页。
⑧ 李炬、海生云编《西吉县卫生志》，宁夏人民出版社，1990，第 90—91 页。
⑨ 彭金山、王知三编著《中国民俗知识·甘肃民俗》，甘肃人民出版社，2008，第 119 页。

足，俗称"游百病"，即在是日午饭前焚香敬拜以送诸神，祈能去百病；或于晚上观灯，女性集于柏树下送百病，翌日夜以残炬置于路旁以送毒虫。① 又如，盛夏时节是黄土高原上疾病高发之期，一些地方每至端午，民众或悬挂艾草、大蒜、菖蒲、柳枝等，或于家中焚烧苍术、白芷、芸香之属，饮雄黄酒，魇镇五毒，此无一不与辟毒、防疫相涉。② 陕甘一带，民众亦为孩童系"五色丝"，以驱瘟、除邪、祛恶气。前述举措在西北民族地区亦有类同者。

二 中外民间力量参与

晚清以降的中国，灾荒、战祸纷扰，社会衰败加速。于防疫等公共卫生建设，纵万般谋划，抑或有一时促动，然常"格于财政，一切治标治本之计划，未见实行"。③ 此情势下，或是受传统荒政借用民力助赈之启迪，或是国家因能力不济而不得不对公共事务权力做相应让渡，从而为民间力量参与创造条件，除前论事实外，社会贤达、新知识分子，以及新型社会团体等也成为近代西北民间瘟疫防治的重要构成。传教士医生、红十字会等外来力量对瘟疫防治的参与，使近代西北民间瘟疫防治更具时代特色。

社会贤能、热心人士积极参与瘟疫防治的急公好义之举，是受文化传统化育之结果。方志等有关"义行"记录可谓不胜枚举。如1929年甘肃张家川继饥荒之后又发生瘟疫，地方士绅马元超将家中钱粮用于急赈，又熬制汤剂以施药防疫。④ 同年，甘肃永登旱灾与瘟疫交加，士绅高维仑除散粮赈灾，又自配药方熬制汤药供应染疫病患。1932年陕甘霍乱，扶风名医王昌为染疫病患熬制"下碱汤"，用针灸疗法救治染病者；他还教民众在储水缸中放置苍术、贯众，自制驱疫丹等以预防霍乱。⑤ 又如，1945年3月，甘肃陇南徽县、武都发生伤寒、天花疫情，靖远亦盛行白喉，地方

---

① 孙立新编《陕西民俗》，甘肃人民出版社，2008，第82页。
② 《端午节与农商》，《申报》1940年6月11日。
③ 李文海、林敦奎等：《近代中国灾荒纪年续编（1919—1949）》，第296页。
④ 张家川回族自治县地方史志编纂委员会编《张家川回族自治县志》，甘肃人民出版社，1999，第1310页。
⑤ 陕西省卫生厅等编《陕西省预防医学简史》，第350页。

士绅捐款 5 万元购买药物。① 此间，亦有位高权重者或社会名流积极参与瘟疫防治，如 1932 年陕甘霍乱时，杨虎城将军夫人捐款扩建省立医院手术室并购买疫苗；时任潼关县县长罗传甲捐俸遣员赴郑州购买疫苗；② 胡子漠、于右任、徐鹿苹、李定五、朱庆澜等亦捐献或筹购霍乱疫苗、防疫器械等物资。③ 是次疫灾中，红十字会、陕西旅汉救灾防疫会及许多私人团体或捐款购药，或买其他防疫物资等。

在甘肃，1940 年红十字会甘肃平凉分会系由执业医生王维勤筹办，亦有为赈灾或防疫而行募捐之善举。④ 又 1947 年 5 月和 9 月甘肃暴发疫情，美国红十字会和联合国救济总署亦曾分别向甘肃捐赠医药器械和药品。除前述记录外，甘肃省财政厅亦有红十字会捐赠药材运费的档案记载：

> 查卫生处向宝鸡接收卫生署分配本省红十字会捐赠药材运费五千元，核尚需要，批准先由省预备金项下开支并令该处事后检据报核，当否？敬请核示。⑤

受红十字会等新型社会组织参与防疫的影响，西北本土也建立起以专业知识为支撑的有关防疫的民间组织，颇具时代意义。从笔者目前掌握资料来看，陕西省防痨协会或应是此类新型组织中堪称代表者。1947 年 4 月，陕西省卫生处处长杨鹤庆等倡导建立陕西省防痨协会，又称中国防痨协会陕西分会。据载，协会成立初，筹备会费 18000 元主要来自社会募捐。该会成立后的主要举措包括：创建痨病诊疗所、痨病防治培训指导机构及痨病疗养医院等，因将治疗和社会救济相融而堪称特色。如该协会及其创办的痨病诊疗与培训机构积极治疗病患，还通过筹办轻痨职业介绍所为病患推荐就业。该协会还通过筹办痨质儿童教养院、痨妇节育所帮助受痨病

---

① 甘肃省卫生厅编《甘肃省医药卫生简志》，第 31 页。
② 《杨主席捐巨款设省院手术室》，《西北文化日报》1932 年 7 月 24 日；杨叔吉：《二十一年防疫经过谈》，《西京医药》创刊号，1933 年；《潼关县府努力剿捕虎疫，县长罗传甲捐俸购买疫苗施针》，《西北文化日报》1932 年 7 月 4 日。
③ 陕西省卫生厅等编《陕西省预防医学简史》，第 350 页。
④ 甘肃省地方史志编纂委员会编《甘肃省志·医药卫生志》，第 488 页。
⑤ 甘肃省档案馆藏，004-007-0030-0001。

所困且处社会弱势的儿童和妇女群体。其成员亦因覆盖行业领域广泛而体现出较强的社会性：既有致力于痨病预防与治疗的研究者，又有"工厂、矿场、机关、学校、社会团体赞助并热心防痨事业者"。①

强调陕西省防痨协会作为新型民间防疫组织的时代意义，在于它折射出下述趋势性事实：因社会自组织之发展而使促进社会公共领域日渐成长。这是涵盖西北在内的传统中国社会演进中所不突出者。具体于近代西北防疫等公共卫生建设，除中外民间力量参与的应急善举外，还包括民间组织筹办医学培训机构或医院等。以医疗资源相对丰富的陕西为例，1894年英国信义会牧师伯信诚在大荔开办诊疗所，克里西·史密斯等也于1898年创办英华医院，他们兴医以辅教，影响遍及陕西。至民国时，陕西教会医院多达十余所（表6-9）。又据统计，至1919年陕西另有教会办药房21处，其中15处属北美瑞挪会（Scandinavian Alliance Mission）。②

表6-9 近代基督教会在陕西所办医疗机构简计

医疗机构名称	创办者	创办年份	创办地	备注
大荔诊疗所	信义会	1894	大荔	义和团运动爆发后该诊疗所停办而迁沪
英华医院	浸礼会	1898	西安	
广仁医院	浸礼会	1901	西安	即今西安第四人民医院前身，初有80多张床位
广仁医院三原分院	浸礼会	1905	三原	
天主堂医院	博士林	1913	汉中	有床位20余张，护士20余人
安多医院	方济各圣母传教会	1923	西安	即今西安第二人民医院前身，以胸外科、妇科为主，每周一、日专门救济性诊治
广济医院	李泊渔		周至	
商县诊所	陆希贤	1932	商县	以眼科为主
安康教区医院	马冀笃	1940	安康	有20多位医护人员
本笃医院	高思谦	1945	宝鸡	有40多张床位

---

① 《陕西防痨协会章程》，中国防痨协会陕西分会，1947年5月，陕西省图书馆藏。

② 综上陕西教会医院史料请见中华续行委办会调查特委会编《中华归主：中国基督教事业统计（1901—1920）》，第448页。

续表

医疗机构名称	创办者	创办年份	创办地	备注
宣教济贫医院			西安	

资料来源：此表根据《陕西省民族宗教志》改制。

　　近代西北急需医护人才。除前论政府兴办培训班和医学校、医院组织培训外，民间力量组织社会资源开展培训既可促进防疫和医疗卫生建设，又可弥补国家力量之不足。西北五省中，陕西属私立医院、私立医学校较多者，如陕西私立广仁医院附设护士学校、西安红十字会护士学校等，皆为陕西培养了大量医护人才。[①]

小　结

　　新旧兼杂、传统与现代互契的技术规范是近代西北瘟疫防治本土经验演化的突出现象。清末新政以降，尤以民国为要，政府应对瘟疫的临灾处置和预防、公共卫生环境建设、疫情管理等与传统防疫思想和荒政举措有契合处，更是国家受现代医学和公共卫生观念影响，依赖新的防疫观念、知识及制度履行公共卫生职责的体现，其多依赖于政府组织体系的制度化、程序化动员。

　　因现代化程度有限，或多受文化传统浸润，民间医生与相关组织参与防疫，内涉官民合力赈灾的荒政传统影响，其展现为一种广义经验层面的防疫操作规范。它同样是受现代医学和公共卫生观念影响，使国家为履行公共卫生职责而动员社会力量参与。中外民间力量对瘟疫防治的共同施力，又使近代西北瘟疫防治本土经验演化增添了新的时代因素。

[①]　陕西省地方志编纂委员会编《陕西省志·卫生志》，第556页。

第七章　近代西北瘟疫防治本土经验演化案例

经验演化关联于实践。因此，西北瘟疫防治本土经验演化在行动层面综合"内外""新旧"知识、举措，形成具有共通性与自身特质的典型案例。本章以"延安经验"与1932年陕甘霍乱、1942年青海牛瘟防治为例，具体说明近代西北瘟疫防治本土经验演化之进程。

第一节　"延安经验"：群众卫生运动与陕甘宁边区瘟疫防治

陕甘宁边区（简称"边区"）曾疫病流行，医疗设施和医疗水平皆较落后。中国共产党迎难而上，建立起与其时西北其余地区"形似神异"的瘟疫防治机制，被概括为"延安经验"。它是新中国防疫、医疗卫生建设的关键"知识"渊源和价值指引。需说明，学界对边区防疫和医疗卫生建设的研究已较深入，本节以"群众路线实践"重新审视，更能凸显其特质所在。

一　瘟疫流行原因

霍乱、鼠疫、天花等在陕甘宁地区时有流行。① 国联防疫团调查显示，流行感冒、痢疾、伤寒是延安最流行疾病。② 如1929年安定、横山鼠疫蔓延，周边数县6400余人染病而亡。③ 外人称"延安是今日世界上为数不多

---

① 卢希谦、李忠全主编《陕甘宁边区医药卫生史稿》，第131页。
② 卢希谦、李忠全主编《陕甘宁边区医药卫生史稿》，第172页。
③ 陕西地方志编纂委员会编《陕西省志·卫生志》，第78页。

的流行鼠疫的地方之一"。① 又如，1941 年冬春交替之际，边区疫情突发，甘泉一、二、三区染疫 876 人，有 186 人死亡。② 灾疫相连在陕甘宁地区亦有发生，且受灾区地域广、频率高。如 1923—1925 年陕北 19 县旱灾"狂猖"；1937—1949 年边区年有县区受旱、涝、雹、虫、霜、冻、疫等。③ 1931 年大旱，保安、靖边、定边、横山四县绝收——亦受 1928—1932 年北方大旱影响。1940 年陕北有 21 县受旱灾、水灾和冰雹叠加侵袭而成大灾。④

陕甘宁地区灾疫频发，其间原因固然与自然地理条件相关，但是社会因素亦需注目。中国共产党深刻认识到上述影响，更从"社会革命"视角检视其根因。如毛泽东强调："旧社会给边区的遗产是：贫穷、愚昧与疾病。"⑤

（一）气候、环境因素

陕甘宁地区属黄河流域，处黄土高原中北部，山多地少，水土流失严重。具有典型的大陆性季风气候，降水季节分配不均，冬季尤少，温差变化大，大风和沙尘暴日数多。此种气候常易引发呼吸系统传染病。灾害多发且灾疫相连，势必导致民众受困，免疫力低下；灾害又致水源等被破坏，亦加剧公共卫生环境恶化。

陕甘宁地区多处交通、商路要冲，是民众"走西口"或西去西北常经之地。陇海、平绥铁路西通绥、蒙、陕，促进人员和商货往来，也便利了疫情传入关中而向北扩展，如 1932 年霍乱经关中波及陕北。

（二）社会因素

概括而论，缺医少药是西北地区瘟疫频发的关键社会因素。此外，也应具体事件具体分析。如文献记载显示，兽医不足、棚圈不洁、草料或饲料准

---

① 〔美〕尼姆·韦尔斯：《红色中国内幕》，马庆军、万高潮译，华文出版社，1991，第 77 页。

② 《边区卫生处防疫队返延安总结工作》，《解放日报》1941 年 8 月 17 日；陕西省档案馆、陕西省社会科学院编《陕甘宁边区政府文件选编》第 3 辑，档案出版社，1987，第 112 页。

③ 陕西省气象局气象台编《陕西省自然灾害史料》，1976，第 57 页。

④ 陕西省档案馆、陕西省社会科学院编《陕甘宁边区政府文件选编》第 2 辑，第 439—440 页。

⑤ 《召开陕甘宁边区第二届参议会第二次大会的决定》，《毛泽东文集》第 3 卷，人民出版社，1996，第 180 页。

备不足是 1941—1943 年陕甘宁地区暴发牛瘟、羊瘟的重要原因。

1. 落后生产力使民众普遍贫穷，医疗卫生设施落后

陕甘宁地区多是农业生产，靠天吃饭。中共入驻边区前，关中冬小麦平均亩产 3 斗，延安、陇东为 2 斗 5 升，绥德、三边仅 1 斗 5 升；谷子、糜子亩产仅 2 斗至 3 斗 5 升。[①]

1937 年全民抗战前，陕甘宁地区民众深受封建剥削且甚少接受教育。边区土地 60%—70% 为少数大地主所有。如庆阳八大家之一李子良，占地七万亩横跨陕甘，华池县几乎为其所有，牲口多达千余头，年收地租达四五千石。[②] 又如米脂县，除 1934 年缺数据，1931—1936 年，地租占粮食产量的比重分别为 63%、64%、25%、64%、66%。军阀劣绅亦向民众摊派苛捐杂税和各类杂役。[③] 有研究显示，1937 年前陕甘宁地区高利贷盛行且年息甚高，高利贷年息甚至占贫雇农年收入的 45%—85%。[④] 贫、愚往往相伴。八路军入驻前，除城镇外，边区各县内少有学校，"文盲率高达99%"，[⑤] 社会教育无从论及。

边区建立前，延安城内仅六七个诊所有少数中医坐堂；县城和较大集镇偶有药店，一些县城仅两三个小中药铺。[⑥] 乡村民众染病问诊基本靠走方医生、江湖郎中或巫医神汉等。[⑦] 拔火罐、扎钢针、艾灸等是民众治病常用手段，并有祈神拜佛之举。需指出，至 20 世纪 40 年代，边区医疗条件仍属落后。延安 200 余西医多在机关、军队；中医仅千余人，且医术参差不齐；巫医神汉仍有不少。[⑧]

---

① 星光、张扬主编《抗日战争时期陕甘宁边区财政经济史稿》，西北大学出版社，1988，第13—14 页。

② 庆阳县志编纂委员会编《庆阳县志》，甘肃人民出版社，1993，第 358 页。

③ 延安农村调查团编《米脂县杨家沟调查》，生活·读书·新知三联书店，1957，第 73—74、144—145 页。

④ 见阎庆生、黄正林《陕甘宁边区经济史研究（1937—1945）》，甘肃人民出版社，2002，第 42—43、25—26 页。

⑤ 李维汉：《回忆与研究》，中共党史资料出版社，1986，第 566 页。

⑥ 欧阳竞：《回忆陕甘宁边区的卫生工作（上）》，《医院管理》1984 年第 1 期。

⑦ 陕西省地方志编纂委员会编《陕西省志·卫生志》，第 77 页。

⑧ 雷云峰总编《陕甘宁边区史》，西安地图出版社，1993，第 311 页。

2. 封建迷信盛行，民众缺乏良好卫生习惯

较长时期内，巫神几乎包办了民间的"医药"，[①] 其误诊病患所在多是。例如，有巫医在"驱邪"过程中"敲打产妇，并用尖针穿刺"，致产妇死亡。[②] 李维汉曾叹言，巫神"招摇撞骗，危害甚烈"。[③]

近代乡村环境脏乱，甚至人畜混居，民众鲜有卫生习惯。边区防疫委员会1942年6月在延安县调查发现，饮水不净和厕所不洁致民众多发肠胃疾病。民众无定期洗澡观念，认为衣服常洗易坏且浪费水；虱子传染尤普遍。[④] 若此之下，"几乎一切可能有的传染病在边区都发生了"。[⑤] 此故，边区动员医护人员下乡工作，办中西结合的卫生合作社，训练助产人员和民间卫生工作人员，在区、乡建医务所。[⑥]

3. 其他社会原因

社会旧俗影响民众身体健康。边区政府成立前，抽鸦片和妇女缠足现象普遍。[⑦] 近代以降，西北一度成鸦片主产区。此后边区长期受国民党围攻和封锁，政府财政捉襟见肘，难有足够卫生经费和资源可用。为求生存，大量财力被用于军政和经济生产，防疫卫生工作易被忽视，"一些卫生设备徒有虚名，而无实效"。[⑧] 林伯渠曾指出："关于民众卫生医药工作，我们曾经犯了疏忽的错误，迄未予以重视……今后尤应重视卫生工作。"[⑨]

畜疫亦严重影响边区民众生产生活。除兽医不足和缺少兽药，民众缺乏卫生知识、观念也是重要原因。当地居民习惯放养牲畜，以为圈养影响其生长，任由牲畜淋雨受冻；棚圈不洁比比皆是。牲畜生病后，民众常祈

① 赵超构：《延安一月》，上海书店，1992，第181页。
② 〔美〕安娜·路易斯·斯特朗：《中国人征服中国》，刘维宁、何政安、郑刚译，北京出版社，1984，第163页。
③ 李维汉：《回忆与研究》，第566页。
④ 《开展群众卫生医药工作的决议》，陕西省档案馆、陕西省社会科学院编《陕甘宁边区政府文件选编》第8辑，第430页。
⑤ 李庸：《目前防治传染病在边区流行问题》，《解放日报》1941年4月27日。
⑥ 见李维汉《回忆与研究》，第566页。
⑦ 黄正林：《从深处看历史：近代中国的政治思想与经济社会》，河南大学出版社，2009，第40页。
⑧ 《延安防疫委员会总结防疫卫生工作》，《新中华报》1940年7月26日。
⑨ 林伯渠：《边区民主政治的新阶段》，陕西省档案馆、陕西省社会科学院编《陕甘宁边区政府文件选编》第8辑，第451页。

求棚神、圈神；对病死牲畜不加掩埋甚至食用，造成疫情蔓延。①

二　陕甘宁边区卫生防疫工作方针确立

面对困难，中国共产党发挥自身政治优势，以"群众路线"实现社会动员，领导边区防疫和医疗卫生建设、群众卫生运动、卫生宣教实践。改变人民"文化落后状态——文盲、迷信、不卫生等"，是边区文教事业之任务和目标，需开展"自然科学常识与卫生常识的教育"。②

（一）基本理念：卫生防疫以军民生命健康为重

坚持党的群众路线的世界观和方法论是边区防疫和医疗卫生建设的政治保障。党中央入驻延安后，面对疫病肆虐，积极地预防和医治民众疾病，发展医药卫生事业。1937年3月，在延安开展卫生运动周的讲话中，毛泽东号召人人参与卫生运动，于军民而言，注意卫生促进身体健康，"就是增加国防力量!"③ 1939年1月4日，延安卫生干部扩大会议召开，毛泽东作《发扬民族革命中卫生工作的精神》讲话，强调防疫和医疗建设于促进民族革命之重要性。同月，边区首届参议会通过《建立边区卫生工作保障人民健康案》，指出土地分配后边区"卫生保健工作亟应建立"。具体办法包括提高民众卫生意识，广设药房和培养医护人才，废除迷信和取缔巫医，等等。④ 4月，《新中华报》社论强调，应广泛推进卫生教育，颁行卫生法规，开展卫生清洁运动和普及卫生设施，培训医护人才，实施种痘和注射防疫针。⑤ 11月，《关于开展卫生保健工作的决议》在边区第二次党代会上通过，除前述所论，提出创办制药厂和医药合作社，发展中药和办中医训练班；增设卫生所以治疗传染病；等等。⑥《陕甘宁边区施政纲领》之"卫生工作"指出，防疫和医疗卫生建设及人才引进，是"以达减

① 《关于加强牲畜保健工作的决议》，陕西省档案馆、陕西省社会科学院编《陕甘宁边区政府文件选编》第8辑，第437页。
② 西北五省区编纂领导小组、中央档案馆编《陕甘宁边区抗日民主根据地·文献卷》（下），中共党史资料出版社，1990，第377页。
③ 《在延安大扫除时的讲话》，《新中华报》1937年3月23日。
④ 胡民新等编著《陕甘宁边区民政工作史》，西北大学出版社，1995，第266页。
⑤ 《把卫生运动广泛的开展起来》，《新中华报》1939年4月7日。
⑥ 卢希谦、李忠全主编《陕甘宁边区医药卫生史稿》，第217页。

轻人民疾苦之目的"的重要举措。[①] 1944 年 5 月在延安大学开学典礼上，毛泽东特别提出，纵然条件艰难，但使边区千余乡皆能每乡设有一小医务所是需实现目标。[②] 12 月 5 日在边区参议会上，毛泽东又指出，要使人民"离开愚昧状态与不卫生的状态"。[③] 同年，边区文教大会通过的《关于开展群众卫生医药工作的决议》被边区二届二次参议会通过，卫生防疫成为评价干部工作指标。卫生防疫、医药工作实行部门首长负责制，需改正卫生防疫及医药工作缺点及错误态度。[④]

党中央对卫生建设多次强调并予以关注。1941 年 5 月《解放日报》刊文指出，卫生工作当以机关、部队、学校、团体为模范而促动民众。[⑤] 1944 年 7 月《解放日报》刊文指出卫生防疫建设首当教育干部懂得卫生工作重要性及责任；以卫生教育促进民众卫生习惯养成和破除巫神影响，培养人才等。[⑥] 1945 年 4 月《解放日报》社论强调，卫生防疫建设基本任务是：群众卫生运动，普及医药，改造巫神和改善牲畜管理。[⑦] 综上，边区在"群众路线"指引下将防疫理念与边区实际相结合，依赖群众动员和资源整合克服缺医少药之困难。这即如 1944 年 7 月朱德在延安卫生动员大会上的讲话：为赢得卫生防疫持久战，开展医药卫生运动，要"做到'人与财旺'，好把日本法西斯打倒"。[⑧]

（二）工作方针："中西医结合，预防为主"

一言概括边区防疫和医疗卫生工作方针，即"中西医结合，预防为主"。现实困难制约，是制定此工作方针的关键原因。时人言，边区防疫和医疗卫生建设面临"严重的困难是药品医具的缺乏"。[⑨]

---

① 甘肃省社科院历史研究室编《陕甘宁革命根据地史料选辑》第 1 辑，甘肃人民出版社，1981，第 87 页。
② 《在延安大学开学典礼上的讲话》，《毛泽东文集》第 3 卷，第 154 页。
③ 《一九四五年的任务》，《解放日报》1944 年 12 月 16 日。
④ 《关于开展群众卫生医药工作的决议》，《解放日报》1945 年 1 月 8 日。
⑤ 《边区政府委员会议讨论卫生工作》，《解放日报》1941 年 5 月 30 日。
⑥ 《开展全边区卫生运动的三个基本问题》，《解放日报》1944 年 7 月 10 日。
⑦ 《继续开展卫生医药运动》，《解放日报》1945 年 4 月 24 日。
⑧ 《开展全边区卫生运动的三个基本问题》，《解放日报》1944 年 7 月 10 日。
⑨ 李维汉：《回忆与研究》，第 566 页。

1. 正确认识中西医之短长

晚清以降的中西医之争一度受国民政府政策导向影响更至鼎沸。此种现象在边区同样存在，但受到党中央和边区政府领导的批评和纠正。这为边区防疫和医疗卫生建设实行"中西医结合，预防为主"的方针奠定了重要基础。

边区政府副主席李鼎铭认为，中西医应彼此摈弃门户陋见，西医不以所谓非科学轻蔑中医，中医不自恃千年经验妄大，"做到密切合作，是有前途的"。① 他注意到延安医院多西医主导，偏见中医，病患看中医，西医就不再对其问诊开方；且医院无中医而乡村无西医。② 对此，毛泽东亦指出，中西医应在服务军民健康的过程中实行合作。中西医固存新旧之分，但是，新医若漠视民众受疾病之痛苦，"不为人民训练医生"，不联合边区旧医和旧式兽医，"并帮助他们进步，那就是实际上帮助巫神，实际上忍心看着大批人畜的死亡"。中西医作用在"要治好病"，"能把娃娃养大，把生病的人治好"。毛泽东讲道，中央和边区政府口号是"这两种医生要合作"；边区政府政策是"把生病的人治好"，中西医都奖励。③

党中央和边区政府倡导"积极预防，推进中西医结合"，这成为边区防疫和医疗卫生建设工作方针的关键因素。抗战初期毛泽东在同黄祖炎、傅连暲的谈话中指出，中西医应互取短长，联合问诊治病，中国医学要如中国革命道路探索，走自己的新道路。④ 据李鼎铭所记，他被问及如何看待中西医互不待见的现象，回答中西医唯有团结才能进步，毛主席直言："你这个办法很好，以后中西医一定要结合起来。"⑤ 据傅连暲回忆，其重视中西医结合亦颇受关向应对中医、针灸所论的启发。1941 年关向应在延安住院期间与傅连暲论及中医、针灸"里面有好东西"，认为整理研究实属必要。⑥ 又如，1944 年 10 月，时任边区防疫委员的李富春同志在边区医

---

① 《延安举办卫生展览会（通讯）》，《新华日报》1944 年 8 月 23 日。
② 《李鼎铭（文集·纪念·传略）》，中共中央党校出版社，1991，第 241 页。
③ 《在延安大学开学典礼上的讲话》，《毛泽东文选》第 3 卷，人民出版社，1991，第 154 页。
④ 李耀宇口述，李东平整理《一个中国革命亲历者的私人记录》，当代中国出版社，2006，第 63 页。
⑤ 《李鼎铭（文集·纪念·传略）》，第 241 页。
⑥ 钟兆云、王盛泽：《毛泽东信任的医生傅连暲》，中国青年出版社，2006，第 138—142 页。

药卫生座谈会上指出，边区防疫和医疗卫生建设的关键在于中医科学化和丰富西医经验使之中国化。[①]

2. 中西医结合政策实践

中西医结合实践在边区防疫和医疗卫生建设中被广泛推进。例如，1939 年边区保健药社宣告成立，其任务：改良中药和促进中药科学化、西医化，"以解决西药困难"。该社研制专治吐黄水、泄黑水的防疫片，又称防疫丸，药效甚好。是年延安装庄发瘟疫，阎金荣受保健药社派遣携药诊治，因治疗效果好而受到群众赞誉。[②] 边区制药厂用边区较富足中草药资源制造西药，如从中药材中成功提取麻黄素等，[③] 其努力成效明显。截至 1941 年底，边区制药厂制药计 6000 余磅，并生产注射剂 1.4 万支。[④] 成功试制青霉素是边区防疫和医疗卫生建设的里程碑事件。[⑤] 1940 年 6 月 14 日边区国医代表大会强调，唯改进中医中药方策以促进防疫和卫生建设；边区国医研究会于是年成立，[⑥] 力促"国医科学化"。是年 4—6 月，子长县、延安县、鄜县暴发瘟疫，该会遣派中医 14 人赴疫区抗击疫情。[⑦] 次年该会第二次代表大会议决，把"宣传防疫工作列入重要工作，并将在农村施种牛痘，组织门诊部等"。[⑧] 1941 年 6 月卫生部、边区光华制药厂、延安医科大学共组中西医研究室，成为边区实践"中西医结合"的典范。

此外，一些会议决定与边区报纸社论或文章体现出党中央和边区政府的政策价值与目标导向，其"话语对象"和"受众"皆是边区军民。前者如 1944 年 10 月 30—31 日边区政府召开中医、西医、兽医座谈会，会议认为诊治疾病和减少死亡需反对巫神和破除迷信，亦需中西医实现团结合

---

① 《中西医结合防疫》，《抗战日报》1944 年 11 月 10 日。
② 见卢希谦、李忠全主编《陕甘宁边区医药卫生史稿》，第 77 页。
③ 《八路军制药厂制成药品 40 种》，《新中华报》1939 年 3 月 31 日。
④ 《药科学校成立》，《解放日报》1942 年 6 月 22 日。
⑤ 《边区部队八年来克服困难自力更生建立医卫工作基础》，《解放日报》1945 年 1 月 10 日。
⑥ 《国医代表大会开幕》，《新中华报》1940 年 6 月 14 日；《国医代表大会闭幕　国医研究会正式成立》，《新中华报》1940 年 7 月 9 日。
⑦ 《巡回医疗队明日下乡》，《解放日报》1945 年 3 月 31 日。
⑧ 《国医研究会决定明年工作计划加强医药研究设立门诊部》，《解放日报》1941 年 11 月 11 日。

作。① 是年 11 月召开边区文教会，会议提出"中医要科学化、西医要中国化"。② 12 月，《关于开展群众卫生医药工作的决议》在边区第二届参议会第二次大会上通过，宣布推进中西医合作和互学，指出边区医药界应"有计划的研究、培植、采挖和制造边区土药及中西药的代用品"。③ 会议上，边区政府副主席李鼎铭做报告重申边区西医应主动服务群众并促进中医中药改良及研究，劝导中医公开秘方与经验，促其努力学习科学知识和改进自身服务。④ 此形势下，中西医共同接诊制度在边区推行。1944 年 11 月边区文教会总结，称此举促成治疗效果改进，"促进了中西医团结合作工作"。⑤

后者如 1940 年 7 月《新中华报》刊文强调以科学知识教育把中医组织起来。⑥ 1944 年 4 月《解放日报》社论指出，中西医在病理、诊治等项上各有短长，都有用于治病，应团结"同巫神作斗争"。⑦ 同年 7 月李鼎铭接受《解放日报》记者采访，贡献自己数十年行医经验、处方，自认主动学习西医所长，提出二者应"互相谅解"，无保留地贡献各自的经验、技术。⑧ 9 月中医名家裴慈云在《解放日报》撰文，强调中西医唯合作方能减少疾病与增进军民健康。⑨ 推动中西医结合者不乏其人，除李鼎铭、裴慈云等，西医傅连暲、鲁之俊、朱琏等也向老中医虚心问学，研习针灸等。

3. 积极预防之思想及政策实践

实行"积极预防"的工作方针贯穿于边区防疫和医疗卫生建设始终。如 1937 年 3 月延安举办卫生运动周，动员千余军民，是前此思想在边区演进为广义社会政治行动的标志性事件。是次卫生运动周伴有较大规模的卫生宣传，组织 56 个流动宣传队并广泛张贴卫生标语。有研究亦认为其规模

① 卢希谦、李忠全主编《陕甘宁边区医药卫生史稿》，第 191 页。
② 《文教会上中西兽医座谈积极合作为群众服务》，《解放日报》1944 年 11 月 4 日。
③ 见《关于开展群众卫生医药工作的决议》，《解放日报》1945 年 1 月 8 日。
④ 李鼎铭：《关于文教工作的方向》，《李鼎铭研究文集》，陕西人民出版社，2012，第 442 页。
⑤ 《延安市文教会上刘景范总结报告》，《解放日报》1944 年 11 月 19 日。
⑥ 《从速开展边区卫生工作》，《新中华报》1940 年 7 月 12 日。
⑦ 《开展反对巫神斗争》，《解放日报》1944 年 4 月 29 日。
⑧ 《李鼎铭：中西医合作》，《解放日报》1944 年 7 月 14 日。
⑨ 《中西医合作的几个问题》，《解放日报》1944 年 9 月 30 日。

在边区医药卫生史上之属首次，是近代西北少见者。① 在制度建设层面，1938 年 9 月中央军委总卫生部、陕甘宁晋绥联军卫生部颁布《连队卫生防疫条例》。同期，边区机关单位、延安市防疫委员会制定卫生制度。1940 年 5 月 26 日边区防疫委员会成立，李富春任委员会主任，边区瘟疫防治始有统一领导和协调机构；同时在各大机关单位和区乡视情形所需设分委员会。1942 年 3 月 21 日军委总卫生部发布防疫标语，"预防重于治疗"口号被提出。同年 9 月《解放日报》刊文提出"预防胜于治疗"，强调"主动地向疾病和死亡作斗争"，各级卫生组织应"纠正过去重医疗轻保健的作风"。② 11 月《解放日报》再发社论，要求边区各级卫生组织及人员应重视疾病预防工作。③ 1943 年 5 月《解放日报》发时评文章，批评一些机构或卫生人员"多多少少保留"重治轻防的错误观念与做法，该文指出，前此错误需及时纠正，医护需认真治疗传染病患者，积极预防传染病。④

边区各部门领导亦逐渐转变观念并重视疾病预防。边区民政厅厅长刘景范直言卫生机关职责当涵盖"加紧预防工作"；⑤ 延安副市长马豫章强调卫生机关（以卫生合作社为要）的业务方针应是"以积极的预防为主，治疗为辅"。⑥ "预防第一，减少疾病，增加生产中的劳动力"于 1943 年被中央卫生处确定为卫生工作总方向。⑦ "积极预防"方针在边区的卫生运动、制定卫生制度和公约、保障饮食环境和水源卫生、及时扑灭传染病等具体工作中被落实，成效明显。如边区中央医院 1943 年门诊量较上年下降41.45%。⑧

---

① 卢希谦、李忠全主编《陕甘宁边区医药卫生史稿》，第 186 页。
② 《加强干部保健工作》，《解放日报》1942 年 9 月 5 日。
③ 《重视防疫》，《解放日报》1942 年 11 月 14 日。
④ 《夏季防疫工作》，《解放日报》1943 年 5 月 31 日。
⑤ 刘景范：《陕甘宁防区防疫委员会五个月来的工作报告》，《解放日报》1942 年 10 月 29 日。
⑥ 马豫章：《延安市半年来的群众卫生工作》，《解放日报》1944 年 8 月 13 日。
⑦ 《1943 年中央卫生处工作总结》，《解放日报》1944 年 4 月 1 日。
⑧ 兰州军区后勤部编《革命战争时期西北部队卫生工作史（1927—1949 年）》，八一印刷厂，1993，第 113 页。

三 "群众路线"实践与陕甘宁边区卫生防疫

"群众路线"指引下的边区防疫和医疗卫生建设，需基于制度、组织保障发动民众——关涉防疫机制建设、医药研究、人才培养及开展卫生宣教等群众卫生运动。

（一）走入群众：医护工作者应是最好的群众工作者

边区防疫和医疗卫生建设以服务人民为价值目标。例如《建立边区卫生工作保障人民健康案》于1939年1月被边区首届参议会通过，强调保障军民健康是边区防疫和卫生工作基本目标。1944年6月，西北局办公厅召开延安医药卫生机构负责人会议，要求凡医务所皆应为群众治病，尤应深入乡村为民众治病；医务人员要"有充分的群众观点"，真正急群众之所急。[1] 同年8月徐特立发表文章，直言边区"保健制度应该以广大群众为对象"。[2] 自1944年起边区医院开始较普遍地尝试免费治疗制度。[3] 延安各卫生机构仅1944年上半年便为20000余名群众治病，[4] 有8个巡回医疗队下乡为3500余名群众治病。[5]

1944年边区二届二次参议会通过《关于群众卫生医药工作的决议》，要求边区西医除服务机关和部队，应组织下乡巡回医疗队；促进中医、中药铺"认真为人民服务"。决议强调推广热心群众服务或有新创造的经验，对此类人员和组织"应给予充分尊重和表扬"，[6] 如《解放日报》曾重点报道中央印刷厂卫生所医生阮雪华、白浪和苏联医生阿洛夫的模范事迹。李富春指出，群众的卫生工作应是医院、医务所的重要业务之一，医护人员不仅是医务工作者，更应是最好的群众工作者。[7]

（二）发动群众与边区防疫工作开展

边区防疫和医疗卫生建设在技术操作形式层面与西北其他地区类似。

---

① 《推进群众医药卫生》，《解放日报》1944年6月7日。
② 徐特立：《卫生展览会的重要意义》，《解放日报》1944年8月13日。
③ 卢希谦、李忠全主编《陕甘宁边区医药卫生史稿》，第54、71页。
④ 《延安各卫生机关半年内共治疗群众病人达两万余人》，《解放日报》1944年11月23日。
⑤ 陕西地方志编纂委员会编《陕西省志·卫生志》，第87页。
⑥ 《关于开展群众卫生医药工作的决议》，《解放日报》1945年1月8日。
⑦ 《群众卫生工作的一些初步材料》，《解放日报》1944年4月30日。

二者的关键区别在于：边区防疫和医疗卫生建设具有突出的群众卫生运动色彩。

1. 建立边区防疫领导机构

党中央入驻延安后，边区各级防疫组织被加快组建——如建立医院等机构并承担防疫和公共卫生建设任务。统一高效的组织协调是边区防疫实效提升之关键。

前此形势下，1940 年 5 月 26 日，经由李富春、李景林等倡导，延安防疫委员会首届会议召开，延安及下辖县区派代表参加。该委员会隶属边区民政厅，系边区 33 个机关部门联合组成，设 6 个分会。① 是月 31 日该委员会选举 9 人组成常务委员会，李富春任主任。1942 年 3 月宁绥鼠疫威胁边区，边区民政厅召集各部门开会商讨对策。4 月 22 日，边区政务会议议定拨防疫专款 30 万元（边币）防疫，建立统一指挥边区防疫工作的领导机构，即延安联合防疫委员会，② 原延安防疫委员会调整为该会下设分会。延安联合防疫委员会下设 5 个股室，以边区中央医院为常设办公地址。

依照组织章程，延安联合防疫委员会作为边区防疫统一领导和协调机构，可制定或颁行防疫机构组织条例和防疫制度，可统一支配边区范围内医疗资源。③ 按照规定，边区被划分为北、南、东、西北和延安五个防疫区，其中延安防疫区由边区防疫委员会直接领导。除延安市外各区设分委，可另定组织章程；分委之下各县或区亦对应设防疫委员会，可制定本行政区内的防疫组织章程。④ 经此，边区上至中央机关下至县、区、乡的防疫组织领导体系遂告初成，边区防疫所需组织动员和行政权力资源整合亦可谓初步完成。

2. 边区防疫公共卫生体系建设

防疫需行政和医药组织支撑。边区卫生机构因防疫和医疗卫生建设而需整合。

① 卢希谦、李忠全主编《陕甘宁边区医药卫生史稿》，第 87 页。
② 《边区政府政务会议决定成立延安防疫委员会》，《解放日报》1942 年 4 月 23 日。
③ 陕西省档案馆、陕西省社会科学院编《陕甘宁边区政府文件选编》第 6 辑，第 180—181 页。
④ 陕西省档案馆、陕西省社会科学院编《陕甘宁边区政府文件选编》第 6 辑，第 182 页。

（1）建立卫生机构和确立卫生制度、法规

陕甘宁边区防疫和医疗卫生的行政管理，经历由中央军委卫生部领导到由边区民政厅卫生部门统一管理的转变。此间，边区防疫和卫生行政体系、职责体系逐渐规范。根据地政府虽创办过一些小规模医院或诊所，亦重视防疫和诊治染病民众，但医疗机构较普遍创办和开展卫生行政工作是在1937年党中央入驻延安及边区政府成立后逐步落实的。此前，中央军委卫生部统管该区卫生工作。1937年10月边区政府成立，同月边区医院被划归民政厅管理，次月边区卫生委员会设立。1938年1月，边区民政厅下设专责卫生科。另外，边区政府颁布《陕甘宁边区卫生行政系统大纲》，规定卫生事业由民政厅管理，使边区各级卫生行政机构设置及职责确定有据可依且日渐完善（表7-1）。该大纲要求，"因工作需要与可能"，边区机关、县市（镇）、部队、学校、工厂等"设立卫生所或卫生员"。[1]

表7-1 1937年后陕甘宁边区卫生行政机构演化简计

机构名称	成立时间	职责	市县对应机构职责	备注
边区卫生委员会	1937.11	统筹协调边区各部门卫生工作		审定并监督边区公共卫生行政计划之制定及执行
边区民政厅卫生科	1938.1	负责公共卫生行政工作	市县政府（卫生所）、公安局专责地方卫生行政工作及执行相关计划，但受民政厅业务领导和监督。其中，公安局负责环境卫生管理，不能设卫生所之县市前此职责则归并政府第一科	
边区民政厅卫生处	1940.3	负责卫生行政及医疗预防技术事务	依照民政厅指令，1941年4月25日起，市县政府（含分区专署）一科增设一名专职卫生科员	下设材料科、保健科、医政科、医务科、办公室
边区民政厅卫生署	1945.2	主管边区机关医疗工作与边区卫生行政工作		下设医政、材料、保育、总务四科和办公室、总支书记

---

[1] 卢希谦、李忠全主编《陕甘宁边区医药卫生史稿》，第213—214页。

续表

机构名称	成立时间	职责	市县对应机构职责	备注
边区保健委员会	1942.6	专责边区政府干部卫生保健工作	地方政府干部卫生保健工作由县市民政科负责。1943年3月起，由分区党政军系统保健委员会专责分区党政军系统干部卫生保健	隶属边区卫生处。1943年3月，政务会议决定将其并入民政厅二科
边区防疫委员会	1942.6	专责管理边区防疫工作	防疫分区设分委员会。分区下于各机关及乡镇设支会	隶属边区卫生处；设总务股、防疫统计股、环境卫生股、宣传教育股、医务治疗股。又规定，公安局、卫生所负责公共场所环境卫生
延安卫生管理委员会	1946.5	专责市区卫生管理		隶属延安市，设卫生警察5人

　　资料来源：卢希谦、李忠全主编《陕甘宁边区医药卫生史稿》，第55、57、213—214页；西北五省区编纂领导小组、中央档案馆《陕甘宁边区抗日民主根据地·回忆录卷》，第501页。

　　由表7-1可知：①边区卫生行政组织体系、工作机制建立及完善是在边区政府成立后实现的；②《陕甘宁边区卫生行政系统大纲》《陕甘宁边区卫生行政补充大纲》等法规，是建成上至边区中央机关下至乡村的防疫和卫生行政体系的重要支撑。

　　防疫和卫生行政体系的建立及完善，促进边区防疫、卫生建设日渐规范化、制度化。显见者，一系列防疫和公共卫生制度被作为政策、法令颁布（表7-2）。

表7-2　陕甘宁边区卫生工作政策、法令简计

时间	制定部门	政策、法令名称	备注
1937.9	边区政府	《陕甘宁边区卫生行政系统大纲》《陕甘宁边区卫生委员会组织条例》	
1937.11	八路军总卫生部	《暂行卫生法规》	
1938.9	八路军总卫生部	《救护工作条例》	
1939.1	边区参议会	《建立边区卫生工作保障人民健康案》	
1939.7	边区政府	《陕甘宁边区卫生行政补充大纲》	

续表

时间	制定部门	政策、法令名称	备注
1939.7	边区卫生处	《陕甘宁边区卫生处处务规程》《陕甘宁边区卫生处组织条例》《陕甘宁边区卫生处办公规程》	
1939.11	边区第二次党代会	《关于开展卫生保健工作的决议》	
1940	边区政府	《陕甘宁边区保健药社暂行章程》《陕甘宁边区干部休养所暂行条例》《陕甘宁边区卫生材料厂暂行章程》	
1940.3	边区政府	《陕甘宁边区保健药社暂行条例》《保健药社修正章程（草案）》	
1940.6	边区政府	《陕甘宁边区国医研究会简章》	
1940.7	边区政府	《关于健全各级卫生组织的指令》	
1941	边区政府	《干部保健条例》《陕甘宁边区政府病员优待照顾简则》	
1941.3	边区政府	《陕甘宁边区兽医防治暂行办法（草案）》《边区牲畜出进口之奖惩及牲畜之保护权法（草案）》	
1941.9	边区政府	《陕甘宁边区国医国药奖励优待条例（草案）》	
1942	边区政府	《陕甘宁边区医务人员管理规程》《陕甘宁边区医师管理条例》《陕甘宁边区政府关于协助重病疗养所解决粮食柴火困难的命令》《陕甘宁边关于护送伤兵的规定》	
1942	边区政府	《陕甘宁保健委员会组织规程》《保健实施办法》《管理饮食摊担规定》《管理饮食店铺暂行条例》《环境清洁扫除规定》	
1942.1	边区政府	《陕甘宁边区施政纲领》第15条	涉及群众卫生工作
1942.5	边区政府	《陕甘宁预防管理传染病条例》《陕甘宁边区防疫委员会组织条例》《延安市各防疫分区委员会组织暂行规定》	
1943.6	边区政府	《陕甘宁边区国医国药奖惩条例（草案）》	属于修订后重新颁布
1944	边区政府	《关于加强牲畜保健工作的决议》	
1944.11	边区文教大会	《关于加强工厂文教工作的决议》《关于机关学校文教工作中几个问题的决议》《关于开展群众卫生医药工作的决议》《关于加强牲畜保健工作的决议》	

续表

时间	制定部门	政策、法令名称	备注
1945	边区政府	《陕甘宁边区财政厅关于重新规定病员吃粮标准的通知》	
1945.5	边区政府	《陕甘宁边区中西医研究会组织简章》	涉及医药技术

　　资料来源：据陕西省档案馆、陕西省社会科学院编《陕甘宁边区政府文件选编》第 8 辑和卢希谦、李忠全主编《陕甘宁边区医药卫生史稿》相关内容整理。

　　由表 7-2 可知：①边区政府成立后，防疫和公共卫生政策、法令主要由边区政府及职能部门制定、颁布；②政策和法令等的颁布亦表明，规范化、程序化、制度化、正规化操作特征在边区防疫和医疗卫生建设中已较充分体现。

　　（2）建立医疗服务、医学教育培训体系

　　医疗服务和医学教育培训体系是防疫和公共卫生建设必要保障，该体系的建立及完善更需实现组织动员和资源整合。

　　首先是医院为核心，卫生所、巡回医疗队、卫生合作社为支撑的医疗体系建设。

　　边区医疗卫生系统曾分为中央机关、军队①和边区政府三大系统。因"抗日战争需要与加强卫生部门工作之需要"，② 1937 年 5 月中央组织部召开边区卫生干部会议，通过《卫生部门暂行工作条例》，对边区卫生系统采取资源集中使用、分别管理原则，边区医疗卫生系统组织整合的序幕被拉开。1937 年和 1939 年，边区政府分别颁布《陕甘宁边区卫生行政系统大纲》《陕甘宁边区卫生行政补充大纲》，为整合提供制度、机制支撑。此间关键变化：《条例》议定"军委总卫生部为卫生部门工作最高行政指导机关"，③ 但是《条例》决定采取"集中分管理"原则后，《大纲》《补充大纲》规定，凡边区防疫和公共卫生建设概由边区民政厅卫生部门指导、管理。至此，边区防疫和医疗卫生工作由三大系统各自负责相应领域，且统一协调工作（表 7-3）。

────────────

　① 军队医疗系统系由军委总卫生部、八路军卫生部、陕甘宁晋绥联军卫生部三大体系组成，皆归军委总卫生部指导和管辖。

　② 兰州军区后勤部编《革命战争时期西北部队卫生工作史（1927—1949 年）》，第 24 页。

　③ 兰州军区后勤部编《革命战争时期西北部队卫生工作史（1927—1949 年）》，第 24 页。

表 7-3　陕甘宁边区三大医疗卫生系统所属单位简计

医疗单位	所属系统	主管机构及职责领域
中央医院、中央干部疗养院、肺病医院，中央党校、陕北公学、鲁迅艺术学院及统战部等单位之卫生科（所）	中央机关医疗系统	依《条例》设中央卫生处，并受军委总卫生部指导和管辖，专责边区中央机关、学校的医疗卫生事宜（含人员、药品、疫病预防等）
（延安）中国医科大学、白求恩国际和平医院、甘谷驿第二兵站医院、八路军留守兵团野战医院、分区部队医院	军队医疗系统	军委后勤部下设军委总卫生部，专责军队系统医疗卫生工作
边区医院、机关、学校、工厂，各分区卫生所，光华制药厂、保健药社、边区医校、干部休养所、陕甘宁边区医疗院	边区政府医疗统	由民政厅卫生部门专责

资料来源：据卢希谦、李忠全主编《陕甘宁边区医药卫生史稿》相关内容整理。

　　由表 7-3 可知：以《卫生部门暂行工作条例》《陕甘宁边区卫生行政系统大纲》《陕甘宁边区卫生行政补充大纲》等为制度保障，边区防疫和医疗卫生组织体系建立并逐渐完善。

　　党中央、边区政府推动各县区筹建卫生所，并向乡村遣派巡回医疗队。1939 年 5 月安塞、神府是边区县区建卫生所首创者。1944 年卫生展览会统计，仅中央卫生处和边区卫生责任单位已创建 49 个卫生所，有 432 名医护人员。[1] 巡回医疗队人员主要由各系统医护人员组成。如 1945 年 7 月，边区警卫旅遣派军医组成巡回医疗队赴靖边等地，历时 50 天治疗病患 676 人，施行 3 例手术。[2] 同年边区卫生署工作总结显示，仅 1944 年就遣派 8 支巡回医疗队下乡，治疗病患 3500 余人。当年卫生署所属医院门诊和复诊病患 50000 余人次，住院病患 2000 余人次，帮助新建卫生所 2 个。[3]

　　边区采取民办公助等形式推动各县区创办卫生合作社或药店，如个人、机构或团体合伙入股集资与边区财政投资或贷款相结合，边区政府对其创办加以倡导、推动。1944 年 5 月延安伤寒和回归热疫情暴发，边区政府以民办公助形式办"大众卫生合作社"。受此带动，各县遂多效仿。据

---

①　张铁夫：《医务界的创作：记延安市卫生展览会》，《解放日报》1944 年 7 月 23 日。

②　长鸣：《三旅卫生工作队在靖边等地跋涉千百里治疗病人数百受惠蒙人深为感激》，《解放日报》1945 年 7 月 6 日。

③　见卢希谦、李忠全主编《陕甘宁边区医药卫生史稿》，第 362 页。

统计，1944 年底，边区创办有医药合作社 51 个。① 对偏远地区的贫困民众
而言，医药合作社和药店的兴办确能解一些燃眉之急。如 1944—1945 年边
区牛羊瘟暴发，兽医张树奎依托政府帮助兴办交通药店，1944 年治愈牲畜
1280 余头。② 保健药社、医疗合作社作为边区新兴小型医疗卫生防疫机构，
较少受地区、条件所限，得到军民的欢迎。如 1944 年 6 月含中西医和兽医
在内的延安卫生合作社成立，仅月余即接待中、西医门诊 3602 人次，出诊
195 人次，兽医治疗马、牛、骡约计 96 头；仅 1944 年 6 月至 1945 年 8 月，
社员达 3500 人，股金达 15.9 万元（边币）。③

其次，医学校、医院等为支撑的医护人才教育、培训体系建设。

建立医学校、医院、医药研究所等是边区医学教育现代化开始的标
志。边区中西医结合实践是以现代医学校、医院、医药研究所及各类防
疫和卫生知识教育培训班为重要支撑的，此与西北其余地区类似。中国
医科大学和边区药科学校是边区创办的医学院校中堪称代表者。

中国医科大学系八路军卫生学校发展而来，以"培养政治坚定、技术
优良、为革命工作、为大众服务的卫生干部"为宗旨，设解剖、生理、细
菌、病理、药理、内科、外科七系，兼责白求恩国际和平医院教学，设有
图书馆、实验室，"可以进行有关的理化实验和尸体解剖"。④ 自 1940 年 10
月起，设五年制高级班和普通班（外加预科和临床实习），开始其正规化
办学时期。从中央军委卫生学校追溯中国医科大学之办学历史，1931—
1949 年，它总计培养 3350 名医药卫生人才。

边区医药学校是 1942 年在陕甘宁地区创办的归民政厅卫生处管理的医
学院校，学制两年。1946 年 6 月边区政府以该校为基础，并与卫生署、陕
甘宁晋绥联防军卫生部抽调人员，成立西北医药专科学校，学制三年。⑤

---

① 卢希谦、李忠全主编《陕甘宁边区医药卫生史稿》，第 83 页。
② 武衡主编《抗日战争时期解放区科学技术发展史资料》第 2 辑，中国学术出版社，1984，
　　第 362 页。
③ 卢希谦、李忠全主编《陕甘宁边区医药卫生史稿》，第 83 页。
④ 武衡主编《抗日战争时期解放区科学技术发展史资料》第 2 辑，第 333 页。
⑤ 卢希谦、李忠全主编《陕甘宁边区医药卫生史稿》，第 104 页；陕西地方志编纂委员会编
　　《陕西省志·卫生志》，第 111 页；兰州军区后勤部编《革命战争时期西北部队卫生工作
　　史（1927—1949 年）》，第 80 页。

边区医校发展成西北医专后，设有藏书达 2000 册的图书馆，有解剖、药理、病理、化学、组胚、生理、微生物、制剂等 9 个实验室，教学实习病床 100 余张。西北医专曾举办医科高级培训班和护士培训班等，如 1946 年 10 月举办为期 20 天的外科培训班，招收 100 余学员。[①]

举办培训班是边区在特殊时期大量培养初级防疫和医疗卫生人员的关键措施。如 1939 年 9 月边区中央医院从延安中国女子大学、陕北公学、自然科学院等单位选拔人员举办护士训练班。这是边区医疗卫生系统举办此类培训班之始。1939—1946 年，边区中央医院开设 8 期护士训练班，仅 1939—1943 年前四期就培养护士 140 余名。[②] 1939—1945 年，有 115 名医生、23 名检验员、25 名药剂师到边区中央医院进修业务。[③] 1939 年 4 月，白求恩国际和平医院首先以组建护士队的形式培训护士。1942 年 2 月，该院又创办护士学校，至 1945 年已培养 160 名护士。[④]

边区同样举办培训班改造和培训中医，推动中医药改良。堪称特色者，如 1940 年 7 月边区政府卫生处举办地方卫生工作人员训练班，专门培训卫生干部。1945 年边区卫生署创办边区妇女卫生纺织学校，以十月时间为期培训妇女卫生工作人员，[⑤] 将卫生培训与生产技能培训相结合。又如，为将疫病防治与促进经济发展联系起来，1941 年 4 月，边区卫生处、光华农场、八路军兽医院等从各县抽调人员开办牲畜防疫训练班；[⑥] 1942 年 10 月，绥德分区专署举办短期训练班，学制一个月，以各县四科科员及区助理员为培训对象。[⑦]

鉴于特殊时期边区产妇和婴儿死亡率较高，边区政府曾举办多期助产训练班。如边区政府与军委卫生处 1944 年举办边区首届助产训练班，收妇

---

① 见卢希谦、李忠全主编《陕甘宁边区医药卫生史稿》，第 105 页。
② 赵士炎主编《白衣战士的光辉篇章：回忆延安中央医院》，陕西科学技术出版社，1995，第 108 页；兰州军区后勤部编《革命战争时期西北部队卫生工作史（1927—1949 年）》，第 80 页。
③ 赵士炎主编《白衣战士的光辉篇章：回忆延安中央医院》，第 115 页。
④ 兰州军区后勤部编《革命战争时期西北部队卫生工作史（1927—1949 年）》，第 80 页。
⑤ 《边区妇女卫生纺织学校招生启事》，《解放日报》1945 年 11 月 1 日。
⑥ 武衡主编《抗日战争时期解放区科学技术发展史资料》第 3 辑，第 223 页。
⑦ 《建厅改良羊种在绥德训练家畜防疫人员》，《解放日报》1942 年 10 月 17 日。

女学员 80 人。① 又如，1944—1945 年以民办公助形式，由政府公办医疗机构提供技术、人员支持，民间自主负责，兴办助产培训班，培训乡村助产员 359 人。② 助产培训班学制长短不一，形式多样，主题集中。举办培训班是因陋就简的应急手段，于急需大量初级卫生人才之状况有缓解作用。此亦属边区防疫和公共卫生建设的重要构成。文教大会召开后两年时间，边区"有 73% 地区推行了新法接生"，乡村开设 64 个新法接生培训班，培训接生员和改造旧产婆共计 826 人，每区有一助产员，2—3 个村有一新法接生员。③

培育和引进医药科技人才，对边区防疫和公共卫生建设至关重要。1939 年 12 月中共中央专门召开会议，提出大力吸纳优秀知识分子。1941 年 4 月 23 日《中央军委关于军队中吸收和对待专门家的政策指示》中强调，对专门人才应基于学识而使其担任充分负责之工作。④ 1942 年 10 月，边区政府颁布《关于所属各类技术人员待遇规定的通知》，规定对专门医学校毕业的甲级医护人才月发 60—80 元津贴（甲级医生家属亦同等对待）；伙食方面，司药以上者一律吃小灶。⑤ 受中共抗日民族统一战线和知识分子政策感召，一批专业医学人才来到边区，为边区防疫和医疗卫生建设做出贡献（表 7-4）。另外，抗战时期如美加援华医疗队、印度援华医疗队等国际友好组织亦在边区参与防疫和医疗卫生建设。

表 7-4　陕甘宁边区引进医学人才简计

姓名	毕业学校	姓名	毕业学校
何穆	法国都鲁士大学	朱仲丽	东南医学院
黄树则	北京医学院	薛公绰	清华大学医学院
鲁之俊	北洋医学堂	翁远	中国大学
李志中	复旦大学医学院	谭壮	湖南湘雅医学院

① 赵士炎主编《白衣战士的光辉篇章：回忆延安中央医院》，第 208 页。
② 西北五省区编纂领导小组、中央档案馆编《陕甘宁边区抗日民主根据地·文献卷》（下），第 389 页。
③ 卢希谦、李忠全主编《陕甘宁边区医药卫生史稿》，第 153 页。
④ 中共中央书记处编《六大以来党内秘密文件》（下），人民出版社，1981，第 340 页。
⑤ 卢希谦、李忠全主编《陕甘宁边区医药卫生史稿》，第 275 页。

续表

姓名	毕业学校	姓名	毕业学校
周泽昭	中山大学医科	史书翰	日本东京帝国大学医学部
魏一斋、金茂岳、侯建存	齐鲁大学	苏井观	天津海军军医学校
李治	南洋医科大学	陈应谦	上海东京医学院
李维桢	北京高等军医学校		

资料来源：据武衡主编《抗日战争时期解放区科学技术发展史资料》第3辑相关内容整理。

大批医学人才的培育和引进夯实了边区防疫和医疗卫生建设的基础，促进边区医药科技发展。1938—1940年，边区卫生技术干部增加30%。[1]边区医学教育、研究机构及医学专业组织亦有较大发展（表7-5）。

表7-5 边区主要医药研究机构、组织简计

机构、组织名称	研究领域与工作内容	备注
中西医研究室（1941.6）	中药科学化、西药化，西药中国化	光华制药厂与中国医科大学卫生部合建
陕甘宁边区医药学会（1941.9.1）	地方性疾病研究、营养研究、中药研究	边区最高级别医药研究组织
陕甘宁边区国医研究会	团结和提高国医人才，改良中医中药，促进中西医沟通团结	边区中医界的学术团体
中西医药研究会（1945.3.13）	促进中西医沟通、合作，协助政府调查研究，改良医药及促进药物替代	

资料来源：据武衡主编《抗日战争时期解放区科学技术发展史资料》第3辑相关内容整理所得。

边区医务工作者创办多种医学报刊，开设专栏，印发宣传品。此既是防疫和医疗卫生体系建设的重要内容，又是群众防疫卫生宣教的关键支撑。《卫生月刊》、《传染病防疫问题》、《防疫须知》及《解放日报》之"卫生副刊"专栏等是其中堪称代表者（表7-6）。

---

[1] 武衡主编《抗日战争时期解放区科学技术发展史资料》第1辑，第202页。

表 7-6　陕甘宁边区主要医学报刊、专栏与宣传品简计

名称	创办时间	主办单位	内容	备注
《卫校十日》	1938	八路军卫生学校		报纸
《卫生月刊》	1938	八路军卫生学校		期刊
《国防卫生》	1939.11.20	八路军军医处	政论、军事医学、卫生勤务、看护法、防疫法、常见病简易疗法等	双月刊，1942 年 3 月停刊，共发行 3 期
《西北医刊》		陕甘宁晋绥联防军区后勤卫生部		后改为《西北卫生》
《边区卫生报》	1940	边区民政厅卫生处		报纸
《卫生画报》	1940	边区民政厅卫生处		报纸
《军民卫生手册》	1940	边区民政厅卫生处		宣传册
《传染病防疫问题》	1940	边区民政厅卫生处		宣传册
《防疫须知》	1940	边区民政厅卫生处		宣传册
《解放日报》"卫生副刊"专栏	1941.11.24	边区民政厅卫生处		1944 年 6 月 25 日"卫生副刊"改为"卫生专栏及问答"。1947 年 5 月 27 日停刊，出版 62 期
《部队生活报》	1943.4.13	八路军留守兵团政治部	卫生工作、疾病防治、战地救护等	报纸，初为周报，后改为每周三、五出版。1947 年停办，出版 400 期

資料来源：王睿、姚远：《近现代陕西医学期刊的起源和发展》，《河北农业大学学报》（农林教育版）2005 年第 4 期。

（3）中西医结合政策与建立药品生产保障体系

边区防疫、医疗卫生建设所需药品一度主要依赖向外采购。但是，因为"封锁"，边区遂以中医药"科学化、西药化"方式促进药物替代。中药材资源较富足是边区在中西医结合政策下兴办药厂之关键基础。经过努力，边区防疫和医疗卫生建设必需的药品生产保障体系逐渐形成，其中堪称代表者即八路军制药厂和光华制药厂。

八路军制药厂由八路军卫生部于 1938 年 8 月筹办，1939 年 1 月正式投产。从 1938 年 8 月筹办到 1947 年 7 月迁山西临县碛口镇，鼎盛时期全厂员工及药校学员共计 300 名，有工房 36 间、库房和办公房 90 余间。1947 年 7 月迁址时，该厂已能产中药 3 万磅、西药 1.1 万磅。其制造药品从建厂初的咳丸、红色补丸、盐酸钠、康福那心、鱼肝油等 40 余种到其后300 余种，如中药壮尔神、汗必灵、咳利痰等，西药阿托品等，以及酒精、硫酸钠、硫酸镁等。该厂制品 86% 供给边区和晋西北部队。[①]

光华制药厂于 1939 年 3 月在延安拐峁村创办，专注于中医药研究和改良，能生产红白痢丸、痧症丸、妇科调经丸、止咳散、胃痛散、补脑丸、退热散、保婴丹等数十种，1940 年上半年制药超过 20 万包。[②] 光华制药厂1941 年合并边区卫生材料厂，将其改设为分厂。边区卫生材料厂被合并前曾用当地产药材制造 60 余种药品，在延安、神府、定边等地创办保健药社6 个。[③]

在药品研制方面，医务和科研人员尝试从中药药材中提取麻黄素、黄芪碱等，制造吗啡片、怒夫卡因、阿托品等西药片剂、注射剂。药厂和医药研究机构等在 1941 年已能生产药丸、片剂、粉、酊等多种药品。[④] 于瘟疫和畜疫防治而言，边区玻璃厂在 1942 年已能生产痘苗管。1943 年 3 月，边区光华农场成功试制出治疗牛羊瘟的血清和疫苗。是年 6 月至 1944 年底，边区即自制高免疫血清、疫苗分别达 158230 单位和 104115 单位，并生产了大批抗牛瘟血清等。[⑤]

自力更生生产药品，使边区防疫和医疗卫生建设用药困难的状况有了一定缓解。研究发现，截至 1945 年，边区药品自给量已达半数，1939—1945 年"自制药品近十万磅"。[⑥] 八路军制药厂等从千余中药材中提炼药

① 见卢希谦、李忠全主编《陕甘宁边区医药卫生史稿》，第 128—129 页。
② 见卢希谦、李忠全主编《陕甘宁边区医药卫生史稿》，第 124 页。
③ 武衡主编《抗日战争时期解放区科学技术发展史资料》第 2 辑，第 196 页。
④ 阎树声、胡民新、李忠全主编《延安时期若干重大问题研究》，人文杂志社，1997，第242 页。
⑤ 卢希谦、李忠全主编《陕甘宁边区医药卫生史稿》，第 124 页。
⑥ 黄正林：《从深处看历史：近代中国的政治思想与经济社会》，第 40 页。

品，"对于边区人民的保健是大有贡献的"。① 据 1941 年《解放日报》报道，"边卫所属医院及各卫生机关所用之药三分之二为边卫自制品"。② 自制药品有助于缓解边区防疫和医疗卫生建设经费紧张状况。如 1944 年，仅中央卫生处等单位自制的 7 种药品已能实现年节约经费数百万元（边币）。③

（三）临灾处置和卫生防疫宣教

1. 瘟疫防治临灾处置

（1）传染病报告制度与隔离治疗为核心的诊治流程

1942 年，八路军卫生部将伤寒、霍乱、急性胃肠炎、鼠疫、天花、白喉纳入传染病报告制度。④ 随着防疫工作完善，边区政府明确界定了 11 类法定报告传染病。⑤

发热是前述传染病最易观察的症候。1942 年 8 月 14 日，边区防疫委员会发布对发热病患的五步骤操作法，即及时体检，隔离和大小便消毒及物理降温，结肠症状不用泻药，慎用退热剂，送边区中央医院或白求恩国际和平医院隔离治疗。⑥ 边区卫生处通过《解放日报》公布急性呼吸道疾病、肺炎、回归热等传染病常用预防和诊治操作规范，为伤寒、斑疹、回归热病症诊断和隔离治疗提供指引。⑦

《预防管理传染病条例》《为防止急性呼吸系统传染病的通知》《为防止回归热及斑疹伤寒的通知》《为预防小儿痢疾和腹泻肠炎的通知》《预防伤寒痢疾急性胃肠炎（泻肚）的紧急通知》等显示：边区瘟疫临灾处置强调传染病分类诊治，提倡早发现、早报告、早隔离、早治疗的"四早"原则。分类诊治，按《预防管理传染病条例》要求，即对一类烈性传染病（如鼠疫、霍乱、天花）和二类烈性传染病（如白喉、猩红热、伤寒、回归热、赤痢）实行不同诊治流程和时间报告要求。如二类传染病要求一周

① 《边区部队八年来克服困难自力更生建立医卫工作基础》，《解放日报》1945 年 1 月 10 日。
② 田方：《三届工展参观记》，《解放日报》1941 年 11 月 11 日。
③ 《中央总卫生处等机关制造药品七种　每年节省数百万元》，《解放日报》1944 年 4 月 29 日。
④ 《总卫生部公布防疫标语：预防重于治疗》，《解放日报》1942 年 3 月 21 日。
⑤ 《边区防委会讨论工作计划发起捕鼠灭蚤运动　各分区县设防疫分会》，《解放日报》1942 年 5 月 15 日。
⑥ 《为规定处置急性发热病人办法的通知》，《解放日报》1942 年 8 月 14 日。
⑦ 见《解放日报》1943 年 1 月 15 日。

内向边区防疫委员会报告；一类传染病需 24 小时内报告，在确诊后隔断发病区域交通，将病患送指定隔离医院或诊所治疗。《条例》还规定若当地无实行隔离的病院，边区防疫委员会当协同地方设立隔离场所。[①]

综上，边区瘟疫防治临灾处置已建立起基于分类诊治原则的传染病报告机制，一些研究也将其视为边区瘟疫传染病防治预警机制的建立。[②] 其操作递进程序：面对不同类型传染病，在规定时间内根据实际情况报告后，卫生防疫机构发布疫情通告—病患隔离治疗和疫情区隔离，开展传染病流行病学调查—疫情防治与扑灭。

1941 年 3 月 28 日，边区民政厅发布布告，对如何施行"病患和疫情区隔离治疗"做出规定。其主要内容是：病患需另窑单住，且其单用饮食器具需消毒（沸水煮或石灰泡）；病患排泄物深埋；染疫村庄隔离，疫情扑灭三周后可恢复原态；向当地政府机构报告疫情，后者需呈报上级并速送病患到医院诊治，且"切实遵照本厅布告防疫办法执行"；"必要时可严令断绝交通，封锁病区"。[③]

（2）流行病学调查和接种疫苗

流行病学调查和接种疫苗等举措，是边区瘟疫防治临灾处置的事前预防和事中及时处理环节，其关涉病因分析和诊治方案确定。每遇疫情，边区防疫机构即遣派医疗人员赴疫区进行流行病学调查，以确定病因和诊治方案。例如，1942 年 6 月，边区防疫委员会遣员专项调查延安胃肠道疾病四季流行的病因，[④] 此后卫生处发布指导通知，发动卫生大扫除，倡导民众不食生冷变质食物等。[⑤] 又如，1944 年边区民政厅、教育厅遣员专项调查吴起、延川两县疫病流行病因，调查发现，两县 1942—1944 年有 20 余种传染病疫情，出水病、斑疹、伤寒居多，其原因皆主要在于环境卫生恶劣且村民缺乏卫生习惯。破除陋习，改善环境卫生，以及"配备乡村医生

---

① 卢希谦、李忠全主编《陕甘宁边区医药卫生史稿》，第 130 页。
② 温金童、李飞龙：《抗战时期陕甘宁边区的卫生防疫》，《抗日战争研究》2005 年第 3 期。
③ 陕西省地方志编纂委员会编《陕西省志·卫生志》，第 116 页。
④ 卢希谦、李忠全主编《陕甘宁边区医药卫生史稿》，第 139 页。
⑤ 《中央总卫生处为预防伤寒痢疾急性胃肠炎（泻肚）的紧急通知》，《解放日报》1943 年 6 月 17 日。

是解决乡村传染病的当务之急"。[①]

注射疫苗是防疫关键举措之一。如1939年党中央和边区政府要求各县尽力开展牛痘施种和防疫针注射等。[②] 边区政府发布文件，要求各县区和卫生防疫机构在各区和各机关单位动员群众注射防疫针，"同时由市级防疫分会加强各区防疫工作"。1940年5月，延安市以村为单位对儿童实施牛痘接种。是年，延安市有千余群众注射防疫针。[③]

防疫机构下乡和在药社、医院设工作点是边区防疫针注射的两种主要形式。如1940年延川、1945年华池分别有天花疫情暴发，边区民政厅和华池保健药社皆遣员下乡注射疫苗。[④] 又如，1942年晋绥鼠疫影响边区，边区卫生处发动军民捕鼠灭鼠，购置鼠疫血清及疫苗为民众注射。

边区畜疫防治亦重视疫苗注射。1943年春、夏两季，甘泉、鄜县分别发生牛瘟，边区建设厅遣员在当地自制牛瘟预防疫苗及血清，进行注射，一年内两地未再发牛瘟，牛群"注射后，无需休息，即可使用"。[⑤]

综上而论，边区"疫前预防、疫发报告、疫源隔离诊治、病因调查、扑灭疫情"的瘟疫防治机制已告初成，防疫实效亦较显著。如1941年边区有3300余名群众注射防疫针。[⑥] 1941年7月—1944年7月，边区卫生处累计直接接种牛痘约52000人次，注射防疫针7723人次。[⑦]

2. 群众卫生防疫宣教

边区时常开展内涉社会革命的群众卫生防疫宣教，将革除落后习俗、改造巫医神汉与群众卫生防疫宣教结合。

---

① 《吴起县二区四乡调查（文教卫生部分）》，1944，陕西省档案馆藏，001-025-0010-329。

② 《把卫生运动广泛的开展起来》，《新中华报》1939年4月7日。

③ 见陕西省档案馆、陕西省社会科学院编《陕甘宁边区政府文件选编》第2辑，第301、299、343页。

④ 陕西省档案馆、陕西省社会科学院编《陕甘宁边区政府文件选编》第2辑，第144页；《华池保健药社牛痘接种》，《解放日报》1945年6月3日。

⑤ 《甘泉防止牛瘟　注射预防疫苗》，《解放日报》1943年8月25日。

⑥ 《边区半年来卫生工作展开　防疫队深入农村工作》，《解放日报》1941年10月4日；武衡主编《抗日战争时期解放区科学技术发展史资料》第3辑，第110页。

⑦ 《边区半年来卫生工作展开　防疫队深入农村工作》，《解放日报》1941年10月4日；张铁夫：《医务界的创作：记延市卫生展览会》，《解放日报》1944年7月23日；中国革命博物馆编《解放区展览会资料》，文物出版社，1988，第143页。

（1）防疫卫生宣教多形式、多载体

举办卫生展览会和文艺演出、印发宣传小册子、张贴卫生标语口号及在报纸开设卫生专栏等，是边区群众卫生防疫宣教的主要形式。疫苗注射和疫情处置时，环境灭毒消杀等亦涉广义群众卫生防疫宣教。《新中华报》《解放日报》等多刊发疫情防控通知和专题科普文章。如1938年4月《新中华报》即开设防疫专栏，同月，其副刊《边区文化》刊发专题文章《防疫的冲锋号》。① 又如，《解放日报》自1941年开设卫生专栏，涉及卫生知识普及、疫情发布、政府卫生工作报告、卫生工作经验宣传及国内外医学研究新成果介绍，此外，还开设卫生信箱解答民众常见防疫或卫生疑难。

边区多次举办规模大小不一的卫生展览会，通过挂图、统计表格、生理解剖图具等，推动民众形象直观地学习卫生知识。规模较大者，如1940年边区卫生处举办妇女节卫生展览会和1944年延安夏季卫生展览会，参展人数皆达万人之多。② 1942年春，晋绥鼠疫威胁边区，边区卫生处赶制鼠疫、霍乱等宣传挂图30幅；民众教育馆"在壁报上发动了卫生宣传"。③ 防疫卫生宣教多以民众喜闻乐见的形式开展，如在庙会演出秧歌、戏剧等。卫生处、西北局宣传部、边区文协、西北文工团、民众剧团等常联合行动，如开会议定文工团下乡，卫生署即遣派医生、助产人员配合等。④

多形式、多载体的宣传有助于群众卫生防疫宣教实效的提升。如1946年边区卫生处编写防疫卫生宣传秧歌剧，因广受民众喜爱而称"卫生秧歌"，边区中央医院编演的《护士拜年》《赵老太太转变》等秧歌剧轰动延安。经此，民众看医生的多了，"找巫神的少了"。⑤

边区群众防疫卫生宣教突出卫生防疫宣传与扫盲和民众教育相结合。如1940年8月中共中央宣传部言及边区国民教育时指出，高小学校教育课

---

① 唐流德、廖小安编《红区科技图话》，贵州人民出版社，2002，第118页。
② 郁文：《在妇女生活展览会上》，《新中华报》1940年3月29日；《卫生展览会结束 参观者达万余人》，《解放日报》1944年8月11日。
③ 陕西省档案馆、陕西省社会科学院编《陕甘宁边区政府文件选编》第2辑，第300页。
④ 李天民：《庆阳桃花山庙会上宣传植棉卫生》，《解放日报》1945年5月5日；《医务工作与宣传工作配合进行，边署召集宣传机关讨论》，《解放日报》1945年5月18日。
⑤ 赵士炎主编《白衣战士的光辉篇章：回忆延安中央医院》，第216页。

程设置应加入卫生教育。[①] 类同者，1944 年 5 月，边区教育厅、西北局宣传部联合制订边区中等学校新课程，"医药知识"按三年学制与边区建设、国文、数学、史地、生产知识等课程同等设置。民众教育馆、民办学校、识字组、冬学等常被安排对边区民众开展卫生宣教。如 1944 年，边区创办妇女卫生冬学。[②]

边区出版的医学刊物、卫生宣传册及在报纸上开设的卫生专栏等，亦属防疫卫生宣教实践，它们能较好地将专业化与通俗化相结合。如光华农场畜牧兽医研究室人员编写《怎样养猪》《怎样养羊》，深受民众喜爱而影响甚广；1939 年边区卫生处、三五九旅卫生部编印的《军民卫生手册》亦影响较大。

（2）整治巫医神汉与旧中医改造

整治巫医神汉与旧中医改造，皆关涉以科学知识教育促成民众卫生观念培养。"边区卫生落后，巫神乘机装腔治病，害了不少人。"[③] 在制度层面，边区政府对迷信用品征税 60%，管控迷信用品输入，逐步消除民众迷信思想。[④] 边区向群众广泛宣传，使其能"了解到迷信非破除不可，巫神非反对不可"。[⑤] 典型者如"崔岳瑞运动"——定边县卜掌村中医、县参议员崔岳瑞因深入调查并揭露巫神骗人伎俩，成为边区卫生运动的模范个人，并发展为"崔岳瑞运动"。学界讨论边区反巫医神汉命题多论及此。又如，1945 年 3 月曲子县红沟门村在过庙会时召开反巫神大会，巫医神汉王宗海等在大会自我揭露欺骗伎俩。[⑥] 新宁县利用冬学、夜校、识字组等开展反迷信活动，评比反对迷信模范家庭及模范个人。三边卫生展览会上的"马川婆姨"宣传画讲述马川一婆姨请卖狗皮膏药的看病，结果针却扎

---

① 西北五省区编纂领导小组、中央档案馆编《陕甘宁边区抗日民主根据地·文献卷》（下），第 398 页。

② 陕西省档案馆编《陕甘宁边区政府大事记》，档案出版社，1991，第 206 页。

③ 西北五省区编纂领导小组、中央档案馆编《陕甘宁边区抗日民主根据地·回忆录卷》，第 217 页。

④ 陕甘宁边区财政经济史编写组、陕西省档案馆编《抗日战争时期陕甘宁边区财政经济史料摘编·经济》，陕西人民出版社，1981，第 256 页。

⑤ 《开展反对巫神的斗争》，《解放日报》1944 年 7 月 17 日。

⑥ 刘凤阁主编《陕甘宁边区·陇东的文教卫生事业》，1992，第 78—79 页。

断在肚子里，最终是靠医生治好病的故事。其使民众认识到："医院看病比阴阳神官强"；阴阳巫神骗钱害命，"有病还是请医生"。[①]

反巫医神汉活动与旧中医改造活动密切关联。早在 1939 年 7 月，边区政府发布《陕甘宁边区卫生处组织条例》，据此规定医政科专责中医、医师、药师等资格审定、监督。"为取缔巫神、二流子医生及鼓励国医研究精神"，《陕甘宁边区国医国药奖励优待条例（草案）》（1941）、《陕甘宁边区国医国药奖惩条例（草案）》（1943 年修订）明定国医研究会审查登记中医执业资格，由卫生处颁发执业执照。此后，《陕甘宁边区医师管理条例》（1942）规定卫生处审查医生执业资格及执照颁发，对医生问诊治病和出具死亡诊断书或死产证书做出规范，严禁医生"滥用药品"。[②] 与之相应，边区政府亦推行医生的执业资格考试。[③] 在"中西医结合"方针下，开办训练班，组织中医参观医院，举行中西医学术研究会议。1944 年 4 月边区卫生处决定，要求卫生干部破除"宗派主义的观点"，"配合中医，研究中医中药"，使其科学化。[④] 1945 年 1 月，三边中西医药研究会"为了提高中医质量，近拟办中医补习班，以高明中医为教员，并授以西医外科知识"。[⑤]

（3）开展群众卫生运动

基于"预防第一"的工作要求，边区在防疫和医疗卫生建设中发动群众开展卫生运动。除公共环境卫生建设、饮食卫生管理等，还包括倡导改善边区军民营养状况和开展体育锻炼以增强军民体质等。其以知识教育、观念倡导为引领，以模范先进人物带动、典型事例示范及制定卫生制度公约为方式。为免重复，本小节重点概述此类活动展现之精神。

边区群众卫生运动涵盖多方面内容，其指导思想如 1943 年边区卫生处总结所论："预防第一，减少疾病，增加生产中的劳动力。"[⑥] 它涉及边区公共环境卫生、饮食卫生、水源卫生等领域，如卫生大扫除，改建或新建

---

① 伯羊：《卫生运动中的连环画》，《解放日报》1944 年 8 月 28 日。
② 见卢希谦、李忠全主编《陕甘宁边区医药卫生史稿》，第 216、249、283、294 页。
③ 《八路军总卫生部举行医术甄别考试》，《解放日报》1942 年 2 月 14 日。
④ 《中央总卫生处等机关制造药品七种 每年节省数百万元》，《解放日报》1944 年 4 月 29 日。
⑤ 《三边医药界简讯》，《解放日报》1945 年 1 月 21 日。
⑥ 《1943 年中央卫生处工作总结》，《解放日报》1944 年 4 月 1 日。

水井、厕所，牲畜圈舍改造等。边区机关、单位每逢疾病流行时节或重大节日即开展卫生大扫除，逐渐发展成惯例。1942 年 3 月，延安市政府专设清道夫 2 名，并配备商界筹款购置的洒水车，专责公厕打扫和街道市容清洁。① 同年 8 月，边区卫生处提议成立延安卫生事务所，建立卫生指导组及卫生委员会，统一规划延安公共环境卫生建设及设施改善，如改建或新建垃圾场、公厕、牲口交易市场、屠宰场等。1946 年 5 月延安市卫生管理委员会成立，设卫生警察 5 人专司卫生督促检查，在延安设摊贩管理区，要求饮食店、食品摊须有纱罩防蝇。②

边区举办有各类群众卫生运动。规模大者如 1944 年 6 月 30 日边区政府在中央礼堂举行卫生动员大会，党政军代表和群众共 3000 余人参加。是年上半年，延安市内还修建厕所 783 个、垃圾坑 76 个、猪圈 100 个、牲口棚 130 个、水井 19 个。③ 又如，前溯 1943 年，仅延安市一年内就开展 6 次卫生大扫除运动。④

对于饮食卫生，边区防疫委员会 1942 年颁布《管理饮食摊担规定》《管理饮食店铺暂行条例》等法规，以促成饮食行业和民众防疫与公共卫生意识养成，如病死牲畜肉、腐烂变质瓜果蔬菜、不洁生冷饮食等严禁售卖，违反规定"以违警条例论罪"，情形恶劣者令其停业。⑤ 边区常举行卫生检查活动，检查街道市场卫生、牲畜棚圈卫生、衣服被褥清洗等。如 1940 年 5 月延安市开展群众"五卅"大扫除，"检查后得到很好的成绩，如群众洗衣、扫院"。⑥

建立卫生实验区和制定卫生制度、公约等，是边区群众卫生运动深入开展在制度建构层面之展现。1941 年边区政府决定首以安塞试点推行卫生实验区建设。1942 年后，在边区各县增划实验区而被逐渐推广。其做法是：每村选 1—3 户建设模范卫生家庭，每乡建设一模范卫生村，逐渐推进

① 《延市设清道员》，《解放日报》1942 年 4 月 3 日。
② 卢希谦、李忠全主编《陕甘宁边区医药卫生史稿》，第 140 页。
③ 卢希谦、李忠全主编《陕甘宁边区医药卫生史稿》，第 140、144 页。
④ 《1943 年中央卫生处工作总结》，《解放日报》1944 年 4 月 1 日。
⑤ 《积极整理延安市内所有售卖饮食物品之店铺摊贩》，《解放日报》1942 年 7 月 1 日。
⑥ 西北五省区编纂领导小组、中央档案馆编《陕甘宁革命根据地史料选辑》第 3 辑，第 299 页。

至县。关键标准：卫生家庭家居有厕所，人畜不混居，院内清洁；一村之内若家家皆能达到前此标准，则成模范卫生村。[①]

边区建立卫生模范实验区与边区群众动员中的典型事例展示和模范示范的动员机制关联，它是革命中形成的社会动员和资源整合机制的再次实践，以模范之作用调动一切积极因素为防疫和卫生建设服务。此间现实原因在于，边区缺医少药，仅靠少数专业人员难以改变形势。此故，劳动英雄、小学老师、基层干部、变工队长等卫生模范或积极分子常示范性地参与群众防疫卫生宣教。典型者除前论模范崔岳瑞，杨家湾小学教员陶端予亦是其例。陶瑞予是小学教员，又身兼村卫生员和宣传员，带领村民制定卫生公约，使杨家湾村成为卫生模范村。另有延安县白员村小学教员英逸民带领村民制定村卫生公约，促进村民养成良好卫生习惯，其模范事迹在边区传播甚广。[②]

灭蝇捕鼠运动（实包含捕鼠、灭蝇、灭蛆、灭虱多项要求）是边区群众卫生运动中的重要内容。1942—1943 年边区面临鼠疫威胁是其促动因素，亦由此产生军民齐动员之堪称典型者。1943 年春季灭蝇扑鼠运动中，表现优秀者如中央军委机关在 3 月 10 日至 4 月 20 日扑杀苍蝇、老鼠分别达 170 万只、1228 只。[③] 次年春季，中央干部疗养所工作人员自制灭蝇器具，疗养所内的厨房、厕所、垃圾坑旁，拍蝇者随处可见。[④] 在大生产运动中，边区卫生处 1944 年 3 月 10 日至 4 月 1 日共捕鼠 964 只，按规定上交保健科，"可算交生产任务，现尚在继续捕打"。[⑤] 1945 年 5 月，边区卫生处为将春季灭鼠捕蝇运动进一步发展成更广泛的群众卫生运动，制定捕蝇捕鼠奖励办法。该办法规定：凡 5 月 10 日前每扑杀苍蝇 100 只及此后每月扑杀苍蝇 3000 只奖励边币 200 元、1.5 斤猪肉；凡捕杀老鼠 1、10、50、100 只分别奖励边币 10、200、7000、15000 元。各机关卫生科所的医生负责拍蝇捕鼠考核，"奖金由机关生产中抽取"。[⑥] 仍需补充者，大生产运动

① 卢希谦、李忠全主编《陕甘宁边区医药卫生史稿》，第 57 页。
② 卢希谦、李忠全主编《陕甘宁边区医药卫生史稿》，第 141 页。
③ 《中直、军直生产展览会纪实》，《解放日报》1943 年 6 月 12 日。
④ 《及时掀起灭蝇的热潮》，《解放日报》1944 年 3 月 28 日。
⑤ 《卫生工作报道》，《解放日报》1944 年 4 月 16 日。
⑥ 《中卫处统一规定捕蝇捕鼠奖励办法》，《解放日报》1945 年 5 月 5 日。

使边区有条件改善军民营养状况，发展体育运动及开展禁毒运动以增强民众体质。此是防疫的关键，亦是广义的群众防疫卫生宣教。

1943 年 2 月，边区卫生处曾聘请专家成立营养委员会，在边区卫生展览会上制作如豆类陈列、豆类营养比较表等挂图，在"改善大众伙食上建立了首功"，[①] 于推进防疫和卫生建设势成必须。因为，"营养不足的病……在边区的农村，是存在的"。[②] 边区常见的脚气病、夜盲症、软骨病、坏血病、贫血等皆系营养不足所致。于畜疫防治，边区教育民众科学饲养牲畜，使其认识到"草料不足、管理不善、防疫缺乏"是牲畜高死亡率关键原因，[③] "纠正群众中流行的所谓'牛王'、'圈神'保护的迷信观念"。[④]

在群众体育运动方面，1937—1942 年，陕甘宁边区体育运动委员会、延安体育会、延安新体育学会等群众体育运动组织乃至研究机构相继成立，[⑤] 边区群众体育运动广泛开展。如 1939 年 9 月，青年俱乐部组织军民在延安大砭沟修建"青年运动场"；民教馆"办理公共体育卫生事宜"等。[⑥]

禁毒运动是边区防疫群众卫生宣教又一重要内容。1942 年 1 月，边区设置禁烟督察处，地方设督察分处。同年 9 月和次年 5 月，边区政府相继颁布《禁烟督察队服务规则》《陕甘宁边区禁烟督察处修正组织规程》《陕甘宁边区查获鸦片毒品第三次修正办法》。边区政府对查获鸦片先进者实行奖金奖励：凡查获 50 两以下、50—100 两、100—500 两、500—1000 两、1000 两以上者，各按每两奖励边币 50、35、25、15、10 元。边区实行"禁种、禁运、禁吸毒品"政策。如 1943 年 1 月边区政府发布查禁鸦片烟苗命令，严惩私种鸦片烟苗。同年 4 月，边区政府要求违令者"须立即令种户铲除，改植农产"。[⑦] 边区令各县区彻查登记烟民状况并制定戒烟规定，如除年老者酌量延长时限，其余 60 岁以下者需根据不同年龄段在规

① 中国革命博物馆编《解放区展览会资料》，文物出版社，1988，第 77 页。
② 《研究营养与预防疾病》，《解放日报》1946 年 7 月 17 日。
③ 陕西省档案馆、陕西省社会科学院《陕甘宁边区政府文件选编》第 7 辑，第 443 页。
④ 《边区政府批准文教会加强牲畜保健工作决议　改善牲畜饲养管理　中西兽医合作推广防疫》，《解放日报》1945 年 2 月 5 日。
⑤ 罗时铭：《中国体育通史》第 4 卷，人民体育出版社，2008，第 260 页。
⑥ 陕西省档案馆编《陕甘宁边区政府大事记》，第 483 页。
⑦ 陕西省档案馆、陕西省社会科学院《陕甘宁边区政府文件选编》第 7 辑，第 339、343、372、26、127 页。

定时限内戒绝。① 不愿戒烟或不登记及逾期未戒绝者，"区乡政府或司法机关罚办"。② 此外，召集烟民开会进行思想教育，如 1940 年 7 月延安召开各区烟民会议，讨论如何戒烟。③ "环区一乡的两个顽皮不戒的，被捕押后现已戒绝了。"④

四　边区卫生防疫建设经验总结

边区卫生防疫建设经验，是新中国防疫及公共卫生建设的重要历史借鉴。

（一）广泛群众动员与服务军民、服务革命相结合

边区基于"群众路线"实践发动民众广泛参与防疫卫生事业兴办。如以民办公助形式开办卫生人才培训班和建立医药保健社、卫生合作社等，边区保健药社 1944 年群众和团体股金占比分别 70%、30%，26 处分社遍及各县，"治病救人，成千上万"。边区医疗机构常态性开展群众卫生宣教和下乡巡回医疗。如 1944 年边区部队医院免费为 33670 人次开放门诊，为491 名住院病人进行诊治，"为群众节省药费 3400 余万元"。⑤

边区防疫及医疗卫生管理体制有战时性特征，如突出为士兵服务。边区医疗机构实行军事化管理，军委卫生部负责制定医疗卫生工作制度及承担业务管理工作。中央组织部卫生干部会议 1937 年 5 月通过《卫生部门暂行工作条例》、八路军总卫生部同年 11 月颁布《暂行卫生法规》于此皆有明确规定。边区三大医疗系统均在军委卫生部领导下开展工作。

（二）边区防疫经验的实践成效与挑战

总体而论，边区因陋就简地创办医院和发展医学教育，培养医务人才；倡导中西医结合，推动医药事业发展；广泛推行现代防疫和医疗卫生管理制度，确立卫生政策法规，初步建立边区防疫及医疗卫生体系；开展

---

① 陕西省档案馆、陕西省社会科学院编《陕甘宁边区政府文件选编》第 7 辑，第 226 页。
② 西北五省区编纂领导小组、中央档案馆编《陕甘宁革命根据地史料选辑》第 1 辑，第 337 页。
③ 陕西省档案馆编《陕甘宁边区政府大事记》，第 343 页。
④ 陕西省档案馆、陕西省社会科学院编《陕甘宁边区政府文件选编》第 1 辑，第 266 页。
⑤ 卢希谦、李忠全主编《陕甘宁边区医药卫生史稿》，第 54、78—79 页。

群众卫生宣教、卫生运动，促进军民身体健康和防疫、卫生观念养成。如医疗卫生设施方面，抗战结束，边区下辖各区皆有卫生院所和医疗点；各县设保健药社和卫生合作社，并培养了大批医护人才。若此，边区防疫和医疗卫生网络初成体系。又如，群众卫生观念有改进，一批卫生模范村、卫生模范家庭和模范医生、模范卫生工作人员涌现。[①]

边区军民疫病发病率和死亡率显著降低。据报道，1942 年边区卫生处所属医院、卫生所接诊病患 43000 余人次，99.8% 治愈；1943 年其所属医疗机构接诊病患数 35370 人次，较上年减少近万人之多。防疫针注射、生活条件改善等因素共同作用下，1943 年边区卫生处所属医疗机构接诊住院病人中，流行感冒占主要急性传染病 60.6%，边区流行甚广的伤寒仅占 4%，其余如疟疾、赤痢分别占 20%、9%。[②] 可与之印证者，边区中央医院传染科 1941、1942、1943 年上半年接诊传染病、伤寒病例数分别为 126、102，256、56，101、22。[③]

边区防疫、医疗卫生建设受医药和人才缺乏所困，是特定时代和环境条件影响下形成的"不足"。受社会经济和教育发展水平所限，边区民众未养成良好卫生观念和封建迷信仍在较大范围内存在亦是其"不足"。

（三）边区防疫经验的启示

第一，政治上高度重视。党中央和边区政府高度重视防疫和医疗卫生工作，将防疫与降低边区妇婴人口死亡率作为卫生工作关键内容。

第二，指导方针正确。边区推行"中西医结合""积极预防和认真治疗相结合"的方针；倡导中西医互学，提出并实践"中医科学化，西药中国化"。

第三，群众路线实践与充分社会动员。开展群众卫生宣教和卫生清洁运动，发动群众参与防疫和卫生事业兴办，如兴办边区保健药社和卫生合作社等。

第四，吸引人才和赢得国内外力量帮助。边区政府制定优惠政策吸引

---

① 马豫章：《延安市半年来的群众卫生工作》，《解放日报》1944 年 8 月 13 日。

② 《边区所属医院去年病员减少万名》，《解放日报》1944 年 2 月 1 日。

③ 梁烈庭：《陕甘宁边区的卫生防疫及卫生运动》，《陕西卫生志》1985 年第 2 期。

优秀人才，培训边区医疗人才。边区防疫和医疗卫生建设也得到外国友好人士的支持和帮助。

综上经验亦是新中国防疫和公共卫生建设的基本遵循。

第二节　1932年陕甘霍乱和1942年青海牛瘟的临灾救治

相较于"延安经验"的鲜明特色，1932年陕甘霍乱和1942年青海牛瘟的临灾处置，当是更能体现西北瘟疫防治"一般性"举措的典型事例。

一　1932年陕甘霍乱临灾救治

1932年陕甘霍乱诱发社会公共危机，"尴尬"地促进了现代防疫设施引入与机构、组织建立，推广了防疫等公共卫生观念，凸显医药等社会物资保障体系建设的紧迫性和重要性。可申论者，灾疫之下社会秩序、道德伦理维护和提倡，以及物资保障是古今社会国家能力构成的关键内容。具体于防疫，其关涉公共卫生观念引介、公共卫生设施建立、注射疫苗、流行病学调查和管理，以及此间国家、社会互动关系变迁等。

具体到1932年霍乱，7月1日，杨虎城将军推动成立陕西防治霍乱委员会，延聘9名专家商议防疫。11月11日陕西省防疫处建立。① 经此推动，陕西部分县开始设县级防疫委员会。② 截至20世纪30年代末，陕西有14县建立卫生院并开始推行卫生助理员制度。③ 到40年代末，甘肃先后建立31所县级卫生院。④ 尤当注目者，在甘肃，如卓尼、临夏、甘南这类较落后民族地区亦建立起县级卫生院。⑤ 总之，此期的西北防疫组织、设施建设仍属草创，国民政府推行战时西北卫生计划是关键促进因素，西

---

① 陕西省地方志编纂委员会编《陕西省志·卫生志》，第948页。
② 温艳、岳珑：《民国时期地方政府处理突发事件的应对机制探析——以1930年代陕西霍乱疫情防控为例》，《求索》2011年第6期。
③ 请见刘俊凤《近代公共卫生体系的建立与社会生活变迁——以民国时期陕西防疫处的活动为考察中心》，《社会科学评论》2008年第3期。
④ 甘肃省政府：《甘肃省卫生处省办卫生院技术人员生活补助费名册》，1940年9月10日，甘肃省档案馆藏，004-006-0231-0009。
⑤ 甘肃省卫生处：《省卫生处为拉卜楞医院购显微镜等需款四千万元的呈请可拨会鉴财政厅会计处》，甘肃省档案馆藏，026-003-0144-0052。

北省县一级依托防疫处或卫生实验所、卫生院所组成的近代防疫与公共工业医疗体系初成。

表 7-7　1937 年江西等九省卫生主管机关一览

	江西	湖南	甘肃	青海	陕西	宁夏	浙江	云南	安徽
机构名称	省卫生处	卫生实验处	卫生实验处	卫生实验处	卫生实验处	卫生实验处	卫生实验处	卫生实验处	卫生院
所属机关	省政府	省政府民政厅	省政府	省政府	省政府	省政府	省政府民政厅	省政府	省政府民政厅
成立时间	1934.6	1934.7	1934.9	1934.11	1934.11	1934.12	1935.7	1936.7	1936.8

资料来源：金宝善、许世瑾：《各省市现有公共卫生设施之概况》，《中华医学杂志》第 11 期，1937 年。

由表 7-7 可知：在西北，除宁夏卫生实验处成立相对较早外，陕西、甘肃、青海均在 1934 年 9—11 月建立省级卫生实验处，以指导卫生防疫工作。同年于兰州成立的西北防疫处之主要工作是为西北五省及其余地区提供疫苗等医药制品。这应是西北整体性公共卫生防疫体系建设的关键举措之一。

综上事实发生，霍乱诱发社会公共危机或是直接动因。此期西北防疫和公共卫生设施、组织机构虽仅属初创，却是中国现代化发展转型中知识、观念及制度建构之历史进程的重要构成，再次折射了国家与知识官僚在近代观念、知识及制度引介与建构方面扮演的关键角色。单以防疫机构创设简括而论，1932 年陕甘霍乱前后公共卫生防疫机构的创建可视为对此前国家防疫机构建设历史趋势的"继续"。1919 年 3 月，北洋政府在北京成立近代中国首个国家级防疫机构——中央防疫处，1928 年后归南京国民政府卫生部直属。[①] 是年南京国民政府颁布《全国卫生行政系统大纲》，推动建立中央卫生部—省卫生处—市、县卫生局三级公共卫生防疫组织体系，然时局变化，对其实效确实不可高估。卫生处、卫生局分属省民政厅和市、县政府，业务上接受卫生部工作部署。《大纲》还规定：卫生局未成立前，一县卫生事宜由公安局代为办理；若县公安局未成立，则当于县

---

① 邓铁涛主编《中国防疫史》，第 315 页。

政府设立卫生科办理。[①]

　　除推动筹创防疫组织机构，1932年陕甘霍乱流行，亦促成公共卫生防疫知识宣传在西北较大规模开展，此有助于向民众引介现代公共卫生观念，其时主流报刊如《甘肃民国日报》《西北文化日报》等和民众教育馆等机构都被动员投入防疫宣传。陕西、甘肃组织开展卫生清洁运动宣传周活动，开展夏令卫生运动会等。此外，陕西省公安局编印《卫生须知》小册子向下辖机关和民众公开发放；[②] 民政厅通告夏季卫生注意事项及关键要点。[③] 为进行环境消毒，西安市公安局负责协同各街道推动商住各户用石灰消毒，"公共厕所及垃圾堆，由公家负责消毒"。[④] 报刊刊载各类简单防疫办法，向民众明示下述关键事项：检查饮用水源、行旅，取缔饮食瓜果摊贩，处置患者排泄物和死者遗物，疫苗注射处、隔离所设置地点。[⑤] 陕西民众馆组织防虎列拉宣传团，"于汽车上置虎一个，上书'虎列拉甚于猛虎食人'"。[⑥] 大荔等县组织各区负责人、机关人员、社会贤达及医药界人士举行卫生防疫、清洁运动宣传周活动。[⑦]

　　前述举措在近代陕甘及整个西北均被作为规范防疫流程实践。于此，甘肃省卫生事务所呈报的《兰州市夏令防疫工作实施办法》属史实证据。该呈报称：霍乱、伤寒、赤痢夏令最易发生，"故夏令传染病之预防亟应妥为筹办，以杜疫萌"，除举办卫生运动周，拟再照上年成例，"联合本市各有关机关依据卫生署规定组织兰州市防疫委员会"专责夏令防疫。[⑧] 实施办法关涉组织工作、防疫工作（包括疫苗注射、传染病之调查管理、检疫工作等）、环境卫生工作（包括饮水消毒、厕所消毒、饮食商贩管理

---

① 《行政院公报》第8号，1928月12月26日。

② 《本市防疫工作加紧 各界举行清洁运动宣传》，《西北文化日报》1932年7月25日。

③ 《民厅令各县注意夏令卫生》，《西北文化日报》1932年7月25日。

④ 《潼关虎疫稍杀 防疫院即日起绝对禁止瓜果入城》，《西北文化日报》1932年7月24日。

⑤ 《省府令华阴县宣传预防 民厅颁防疫办法令各县防范》，《西北文化日报》1932年7月14日。

⑥ 《民教馆免费注射防疫 虎疫宣传团昨出发演讲》，《西北文化日报》1932年7月3日。

⑦ 《大荔各界举行防疫宣传周》，《西北文化日报》1932年8月16日。

⑧ 甘肃省卫生事务所：《关于上报兰州市夏季传染病防疫实施承办人法给兰州市政府的呈文及防疫工作实施办法一份》，1942年7月8日，甘肃省档案馆藏，059-009-0045-0001。

等）、宣传工作等。^① 其中宣传工作主要事项、方法及时间要求如下：

> 宣传工作：1. 订期举行卫生运动——传染病之流行固由于环境卫生设施之良莠不齐，而民众不知如何预防实为一重要原因，故宣传工作深属切要。拟订期举行卫生运动宣传周，普遍宣传，供民众明了疾病预防之重要，自知竭力防范，予防疫工作种种之便利与合作。2. 宣传方法：（一）文字宣传——编印传单，绘制标语图画分发张贴，并制幻灯片，由各影院放映等。（二）口头宣传——举凡卫生事务所工作人员于工作时随时讲述预防传染病之方法，并在广播电台广播。
>
> 工作期间：拟自三十一年七月一日起至八月十五日止，暂定为一个半月，预计注射二万人，必要时延长。^②

综上所论虽简括，却能折射出 1932 年陕甘霍乱临灾防治的积极影响，即公共卫生观念影响下的现代防疫举措、设施等已逐步嵌入西北。

二　1942 年青海牛瘟临灾救治——兼及西北兽疫防治

近代，畜牧医药业日渐兴起，特别是国民政府推行战时西北卫生计划，西北畜疫防治渐被重视。这也是 1942 年青海牛瘟防治的历史背景。其关键举措主要有二：畜疫防治机构创办和国家、地方（社会）合作防疫。

（一）设立畜疫防治机构和开展畜疫防治

1. 疫情肆虐与建立畜疫防治机构

畜疫引发公共危机是促动西北畜疫防治被国家重视的关键因素，其与乡村公共卫生建设、社会生产及经济发展密切相关。近代西北地区，民众缺乏卫生知识和良好习惯，牲畜散养，棚圈脏乱差；病死牛羊随弃不埋，或售或食已属惯常，最终致使细菌传布，诱发瘟疫。

---

① 甘肃省卫生事务所：《关于上报兰州市夏季传染病防疫实施承办人法给兰州市政府的呈文及防疫工作实施办法一份》，1942 年 7 月 8 日，甘肃省档案馆藏，059-009-0045-0001。

② 甘肃省卫生事务所：《关于上报兰州市夏季传染病防疫实施承办人法给兰州市政府的呈文及防疫工作实施办法一份》，1942 年 7 月 8 日，甘肃省档案馆藏，059-009-0045-0001。

鉴于上述历史背景和现实原因，青海卫生实验处、西北防疫处、西北兽疫防治处相继成立，将防治畜疫作为工作的重要部分。如西北防疫处工作方案言："西北各省环境特殊……本处驻外人员以防治牲畜疫病为最大任务。"①

西北防疫处、青海省卫生实验处于 1934 年成立，西北兽疫防治处、青海兽疫防治处分别于 1941、1943 年成立。1942 年青海牛瘟是农林部设青海兽防治处的直接原因之一。卫生部 1934 年在兰州成立西北防疫处，生产疫苗、防疫血清，开设畜疫防治门诊。西北防疫处调查牲畜及兽疫，检查和实施兽疫防治，宣传兽医常识，另外协助瘟疫治疗，"但以农村及牧区之中卫生医疗极端缺乏，人民疾病请求医治亦不能置之不理……至于天花、白喉二症在西北颇属重要，本处应有预防之责，故令处外人员附带办理之"。② 除新疆外，西北防疫处成立之初也协助地方机构建立并负责业务统筹：

> 甘肃省卫生实验处之兽医科完全由本处直接代办。人员及一切经费均归本处负担。宁夏省卫生实验处之兽医科亦已由本处派员前往代办……
>
> （一）技术人员薪俸本处负担。
>
> （二）行政经费该处负担。
>
> （三）器械药品
>
> 除该处所有者尽量供给外，余均由本处负担。对外接洽归该处出面，实际工作由本处主持……青海省卫生实验处尚无兽医科，刻正促其成立，并拟仿照宁夏办法由本处代办。③

档案记载显示，西北各省卫生实验处兽医科经费需西北防疫处划拨。如该

---

① 陈宗贤、杨守绅：《西北防疫处防治兽疫工作方案》，1936，甘肃省档案馆藏，029-001-0423-002。

② 陈宗贤、杨守绅：《西北防疫处防治兽疫工作方案》，1936，甘肃省档案馆藏，029-001-0423-002。

③ 陈宗贤、杨守绅：《西北防疫处防治兽疫工作方案》，1936，甘肃省档案馆藏，029-001-0423-002。

处 1936 年度工作方案记载："宁夏青海两卫生实验处，本年度经费异常紧缩……而大部经费仍由本处负之。"① 西北财力匮乏，现代化兽疫防治事业兴办若非国家推动，实难开展。1941 年 2 月，西北防疫处将兽疫防治工作转归农林部。是月，农林部在兰州设西北兽疫防治处，专责畜疫防治及药品生产。② 4 月，因日寇侵略而迁兰州，原蒙绥防疫处与西北兽疫防治处合并。西北兽疫防治处设兰州、平凉、永登、西宁、湟源、宁夏工作站，另有 4 支巡回医疗队，专责陇东、河西、陇南和宁青畜疫防治。

　　1934 年 10 月全国经济委员会拨款设青海卫生实验处。青海省卫生实验处兽医科设置类似宁夏卫生处兽医科。1936 年青海羊瘟暴发，卫生实验处设兽疫诊断室，后在门源、湟源、共和、贵德设兽疫防治所。1942 年青海牛瘟猛烈，农林部部长沈鸿烈受国民政府之令协助赈灾。沈氏除饬西北兽疫防治处恪尽职守，亦饬令该处组建青海兽疫防治大队赴海东、贵德防治牛瘟。青海兽疫防治大队在湟源创办临时血清制造厂。借此机缘，1943 年 1 月，青海兽疫防治大队改设青海兽疫防治处，设湟源、西宁血清制品厂和 2 支巡回兽疫防治队。③

　　2. 牛瘟防治举措

　　时人调查，1937 年西北市场牛羊交易市价分别为 15 元/只、3 元/只，以均价 9 元计，是年甘青藏地区因畜疫致损失 261 万元。④ 后学研究发现，1921—1942 年青海因畜疫倒毙牲畜 640 万余头。⑤ 时人考察西北亦强调，"西北畜牧事业首在防疫……故须相当注意防疫人才及防疫机构之加强"。⑥ 类同者，1941 年 3 月农林部部长陈济棠言，牛马繁殖及疫病防治"尤宜详细研讨，以立最准确之计划，求最大效果之实现"。⑦

---

① 陈宗贤、杨守绅：《西北防疫处防治兽疫工作方案》，1936，甘肃省档案馆藏，029-001-0423-002。
② 刘国铭：《中国国民党百年人物全书》（上），团结出版社，2005，第 965 页。
③ 见《民国三十一年至三十二年之农林工作·渔牧建设》，秦孝仪主编《抗战建国史料·农林建设》（一），1985，第 164 页。
④ 青海省地方志编纂委员会编《青海省志·畜牧志》，第 7 页。
⑤ 毛光远：《抗战时期青海蒙藏牧区畜疫防治述论》，《青海民族研究》2008 年第 4 期。
⑥ 罗家伦：《罗家伦文存》第 1 册，1976，第 225—230 页。
⑦ 《农林部部长陈济棠于第一次全国农林行政会议闭幕致辞（1941 年 3 月 18 日）》，秦孝仪主编《抗战建国史料·农林建设》（一），第 257—258 页。

综上又是国家和地方共同应对 1942 年青海牛瘟的历史背景。除成立机构以为畜疫防治提供社会动员及资源整合，此间青海牛瘟应对举措主要还包括：撰写疫情法定报告，遣员诊治和进行流行病学调查，注射牛瘟血清、疫苗，开展防疫宣传，培养应急人才，等等。

（1）报告疫情与国家—地方畜疫防治机制启动

1942 年 9 月上旬，青海海西汪什代克族牛群暴发牛瘟，月余时间蔓延至柴达木地区。牛瘟使蒙藏牧户人心惶惶，亦造成人员感染。① 海西、海南、玉树等区，"牧民因染病死亡者甚多"。② 接到疫情报告却束手无策的贵德县政府向青海省府报告，"请予救治"。③ 青海省府亦束手无策，马步芳和时任青海蒙古左翼盟长索诺恩旺济勒先后致电蒋介石、吴忠信及行政院、蒙藏委员会，言牛瘟"势甚猛烈"，蒙藏牧民惶恐又"焦灼万状"。④国民政府接报告后令西北兽疫防治处遣员防治。此故，青海省府在电报中言："蒙藏人民遭此百年未有之浩劫……恳请转呈赐以救济法并派员莅青视察，以重民生。"⑤ 疫情影响甚大亦促成行政院、农林院、青海省府及其他部门重视牛瘟防治。如财政部西北盐务管理局致电西北兽疫防治处，言"贵处在青必已设有分处，应请特饬该处设法救济以免蔓延而维持盐运"。⑥

与此同时，农林部部长沈鸿烈受国民政府之令赴青海赈灾，"饬拨账拟 600 万元汇交马主席转拨救济"。⑦ 西北兽疫防治处遣员携带牛瘟脏器

① 《西北兽疫防治处为青海发生牛瘟影响盐运请设救济公函》，1942 年 11 月 3 日，甘肃省档案馆藏，030-002-0122。
② 青海省地方志编纂委员会编《青海历史纪要》，青海人民出版社，1979，第 125 页。
③ 《马步芳致行政院、蒙藏委员会等电》，1942 年 9 月 28 日，中国第二历史档案馆馆藏蒙藏委员会档案，141-1343。
④ 《马步芳致蒋介石、吴忠信等电》，1942 年 10 月 10 日，中国第二历史档案馆馆藏蒙藏委员会档案，141-1343；《索诺恩旺济勒等致蒋介石、蒙藏委员会等电》，1942 年 10 月 3 日，中国第二历史档案馆馆藏蒙藏委员会档案，141-1343。
⑤ 《第八战区司令部据青海马主席电请派员防治电》，1942 年 11 月 3 日，甘肃省档案馆藏，030-002-0122。
⑥ 《西北盐务管理局为青海发生牛瘟请设救济公函》，1942 年 11 月 3 日，甘肃省档案馆藏，030-002-0122。
⑦ 《农林部派员赴青海防治等的代电》，1942 年 11 月 3 日，甘肃省档案馆藏，030-002-0122。

苗 42884CC、牛瘟血清 32598CC、败血性症菌苗 12000CC 赴疫区防疫；是年 11 月 8 日，遣派陈宗泽再次携带牛瘟脏器苗 38567CC、牛瘟血清 17812CC 协助该处西宁工作站防疫。①

此期间，农林部、青海省府、西北兽疫防治处与疫情区县协作，既牵涉政府机构内部组织和资源整合，又关涉较广泛的社会资源整合。显见者如西北兽疫防治处组建青海兽疫大队。青海兽疫大队下设湟源、西宁血清制造厂和 2 支巡回医疗队，成立当年 1—8 月诊治病牛 7096 头，制成血清菌苗 136551CC。② 该处遣员在青海牧区调查疫病，开展群众兽疫防治卫生宣教等。1943 年改设为青海兽疫防治处。综上，青海兽疫防治处与青海卫生实验处作为青海省属兽疫防治行政组织和技术实施机构渐成青海兽疫防治现代化的推动力量。尽管此种推动初期颇显艰难，却能促成青海兽疫防治建基于现代兽医学及对应制度、组织体系之上。此种促成是"历史"之继续：西北防疫处于 1942 年青海牛瘟防治前已持续在青海牧区开展畜疫流行病学调查。1935—1936 年调查发现，青海牧区牛、马、羊等牲畜中"炭疽、羊痘、羊腐蹄疫、猪瘟、猪肺疫和疥癣及各类寄生虫病均普遍存在"。③ 1936 年调查发现，钩虫、胃虫、肺丝状虫、鞭虫是导致羊瘟的主要寄生病虫菌。是年 5 月，西北防疫处遣员在阿里克族牧区尝试为牛、羊注射炭疽疫苗——此是现代疫苗技术在青海牧区较早的实践。④

（2）防疫宣教与人才、药物保障

牲畜大量死亡危害农村经济"及农村事业之发展"。⑤ 20 世纪 30 年代，丝绸外贸衰落，皮毛等畜产品贸易成为外贸大宗，亦是西北诸省经济收入重要来源。⑥ 与此同时，英、美等市场常以中国皮毛"多含有炭疽病

① 《西北兽疫防治处农林部国库署 1941、1942 年各月经费拨付与青海发生牛瘟派员防治情形的函电》，1942 年 11 月 3 日，甘肃省档案馆藏，030-002-0122。
② 《民国三十一年至三十二年之农林工作·渔牧建设》，秦孝仪主编《抗战建国史料·农林建设》（一），第 164 页。
③ 青海地方志编纂委员会编《青海省志·畜牧志》，第 173—174 页。
④ 综上 1936 年调查史实请见青海省地方志编纂委员会编《青海历史纪要》，第 145 页。另按：西北防疫处此次尝试最终只有 1 名头人同意将其 12 头牛进行试验。
⑤ 高德培：《从畜牧推广问题谈到兽疫防治之重要》，《鸡与蛋杂志》第 2 期，1937 年。
⑥ 郑友揆：《中国的对外贸易与工业发展》，上海社会科学院出版社，1984，第 23、43—44 页。

菌之胞子"为由进行限制，兽疫流行亦影响"皮毛贸易之信誉和国家经济之贫富",[①] 这也是兽疫防治日渐被重视的现实因素之一。另外，建设西北大后方同样需重视和推动畜牧业发展。青海省府 1936 年在西宁举办首期"青海省高级畜牧兽医训练班"；自 1943 年初始，青海兽疫防治处年招收 30 余人培训本土兽医，截至 1948 年，共培训兽医 140 余名。[②] 此外，早在 1935 年秋西北防疫处已开始举办兽医培训班，招收甘、宁、青三省 19 名学员。[③]

类似者，西北兽疫防治处、青海兽疫防治处组织巡回医疗队，广泛传授兽疫防治知识和方法，此亦属群众兽疫防治卫生知识宣教实践。西北防疫处、西北兽疫防治处和青海兽疫防治处作为体系同源的机构，诸多举措相类。如西北兽疫防治处与甘肃省卫生实验处、西北畜牧改良场合办西北畜牧兽医推广人员养成所，传授兽疫防治知识和方法，以培养本地畜牧业和兽医人才。[④] 又如，西北防疫处二科在隶属农林部西北兽疫防治处前，兽疫疫病调查、预防和诊治等皆属其职责所系。[⑤] 有研究即认为西北防疫处帮助西北初步建立起本地牲畜防疫体系。[⑥] 西北兽疫防治处分设之前，西北防疫处常遣员开展牲畜疫病诊治，检查牛、马、羊等并组织注射疫苗。除生产人疫防治所需疫苗、血清，西北防疫处亦生产牲畜防疫用炭疽疫苗、牛疫疫苗及诊断用血清等，后又生产牛疫血清等。

综上说明，1942 年青海牛瘟防治能取得一定成效，依赖于日渐兴办的现代兽疫防治事业；生产兽疫药品，建立西北防疫处、西北兽疫防治处、青海兽疫防治处及各省卫生实验处等，亦表明近代西北牲畜防疫体系初成——尽管仍存诸多局限。

3. 防治评价兼及西北兽疫防治检视

兽医缺乏和无药可用，导致牛瘟暴发后大量牲畜顷刻倒毙，加剧西北

① 张继先：《发展边疆卫生事业与畜产事业声中之兽疫防治问题》，《新青海》第 5 期，1936 年。
② 青海地方志编纂委员会编《青海省志·畜牧志》，第 258 页。
③ 《甘肃省经济建设实施概况》，《实业部月刊》第 2 期，1937 年，第 190—200 页。
④ 张继先：《发展边疆卫生事业与畜产事业声中之兽疫防治问题》，《新青海》第 5 期，1936 年。
⑤ 《西北防疫处组织条例》，《行政院公报》第 10—11 号，1940 年，第 14—16 页。
⑥ 杨阳：《民国西北防疫处述论》，《新乡学院学报》2017 年第 1 期，第 55 页。

社会经济衰败。时人著述皆言畜疫是牲畜大敌和农业大害,① 誓言除灭而
"不教（叫）你传染流行!"② 若此形势下,1942 年青海牛瘟防治体现出现
代化理念与举措渗透入社会诸领域,势不可逆而过程艰难。其深刻影响既
体现在民众的观念、知识领域,亦反映于生产领域。论前者,此前牧民遇
畜疫而束手无策,唯乞神灵,或祷告或捐献牛羊,或基于"经验"以旧法
"灌紫""尕宝"应对,③ 属少数民族传统医学中土方偏方应用。但是,
1942 年青海牛瘟防治中,现代兽疫防治举措及知识嵌入,兽医人才培训和
兽疫防治用药生产依托现代教育、医药工业及科层制医疗卫生行政体系,
关涉社会动员和资源整合,西北畜牧业和牲畜疫病防治的现代化发展趋
势已渐不可逆。例如,马步芳 1946 年给蒙藏部落头人写信,言需选择繁
殖之法改良牲畜及应行隔离办法免畜疫蔓延。④ 论后者,显见事实是:畜
疫防治促进西北畜牧业发展,增强国家战时经济实力,促进民众生产生活
改善。

　　1942 年青海牛瘟临灾防治的局限客观存在。此也是整个西北畜疫防治
现代化艰难历程的折射。1942 年秋季牛瘟暴发后,贵德县率先向省府报
告,然青海省府除电告国民政府求助便再无实际作为。马步芳将牛瘟归咎
于气候和时疫因素,⑤ 言蒙藏"男女老少感苦要死,围而哭涕……莫知所
措",⑥ 却不言青海省府如何作为。又由青海省府、国民政府、蒙藏委员会
电文往来可知,月余时间内牛瘟已由环海牧区而迅疾蔓延全省。国民政府
遣农林部部长沈鸿烈赴青海助赈,拨款仅 600 万元。此间原因,固有统治
者漠视民瘼而行动怠慢,亦有敌寇侵华造成的现实困难,更与国家（政
府）低下的社会动员和资源整合能力相关。

① 金农:《四川牛瘟防疫问题初步研究》,《川农所简报》第 6—8 期合刊,1942 年,第 45 页。
② 虞振铺:《牛瘟》,《贵州日报》1942 年 3 月 26 日。
③ 霍松天:《青海经济史（近代卷）》,青海人民出版社,1998,第 90 页。
④ 〔美〕默利尔·亨斯博格:《马步芳在青海（1931—1949）》,崔永红译,青海人民出版社,1994,第 140 页。
⑤ 《马步芳致蒋介石、吴忠信等电》,1942 年 10 月 10 日,中国第二历史档案馆藏蒙藏委员会档案,141-1343。
⑥ 《马步芳致行政院、蒙藏委员会等电》,1942 年 9 月 28 日,中国第二历史档案馆藏蒙藏委员会档案,141-1343。

纵向比较，西北防疫处、西北兽疫防治处、青海兽疫防治处的疫苗、血清生产能力虽有显著增加，但是，1942年青海牛瘟防治中，疫苗、血清等不敷所用仍是事实。面对此等现实，一些官员欲有作为亦难免巧妇无米之困。西北兽疫防治处言工作之"难"：甘青染病牲畜计百万有余，需经费至少300万元，此300万元尚需"划出数千元为宁夏、青海两分处开支"，纵然"对此事发急的内心要跳"，"然局势如此，有什么办法，言时几欲下泪"。① 可印证者：是次青海牛瘟防治，青海省府委员谢刚杰时兼卫生处处长，致电西北兽疫防治处请求增购急需疫苗13000CC、血清31000CC等，久日急盼仅收药一箱，疫苗3604CC、血清11203CC，相差甚多。② 前此困难非仅在1942年青海牛瘟中存在。如1936年青海黄河南北及海原牲畜瘟疫盛炽，青海赈务会会长马骥致西北防疫处电文同样可见缺医少药之困境。此项电文称："瘟疫盛炽……然预防非有相当药品，不能克奏速效。青海远处边隅，此项药品，从来阙如，且需用甚多，购买困难。"③

除综上所论，社会经济发展滞后，地理、交通等因素的影响同样突出。

宏观社会经济层面。涵盖青海在内，西北区域广大且闭塞，民众普遍贫穷。其防疫等公共卫生建设萌动于晚清新政，起步于民初；抗战军兴，建设西北大后方而实施战时西北卫生计划，又因皮毛外贸受阻影响国家战时经济实力，一系列原因促成国民政府和西北地方政府协作推进防疫建设。然抗战结束，形势骤变，蒋介石政府倒行逆施使国家难有充足资源投入西北公共卫生建设，财力羸弱，西北防疫即处困境。

中观技术层面。西北各省卫生（实验）处、西北防疫处、西北兽疫防治处、青海兽疫防治处等近代防疫卫生行政、组织机构属初成。前此行政、组织体系之功能发挥端赖国家制度保障，这需要国家具备较强的社会

---

① 李烛尘：《西北历程》，甘肃人民出版社，2003，第23页。
② 《青海省政府为清查复加增设疫苗血清差数的公函（西北兽疫防治处档案）》，1942年10月28日，甘肃省档案馆藏，030-002-0122。
③ 青海省赈务会：《为青海黄河南北及海原一带瘟疫盛炽请发药品等事项给西北防疫处的公函》，1936年5月30日，甘肃省档案馆藏，029-001-0383-0021。

动员和资源整合能力——以政府自身组织资源整合为要。然而，在西北，初步成形的乡村卫生行政、组织体系多依行政命令建立，其被认知、接纳又因民众普遍贫困和缺乏卫生知识观念而面临诸多困难。此故，国家权力干预弱化使防疫实效难有提升。显见者，杨守绅代理西北防疫处处长期间，在青海湟源县、甘肃平城堡设兽疫防治所，并在甘肃皋兰试办乡村卫生建设实验区，却最终因民众和基层官员不予支持而难有所成。①

微观层面。西北各省卫生（实验）处、西北防疫处、西北兽疫防治处、青海兽疫防治处等于西北兽疫防治、畜种改良、兽医人才培养等多有贡献，但是，处特定时代，此类机构自身经费亦捉襟见肘，人才普遍缺乏。其虽将诸多先进举措嵌入西北以图借此而成示范扩展，然相沿已久的土法仍占相当比重。如西北兽疫防治处等试图依靠行政组织体系由上至下开展现代牧业建设，却要面临下述难题：国民党政权管辖区域普遍政治不良又信息闭塞，经济发展滞后，特别是国家行政组织体系自身不具备相应社会动员和资源整合能力；同时，受知识、观念影响，从长远看有助于牧业发展的诸多现代化举措，因难以迅疾形成普遍实效而推广受阻。②

小　结

在近代西北防疫的典型案例中，"延安经验"体现出了鲜明特质。除缺医少药和面临封锁的现实困难因素外，这种经验形成根源于群众路线实践背后的世界观和方法论。边区瘟疫防治是广泛群众动员与服务革命相结合，依照"中西医结合""积极预防和认真治疗相结合"的正确方针，倡导中西医互学，提出并实践"中医科学化，西药中国化"，建立卫生防疫体系和中医药结合的医药保障体系，开展群众卫生宣教和卫生运动等。1932年陕甘霍乱和1942年青海牛瘟临灾防治体现出瘟疫防治本土经验演化在实践操作规范层面的"常规性"。瘟疫引发的公共危机与缺医少药的

①　《西北防疫处二十五年工作概况》，《公共卫生月刊》第9期，1939年。
②　王志通：《兽疫防治与畜种改良：南京国民政府时期甘南藏区牧业建设研究》，《中国农史》2021年第1期。

慌乱无策，共同促动公共卫生观念引介和机构、设施建立，促进此间国家、社会互动关系变迁等。综上可申论者，社会经济发展滞后，地理环境封闭、交通不畅，医疗卫生设施和人才缺乏，以及民众无良好卫生观念等因素，皆是近代西北瘟疫防治本土经验演化需直面的共通性挑战。

结　语

近代西北瘟疫防治已超越传统荒政而转向以现代医学、医药产业为支撑且关涉现代国家构建的公共卫生建设，其必然地体现为传统"思想""知识""技术""举措"与现代公共卫生观念指引下的瘟疫防治"新做派"的调适。综上又决定近代西北瘟疫防治本土经验演化的总特点是："成效"与"挑战"并存。它关联于社会结构变动，又呈现"社会变迁的计划外后果"。①"计划外后果"表明社会发展的现代化转型中所谓理性设计需与本土经验演化相调适。

一　西北瘟疫防治成效及本土经验演化面临的挑战

讨论近代西北瘟疫防治实践成效与本土经验演化面临的挑战，必要关注国家（政府）与社会（民众）互动关系变化、区域医疗水平提升和社会观念变化等。

（一）西北瘟疫防治成效

近代西北瘟疫防治的显见成效是：人、畜染病及死亡数显著下降，民众卫生观念变迁，防疫和公共卫生体系初成，现代医药生产初步发展。

1. 防疫和公共卫生体系初成

（1）上联国家下贯省县的防疫公共卫生体系初成

国家权力基于公共目的的高效使用，是防疫等现代公共卫生建设的关键制度、机制支撑，其运转端赖行政组织尤其是卫生行政组织。在西北，因应中央卫生署几番更设，各省卫生（实验）处及县府卫生科、县市卫生

---

① 请见〔美〕史蒂文·瓦戈《社会变迁》，王晓黎等译，北京大学出版社，2007，第3—8页。

事务所亦有更替，且间有西北卫生专员、西北防疫处、西北兽疫防治处等的设立。医事和卫生检疫、药品生产管理体系亦在西北初成。公共卫生建设作为现代国家基本职责的实践在西北成为事实，此亦是中国之现代国家建构的"空间"拓展。同时，诸多卫生法规、条令颁布，以及法定传染病报告制度、医生执业资格制度、医药生产和售卖规范、饮食从业规范等制度的建立，使问诊治病、饮食起居乃至个人卫生等传统社会的私性事务演化成近现代社会的公共性事务，亦使与对应之人、事及组织共同型构的社会空间演化成唯现代社会才有之公共领域。

近代，依托卫生行政机构或组织体系在西北开展的瘟疫防治，使社会成员能形成超越地域、阶级等身份差异的公共利益——实现传染病预防、诊治和维护国族成员身体健康。它势必迫使国家依凭所掌握权力并基于公共卫生利益而颁布法令，确保其被执行；国家亦势必自觉或不自觉地调适自身与社会的关系——调适力度强弱与公共卫生危机规模大小成正比。国家不得不首先进行自身组织资源整合并据此实行社会动员。为确保相关法令执行，国家把权力触角深入公共领域，如规训社会成员的卫生行为，深入程度受自身组织能力强弱影响。近代西北瘟疫防治是前类趋势再现。防疫既是国家应履行的公共卫生建设职责，又因此而需国家在其中居主导地位。近代西北卫生行政机构体系建立亦是前此趋势再现。西北省市县各级常由政府所属卫生处、卫生事务所、医院、民政部门、警察部门甚至非政府部门的党部、青年团等建立防疫委员会，此既涉及政府内部组织资源整合和权力运用协调，又涉及如何促进国家、社会合力抗疫，在公共卫生建设中能实现社会动员和资源整合。它有助于吸引社会力量参与防疫和公共卫生建设。

（2）现代医疗产业、医学教育体系初步发展

以各级医院、卫生事务所、防疫处、兽疫防治处等为依托且关涉人、畜疫病检查和防治的医疗组织体系在近代西北初成。

涵盖教会医院、诊所和私人医院、诊所在内，西北相继从在省城创办医院到在县乡开办卫生院（所），从设西北防疫处、西北兽疫防治处等到各省在市县设卫生事务所，在卫生院设卫生稽查员，在西北公路局一类单位设卫生检查所等。以少量高等医学院校结合初中级医学专科学校及培训

教育的近代医学教育体系在西北亦初步成形。历史地看，初步成形的医疗组织体系和医学教育体系提升了西北防疫和医疗卫生水平，有助于现代医学在西北逐渐被人接纳，亦能对促进民众公共卫生观念的养成产生积极影响。关键者，先进的医疗技术、器械及受过较专业医学训练的医护人员被引入西北，并日渐带动本土西医人才培育。在西北，传统中医亦被国家纳入基于现代医学卫生观念而成的执业管理体系，尽管传统中医师徒相习的培训模式仍广泛存在；中医，尤其是民间草根医生仍在防疫和民众日常问诊治病中发挥作用。面对严峻疫情，西医见效快及规模化培养医护人员的显见优势是传统中医所不及者，因此，依托医院、医学院校及培训班，西北各省培养了一批疫病防治人才和卫生官员，其中初级医护人才尤为乡村急需。

现代医药产业在西北发展是与防疫和公共卫生建设相伴生的，有初具规模且声誉较著者如兰州生物制品所等，亦有西北各省建立的一些卫生材料厂，虽不著名却于医药卫生材料供给有关键之功。如 1943 年西北防疫处生产高峰之际，能实现年产痘苗 300 万人份和血清 3000 万—4000 万单位，行销苏、黔、鄂、川、甘、陕、豫、皖、绥、晋、宁、青、新等省。① 又如陕西防疫处研制和生产生物制品，除供给本省，其余盛销甘、宁、青、绥、晋、豫、鄂、川等，贡献卓著，时人认为："故近年来，在西北各省传染病之减少，应归功于此。"② 类同者，1941 年创办的陕西省卫生材料厂研制和生产化学药品等，仅 1941—1945 年，其年产药品分别为 60、92、106、114、120 种，种产量分别为 22000、17000、31000、50000、60000 磅。③

2. 一定程度地重塑民众卫生观念和行为

民众公共卫生意识养成对防疫和公共卫生建设尤为关键。在近代，尤其民国，西北各省为防治瘟疫、传染病而积极开展公共环境卫生建设和卫

① 秦孝仪主编《抗战建国史料·社会建设》（一），第 88 页。
② 《售品室三年来售出之制品》，《陕西省卫生试验所成立三周年纪念特刊》，陕西省档案馆藏，057-0001-0014。
③ 佚名：《陕西省卫生材料厂概况》，《修正陕西省卫生材料厂组织规则》，1946，陕西省档案馆藏。

生宣教等。注射疫苗、举办卫生运动会、开展卫生比赛、促进体检等都有助于民众防疫意识增强和卫生习惯"文明化"，有助于对现代医学的认知和接纳。以甘肃为例，仅 1939—1948 年民众注射天花疫苗 1225447 人次、白喉疫苗 159855 人次、霍乱疫苗 619961 人次、伤寒疫苗 70114 人次、鼠疫疫苗 8520 人次；此十年间注射霍乱伤寒混合疫苗达 438897 人次。[①] 在陕西西安，1946 年牛痘（天花）疫苗、霍乱疫苗、霍乱伤寒混合疫苗的注射数分别是 29620、70028、1297 人次。[②] 1941 年宁夏白喉流行，宁夏省府购白喉毒素 1000 瓶在全省实施预防接种，同年有 11151 人次注射霍乱疫苗。[③]

近代西北群众防疫卫生宣教形式多样，如在学校开设卫生讲座，在庙会进行卫生戏曲表演，举办卫生运动会、卫生展览会，开设大众培训班，利用标语、壁报、口号、报纸、幻灯片或民歌等开展宣传。宣教内容既突出防疫和卫生知识传播，又指出民众不良卫生习惯的消极影响，将破除迷信与移风易俗相结合。

卫生知识广泛传播促进民众对现代医学的认知和接纳，也促使其卫生习惯及相应生活方式发生改变，显见者，体检开始出现于西北民众日常生活中，这表明一些新卫生习俗在闭塞西北渐成普及之势。前此变化在民众生活微观领域日渐弥散，如改井、改厕及消毒，饮用水源消毒，禁止垃圾随意弃置，落实牲畜屠宰卫生防疫管理等，显示国家权力触角已深入民众生活微观领域，并促动国家与社会关系的调适。国家此类举措是依托政府机构而开展的组织化行为，其又是以近代公共卫生法令为支撑。而且，基于防疫和公共卫生建设而重塑民众卫生观念和行为，即便一些倡导性举措仍需以组织化行为为支撑。如 1935 年甘肃民政厅颁布卫生部训令，要求个人应早睡早起、禁烟酒和嫖赌、不乱吐痰或擤鼻涕、勤沐浴及常剪指甲等。[④]

（二）经验演化面临的挑战

近代西北瘟疫防治本土经验演化面临挑战客观存在：疫病时常暴发且

---

① 佚名:《甘肃省十年来预防接种人数表》,《新甘肃》1949 年第 6 期, 第 56 页。

② 西安市卫生志编纂委员会编《西安市卫生志》, 西安出版社, 1994, 第 35 页。

③ 宁夏通志编纂委员会编《宁夏通志·卫生体育卷》, 方志出版社, 2007, 第 39 页。

④ 《卫生行部训令》, 1935 年 6 月 16 日, 甘肃省档案馆藏, 015-004-0037。

致人畜大量死亡；防疫公共卫生体系虽初成，但政治不良使其作用有限；缺医少药仍属普遍；群众卫生观念改变和行为养成仍属漫长。关键者，如陕西省卫生处处长张善钧所言，面对众多穷苦病患，防疫、公共卫生建设所谓成绩不过杯水车薪。他认为此间要害在于所谓"成绩"在阶级和城乡空间分布非均衡，缺乏公共卫生应有的"公共"要义。他指出："医疗救济""妇婴卫生"重城市而忽略乡村，"士绅阶级""有钱阶级"得卫生建设之利多，民众尤其是贫困者"不容易得到实惠"；"环境卫生，城市地方卫生尚可，乡村则几乎视为化外"。①

之所以存在综上挑战，原因众多。如地处偏远且交通梗塞之下，人员、物资流通不畅，灾、疫迅疾成势而难快速扑灭；迷信延蔓，民众普遍无卫生习惯，政治不良与经济停滞致民众多属贫困。政治不良之典型者，灾疫之际，统治者漠视民瘼，常陷民众于无助。如民初执掌新疆权柄的杨增新，曾一度偏信传统中医而于现代医学在新疆传播多阻碍；②又如近代西北常军阀混战。此后，日寇侵犯，时局遂更不靖。时任陕西卫生实验处处长杨鹤庆曾言，同人于陕西防疫和公共卫生建设"瘁心擘画数年，已奠宏富之基础"，"忽而倭寇入侵，抗战军兴"，陕西卫生实验处迁转流徙汉中，部门、器械设备分置各处，"致一完整机关，化为多数零星之部落矣"；"血清及盘尼西林的研究制造业务搁置，工作颇受影响"。③抗战结束，国民党反动派逆历史潮流而挑起内战，西北防疫和卫生建设补助经费骤降，使卫生防疫建设陷入困顿。有研究认为，国民政府促进西北防疫和公共卫生建设使烈性传染病之病死率有所减弱，但未在根本上改变急性传染病和产妇、婴幼儿疾病对西北人口发展的显著影响。④

1. 地处偏远、交通梗阻

近代西北防疫公共卫生建设难有显著发展，与其地处偏远又交通梗阻相关。时人多视西北是苦寒远地，交通不便而商旅难兴，经济势必困顿，

---

① 张善钧：《陕西卫生事业之检讨与改进》，《陕政》，1944，第 38 页。

② 请见杨增新《补过斋文牍》甲集下。

③ 《陕西卫生实验所汉中分所工作日记》，陕西省档案馆藏，002-057-0073。

④ 李玉尚：《民国时期西北地区人口的疾病与死亡——以新疆、甘肃和陕西为例》，《中国人口科学》2002 年第 1 期。

致民众"知识简陋，文化不振"。① 宁夏省政府亦言交通不便，致"药械苦乏来源"。② 时人论新疆是塞外孤悬，沙漠山岭交错，"与内地之交通"较蜀道"困难不只十百倍"。"自然障碍既如此，人事之建设又不兴。"③ 新疆药品端赖省外供给，西药系国外进口而中药悉源自内地，运输困难又药价腾昂且数量有限，一般民众得药品之用委实困难。④

西北处偏远之地又交通不便，延揽防疫和公共卫生建设人才十分困难。如甘肃卫生处工作总结所言，国人视西北是流徙发配苦寒地，不愿到"甘肃省来服务，即便到来，很多都不就其位"。社会经济落后，卫生技术人员待遇"似乎较其它省较高，以资奖励，实际情况并非如此"，"甘肃省卫生人员的薪水，反较川陕各地为低"，延揽卫生人才"自属招请困难"。此外，路遥费贵亦阻碍西北吸收卫生人才。如甘肃省府虽酌情支付人才来甘旅费，然其返途则无旅费支付，一般中级卫生技术人员因实难"承担巨额的车费，不轻易前来"。⑤

前述所论在西北非属个案。交通不便，经济落后，西北即便从区外引进一些卫生人才，一旦形势变化亦多离去。如国民政府建设抗战大后方和实施战时西北卫生计划促动内地医护人才到青海工作，王禹昌、谢刚杰等于青海防疫、卫生行政体系初成确有关键之功。但是，形势转换而至抗战结束后，青海从省外延揽的医护人才如史久清、张端庄、崔笃平等不下十人即"相继离青"。⑥

地处偏远且交通不便，加上政治不良，致经济发展与防疫和公共卫生建设皆陷入恶性循环。如时人所论："开发稽迟，地藏未能尽辟"，"政治鲜见刷新"。且灾祸连年，西北是"外患内忧交迫"。⑦ 具体于医事与人口，如青海1933—1947年十数年间，人口从101.4万增长至131.1万，净人口

---

① 梁敬锌：《宁夏辅轩录》，《东方杂志》第10号，1934年。
② 宁夏省政府秘书处编《十年来宁夏省政述要·卫生篇》，第4页。
③ 曾问吾：《中国经营西域史》，新疆人民出版社，1986，第736页。
④ 李英奇：《新疆的保健事业》，《新新疆》第4期，1943年。
⑤ 见甘肃省卫生处编印《一年来之甘肃卫生》，第73—75页。
⑥ 中国人民政治协商会议青海省委员会文史资料研究委员会编《青海文史资料选辑》第17辑，1988，第147页。
⑦ 杨劲支：《建设甘青宁三省刍议》，第1—2页。

数仅增加 29.7 万人，其困厄可见一斑。①

　　2. 经济落后与财政困难

　　时人言及近代西北防疫和公共卫生建设落后原因，常扼腕且深感无力者是经济落后而财政困难，由此导致卫生工作细考实效"距理想程度相差甚远"。② 如前述章节论及甘肃财政窘况而无力支撑防疫和卫生建设，使官民皆感困顿。即便西北大后方建设使岁入相对改善，甘肃卫生经费支出仍属艰难。抗战结束，国民政府拨款骤减，甘肃防疫和卫生建设再陷困顿。

　　前论甘肃情形，在西北实属普遍。如 1934 年宁夏卫生实验处成立当年所获经费仅 501 元。1937—1940 年，宁夏卫生实验处卫生经费分别为 986 元、2988 元、18535 元、16974 元，卫生经费支出占比分别为 0.013%、0.118%、0.358%、0.445%。③ 1934 年 12 月至 1941 年 7 月，宁夏卫生经费总支出 311511.87 元，国民政府补助计 263671.12 元。④ 青海于 1934 年 7 月获全国经济委员会拨款 50000 万元用于卫生开办费，青海卫生实验处亦于 1935 年 9 月成立。1935、1936、1939、1940 年，青海卫生经费支出分别为 36000 元、39600 元、22560 元、44400 元。⑤ 另外，1941 年青海卫生处成立时，青海防疫及卫生经费总计 198332 元。⑥ 抗战结束后国民政府经费停拨，且通货膨胀恶化，青海防疫和公共卫生建设遂陷困顿。改用金圆券之后的 1948 年，青海卫生经费支出折合银圆仅不足 7000 元。⑦ 如时人所论，青海地域广阔，艰难创设的医疗卫生机构本属"杯水车薪"，幸存者"苟延残喘，摇摇欲坠，维持场面而不可得"，是"可悲而可怜的境地了"。⑧ 即便是在西宁，时人在医院目光所至也是"设备不周"、"建筑费

①　青海百科全书编纂委员会编《青海百科全书》，中国大百科全书出版社，1998，第 88 页。
②　张善钧：《陕西卫生事业之检讨与改进》，《陕政》，1944，第 39 页。
③　胡平生：《民国时期的宁夏省》，台北：学生书局，1988，第 208—209 页。
④　请见王荣华《民国时期宁夏现代医疗卫生业述论》，《宁夏社会科学》2013 年第 6 期。
⑤　马步芳：《函国府主计处送二十五年度青海省地方收支概算及地方营业收支概算书要各三份请查照见覆》，《青海省政府公报》第 56 期，1936 年；青海省地方志编纂委员会编《青海省志·财政志》，黄山书社，1995，第 312 页。
⑥　青海省政府秘书处编《青海省政府工作报告》，青海省图书馆藏，1942，第 110 页。
⑦　青海省地方志编纂委员会编《青海省志·财政志》，第 312 页。
⑧　中国人民政治协商会议青海省委员会文史资料研究委员会编《青海文史资料选辑》第 17 辑，第 146 页。

浩大"及"人员之缺少"等，"均为经费困难之表征"。[①]

经费困难使防疫和卫生建设难得善终。即便医疗资源相对丰富的陕西，亦因此问题致防疫用生物制品短缺，接种计划多难完成。据 1946 年统计，陕西原应有 2145000 人完成种痘，实际完成 1224500 人——略超全省总人口数 10%。1947 年陕西计划生产 10 万打痘苗、3.5 万瓶霍乱疫苗，实际生产 43695 打、17395 瓶。[②] 于此窘境，本省人士感言：陕西防疫和公共卫生建设"其创始也艰难缔造，其继承也辛苦备尝"。[③]

3. 人才缺乏

卫生人才缺乏使近代西北防疫和卫生建设备尝艰难。

在甘肃，西北大后方建设背景下，战时西北卫生计划实施已经年有余，1945 年甘肃仅有公职卫生人员 418 人（医师仅 56 人）；1948 年甘肃卫生人员仅 619 人。[④] 尤其难者，即便通过举办培训班或建初级医学校以培养基层社会急需的初中级卫生技术人才，亦不敷所需。例如，1935 年甘肃省立助产学校招收学员，学员入学资格仅需"高级小学毕业即可"，[⑤] 仍属艰难。与之相对，传统中医多保留师徒相习制度，但同样数量有限而难敷应用，且素质参差不齐。此形势下，为解急用，滥竽充数而害命者在所难免。此即时人所论："正式医师不易聘到"以护士替代，护士又以"助理补充"，层层效仿而又"事事迁就，则工作效力，自然减低"。[⑥] 在近代西北，甘肃前类情形实属普遍。如前所论诸多卫生技术人才离开青海，[⑦] 青海本土培养的卫生技术人才亦因人数少且医术参差不齐而不敷所用。截至1949 年，青海仅有公私医院（含教会医院）8 所，私立诊所 19 家，病床百余张；103 名卫生技术人员中执业西医医师仅 9 人，医士 29 人，护士 30

---

① 陈三光：《推进青海健康教育之我见》，《新青海》第 4 期，1936 年。
② 见张善钧《一年来陕西卫生》，《陕政》，1947，第 48、39 页。
③ 见《陕西防疫处第二周年纪念特刊》，1934 年，陕西省档案馆藏。
④ 甘肃省地方史志编纂委员会编《甘肃省志·医药卫生志》，第 11 页。
⑤ 《甘肃省卫生实验处二十三四年度工作概况》，《公共卫生月刊》第 9 期，1937 年。
⑥ 刘锡霖：《甘肃卫生八年来的检讨及今后工作的动向》，《新甘肃》第 2 期，1947 年，第 43—46 页。
⑦ 中国人民政治协商会议青海省委员会文史资料研究委员会编《青海文史资料选辑》第 17 辑，第 147 页。

人。另外，西宁和青海东部各县尚有中医 300 余名和少量藏医、蒙医。① 医护人员短缺使青海防疫和公共卫生建设仅限于西宁一隅，于实际需求可谓微不足道。②

需指出，近代西北防疫和卫生建设的城乡、阶级分布不均是显见局限，究其原因，仍在于人才缺乏、经费困难、医疗资源分布不平衡。如受 1932 年霍乱刺激，陕西医疗设施逐渐完善。疫情严重的乾县 1932 年仅有 2 家中医诊所，此后，乾县中西医诊所各增至三四家，至 40 年代中期又各增至 8 家。③ 同样至 40 年代，西安有执业中医医师 118 人，67 家中药铺登记在册，另有 42 所西医医院、77 家西药房。④ 两相对比，都会与县城、城市与乡村间的医疗资源、人才分布显著不均可谓事实。

4. 改变民众卫生观念、习惯非一时之功

普遍贫困导致民众卫生观念养成及卫生习惯改变非一时之功，此是近代西北瘟疫防治本土经验演化面临的又一挑战。

"仓廪实而知礼节，衣食足而知荣辱"。防疫诸多举措次第展开确实有助于重塑民众卫生观念和行为，但是，其实效取得及巩固端赖多种因素共同作用。近代西北，政治不良又叠加国力衰微，常致各省难有持续作为。经济发展停滞，导致防疫和卫生知识向普罗大众的传播难以文化教育事业普遍发展为支撑。纵然医学教育逐步开展，群众卫生宣教亦较普遍展开，但是在普遍经济贫困的西北，除一些领域、地区有改变，大多数民众仍旧习难改。纵有倡导改善家居卫生环境，然乡村院落垃圾随意弃置，人畜混居时粪便难有归置，苍蝇乱飞，此等情景在西北触目皆是。于知识、观念、习惯层面，即便简单如不随地吐痰或随地便溺，对传染病患需隔离治疗等仍难遵守实行。民众不知细菌为何物，甚至不信细菌传播会引发瘟疫，更无所谓卫生公德。⑤ 每遇瘟疫，迷信巫医神汉，乞神灵或念佛经以

---

① 青海百科全书编纂委员会编《青海百科全书》，第 88 页。

② 中国人民政治协商会议青海省委员会文史资料研究委员会编《青海文史资料选辑》第 17 辑，第 149 页。

③ 袁富民主编《乾县县志》，陕西人民出版社，2003，第 552 页。

④ 西安地方志编纂委员会编《西安市志·文教卫生卷》，西安出版社，2001，第 730 页。

⑤ 李廷安：《中国乡村卫生问题》，第 12—13 页。

驱瘟。西北群众防疫卫生宣教多倡导民众不食生冷和霉变食物，勤洗勤晒衣物；举办助产培训班和改造稳婆以图增进妇婴卫生事业，避免妇女生产高死亡率和婴幼儿疾病等。[①] 但是，综上良意举措在西北终难真正贯彻。

关键者，在普遍贫困且文化教育落后的西北，上述改良举措对难得温饱的普通民众而言非事所紧迫，其面对民众常求温饱而不得之现实难免尴尬。

二　社会变迁与近代西北瘟疫防治本土经验演化

从社会变迁来看，近代西北瘟疫防治本土经验演化，关联于社会结构变动，又呈现社会变迁的"计划外后果"。它更表明社会发展现代化转型中的所谓理性设计需与本土经验的演化调适。

（一）社会结构变动与瘟疫防治本土经验演化

近代西北瘟疫防治本土经验演化关涉广义的社会秩序变动。此"秩序"意指一种普遍相联系的社会结构。[②] 瘟疫防治本土经验演化呈现为个体、群体、国家、社会自觉或不自觉地改变曾依赖的传统防疫知识、观念及制度、技术运用。

瘟疫引发社会公共危机和瘟疫传播新变化是促动西北瘟疫防治本土经验演化的重要原因。中西医学虽都为西北瘟疫防治本土经验演化提供知识支撑，但是，现代防疫举措当视为本土经验构成新内容。因应知识结构变化，重建卫生防疫体系和新旧防疫举措并用成为近代西北地区本土经验演化关键的制度、组织保障和实践。创设医疗组织，建立防疫机构，开展医学教育培训和防疫卫生宣教，关涉如何促进知识尤其是新知识与民众生活结合，即为瘟疫防治本土经验演化创造社会条件。国家、社会合力防疫是传统政治智慧的再现。国家需在此间发挥倡导、组织作用。同时，瘟疫防治亦成为国家践履公共卫生职责的关键内容和形式。国家借由履职而将权

---

① 见陕西省教育厅健康教育委员会《卫生教育与宣传》，《陕西卫生月刊》第 2 期，1936 年；王崇智《谈谈分食与合食的利弊》，《陕西卫生月刊》第 1 期，1936 年；何仁均《怎样普及乡村卫生》，《陕西卫生月刊》第 8 期，1935 年。

② Hayek, "Law, Legislation and Liberty", vol. 1, *Rules and Order*, University of Chicago, 1973, p. 36.

力触角渗透入基层社会各领域，促成其在衰败社会中重新回归权力中心。国家成为瘟疫防治本土经验演化的关键推动者，与荒政范畴下的防疫以实践"化民成俗"和"民本"思想而建构社会秩序的政治文化传统相契合，此本土经验演化遂关联于社会结构变化。

处近代语境，西北瘟疫防治本土经验演化势必关涉下述社会发展趋势，即"一个以农业为基础的人均收入很低的社会，走向着重利用科学和技术的都市化和工业化的这样一种巨大转变"。① 这意味着西北瘟疫防治势必转换其曾经依赖的社会经济基础，如从小农经济条件下的防疫知识教育、运用及药物生产流通，转向以现代医学支撑的现代卫生防疫体系建设和医学教育、医药产业发展。因此，西北瘟疫防治定然会因需改进和丰富传统瘟疫防治的知识、技术、制度，而引入现代防疫知识、观念和制度体系并实现其"在地化"。而且，在时人对瘟疫频发原因的省思中，此种改进又表现为拓展了西北瘟疫防治的知识范畴。力推西医或试图把中医体制化，以及"延安经验"尝试"中西医结合"，均是此种拓展在实践层面的再现。然而，总秩序失范的衰败社会形成的社会结构，压制社会生机，使瘟疫防治本土经验演化面临更多挑战。

（二）社会变迁的"计划外后果"

社会变迁根源于社会客观存在的技术、意识形态、竞争、冲突、政治与经济因素以及结构性的张力。近代西北瘟疫防治本土经验演化在克服前述张力时又需面对社会变迁的"计划外后果"，即"有计划的变迁的非预期的和功能失常的后果"。②

一是，近代西北瘟疫防治本土经验演化内涉的知识、制度改进目标，使"传统防疫"与"现代防疫"客观存在的竞争保持了一种结构性的张力。二者有思想契合处且在防疫中共同发挥作用，但是，前者若不经由"现代化"改进便越发式微；后者则成为西北瘟疫防治本土经验新主导性内容，它与现代国家建设紧密关联，需国家制定各类政策、措施、法令和

---

① 〔美〕吉尔伯特·罗兹曼主编《中国的现代化》，国家社会科学基金"比较现代化"课题组译，沈宗美校，江苏人民出版社，1998，第1页。

② 请见〔美〕史蒂文·瓦戈：《社会变迁》，第3—8页。

设立机构、组织以将其体制化、程序化、法制化，以克服"传统防疫"的实践低效。西北瘟疫防治中倡导民间贡献土方，引导民间力量参与瘟疫防治，陕甘宁边区极力倡导"中西医结合"，其本质皆在试图克服此种张力。然而，"现代化"转化越加速，"传统防疫"越发式微，此一趋势却又是西北瘟疫防治本土经验演化未曾预料之后果。

二是，瘟疫防治本土经验演化的"现代化"指向，使国家推进防疫公共卫生体系建设，以及与社会合力以卫生宣教开展社会动员亦能为实现新知识、新技术、新制度的"在地化"创造社会条件。但是，西北现代化程度有限却使新知识、新技术、新制度的引入也有其限度。国家、社会合力的前此努力需以国家能提供的组织、人员、制度保障为基础。然而，政治不良，经费欠缺，人才缺乏，民众贫困及卫生观念落后，更限制了国家前述保障能力的提升，最终使瘟疫防治实效应然可期而实然尴尬。这导致西北瘟疫防治本土经验"现代化"演化受挫且不确定性增加。

在近代西北国力衰弱之际，因国家治理瘟疫危机成效难彰，社会系统遂进行自我创新。社会贤达和传教士等中外民间力量参与瘟疫防治，是此种自我创新的实际体现。就社会变迁看，治理瘟疫引发的公共社会危机，社会旧有的"小型的首属群体——特别是亲属系统——已经不再能满足大部分社会或个人的需要了。由于种种原因，它已被无个性特征的次属群体所取代"，① 这又表明，公共危机会刺激社会自组织系统日渐恢复其功能，尽管对其实效不可高估。他们涉入瘟疫防治事务，不仅是基于地缘、血缘或乡情，更多是基于对共同体命运的感同身受。外国民间力量较深度涉入亦是西北社会渐具开放性的实际体现。但是，民间力量对国家有依赖性，且多数民间力量受自身知识结构所限而对"现代化"的理解有限。在衰败社会中，国家常力有不逮，这也会增加瘟疫防治本土经验演化的不确定性。

西北瘟疫防治本土经验演化未曾预料之后果，更驱使人们严肃思考下述学理命题，即在社会转型之际，如何建立国家与社会的良性互动关系？于此，国家、社会合力防疫，开展群众卫生宣教，尤其是"延安经验"体

---

① 〔美〕伊恩·罗伯逊：《社会学》下册，黄育馥译，商务印书馆，1991，第822页。

现出的"群众路线"实践和"中西医结合"实践，似乎可为回答前述问题提供启示。

三　现代化转型视域下近代西北瘟疫防治本土经验演化反思

近代西北瘟疫防治本土经验演化关涉国家与社会关系的深刻调整，是社会变迁在公共卫生领域之显现。言近代西北瘟疫防治本土经验演化反思，下述讨论仍需注目。

（一）本土经验演化知识、制度供给的外源与内生

防疫是公共卫生建设的关键构成。近代以后，瘟疫防治逐渐超越传统和荒政，向现代公共卫生建设转变。"中国传统医学在对抗疫病方面早有系统认知……现代防疫卫生管理体制之种种举措，我们先人似都已有创造和应用。"① 然而到 19 世纪末，西医在中国已然成势，② 医院、防疫机构主要是运用现代西医理论治病、防疫，国家亦从一度抗拒转为重视并主动运用现代医学推动防疫和公共卫生建设。传统医学及医事管理受到挑战。

综上又构成近代西北瘟疫防治本土经验演化的历史背景。近代西北瘟疫防治及卫生建设是东南社会已发生"事实"在西北的"再现"。东南社会中西医之争规模大、时间长，西北的西医引入阻力相对较小，此间缘由，或因时间滞后性和瘟疫暴发后缺医少药的形势严峻；或更因下述事实：国家日渐重视并主动运用现代医学推动公共卫生建设，西北瘟疫防治、公共卫生建设是国家行为从上至下的执行——相应组织、机构在西北地方政府机构中也呈嵌入性。

综上说明，处近代境遇，国家以民政等隐蔽方式将权力触角向基层社会扩张。防疫和公共卫生建设因应现代国家建设而必须整合政府组织资源，推动政府组织体系重构。同时，西北防疫现代化转型是以前述所论为历史背景的，伴生而来的如卫生处、卫生事务所、防疫委员会、卫生稽查员、医学院校等的设立，是现代科层制官僚体制在西北实现其自上而下、由外而内的拓展。

---

① 李经纬：《序言》，邓铁涛主编《中国防疫史》，第 3—4 页。
② 陈邦贤：《中国医学史》，绪言，第 11 页。

但是，近代西北瘟疫防治经验演化又受中国本土思想、知识资源支撑及现实问题影响。就思想、知识论，传统荒政实践中的报灾、勘灾、赈灾制度与近代瘟疫防治中法定传染病报告制度，虽区别显著，却又具有思想契合性。又，方志等记述"时疫"时常记录政府官员或地方贤能如何施医舍药、整治巫医神汉以促民众观念转换，这是在观念、实践层面视瘟疫为灾而强调应时赈济。关键者，传统荒政内涉"救荒活民"的民本思想，作为重要思想资源，在近代仍促使时贤能者据此而推进西北瘟疫防治。如陕西卫生实验处之成立即被时人视为"救民事业"。陕西卫生实验处官员言及于此，称民国肇兴，"吾陕无役不从"且牺牲甚大，而"救民事业，首推本处"。[①] 救国莫切于救民，强国尤需强种，期冀"各省均能照吾陕成立防疫处，则吾民保健有资，复兴民族有望"。[②]

需指出，近代西北防疫和公共卫生建设接纳西医及现代公共卫生观念是主动而为。此间原因，有中西医在知识和观念上的契合性，但是，前论主动而为恰恰是源于"现代中国"构造之自主性显现。因为，近代西北防疫和公共卫生建设即如学人所谓，非仅是"现代西方帝国的'殖民品格'在中国逐步取得合法性的过程"，更是时贤和政治人物自主地"运用'颠倒的想象'"，将西医与本土资源协调配合，"使医疗行为本身成为构建中国'现代传统'之要素"。[③]

一方面，在推进防疫和公共卫生建设时，西北各省——包括陕甘宁边区在内，皆曾自主地以西医和现代公共卫生观念为指引改造城乡居住环境、公共设施和民众生活习惯。但是，受限于生产力条件，每有瘟疫暴发，相较于西药昂贵及西医人才不敷所用，中医却因"价廉且易得"而在乡村和贫困民众中被广泛应用。这亦促使中、西医皆逐渐被纳入近代医政管理体系，以支撑防疫和公共卫生建设。

另一方面，中医被鼓励在瘟疫防治和公共卫生建设中发挥作用，实则

---

① 杨鹤庆：《陕西省卫生试验所概况》，1945 年 11 月 20 日，陕西省档案馆藏，057-0003-0012。

② 杨鹤庆：《陕西防疫处与西北防疫之关系》，《陕西防疫处第二周年纪念特刊》，1934 年，陕西省档案馆藏。

③ 杨念群：《再造"病人"：中西医冲突下的空间政治（1832—1945）》，第 409 页。

又是西医与本土资源协调配合在西北的再现。此间，西医在西北传播，初是以传教士之零星散布，后则因防疫和公共卫生建设由国家主动引入，地区外西医人才亦大量进入西北。此间，陕甘宁边区基于"中西医结合"之理念而主张"西医民族化和中医科学化"，推进医药产业发展。尽管陕甘宁边区实行前此方针确因迫于自然环境、战争围堵等客观原因，但是，它经由中西医合作和军民合力，确实对推进边区防疫和医疗卫生建设做出关键贡献。促进"中西医合作"在革命胜利后仍是新中国的基本医疗政策和导向。

（二）本土经验演化的应然与实然

公共卫生重要性日渐凸显，使防疫建设等作为现代国家基本职责在西北被广泛实践。以国家为主导亦是近代西北防疫和公共卫生建设的鲜明特征。此特征与一更宏大目标规划勾连。1934 年，卫生署在全国卫生行政技术会议上提出"实施公医制度案"，1941 年国民党五届八中全会通过此案。此议案设想：国家担负防疫等公共卫生建设责任以保障民众健康，希望借此"使公医制度普及于民间，俾民众得享受医药设施之利益"。①

然而，宏伟目标常面临被残酷现实击碎的尴尬。在近代西北，此残酷现实主要包括如下内容。

首要者，西北防疫工作时常为经费不足和人才缺乏所困。西北经济发展滞后，国家积贫积弱之下中央政府和西北地方政府对防疫等公共卫生建设难以维持投入。于已兴办的卫生事业，时人所论下述现象在西北属客观存在，即"卫生行政的紧缩，社会经济的衰落，遂致医药人才也顿起吃饭的恐慌"。财政艰难又百废待举，以致倡导投入大笔卫生经费显得"太不识时务了"。②

同时，防疫和公共卫生建设中向基层和地方扩张国家权力的努力，又遭遇社会衰败、国力衰微的现实，致"行政之推行，地方之建设，阻力大而助力小"。③纵然有卫生股室设置，然人员甚少且无资格规定，卫生法令

---

① 金宝善、许世瑾：《各省市现有公共卫生设施之概况》，《中华医学杂志》第 11 期，1937 年。
② 胡定安：《怎样来替医药界人才找出路》《最近中国卫生趋势之一瞥》，《胡定安医事言论集》，中国医事改进社，1935。
③ 林竞成：《中国公共卫生行政之症结》，《中华医学杂志》第 10 期，1936 年。

难以执行，办理防疫等公共卫生者甚少。[1] 究其原因，防疫与卫生行政密切相关，而鲜有人真正认为防疫是事关国家政治之要素，反误以为"盖技术进步科学进步与政治权利毫不相关"。[2] 若此，以卫生行政机构之设立、裁撤为例，在中央忽而设专部，瞬即又改部设署；在地方则是忽而设局或科，又瞬即连根裁撤，"行政和组织，如变把戏"。[3]

综上情形下，艰难肇兴的西北防疫、公共卫生建设，除仍需国家有所作为，其发展唯赖社会动员和资源整合。这突出地表现为政府与民众合力应对瘟疫——亦如本书所论证。

作为现代国家型构之必须努力，西北各省防疫、医疗卫生机构的筹办是一大着力点。每遇瘟疫，依靠"防疫委员会"等组织，既能实现以政府组织资源整合促进社会防疫动员——疫情报告、流行病学调查、遣员诊治及开展群众防疫卫生宣教等即因此种动员而发生——又能确保防疫是以国家为主导且能促进其效率提升。

面对普遍缺医少药之现实压力，西北曾倡导民间中医发挥作用，进行观念倡导和物资捐赠。除本书前论，亦有如杨鹤庆等在陕西倡导设立中国防痨协会陕西分会。该会成立之颇具新意者，是引入现代公共卫生救助理念，创设痨病防治指导所、诊断所、疗养院等。其创设的轻痨职业介绍所、痨质儿童教养院、痨妇节育所等[4]在近代西北确属先进公共卫生救助理念的先行者。

在对瘟疫的日常预防中，西北倡导改进卫生观念、改善城乡卫生环境并举办群众卫生运动会等活动动员民众参与防疫。1937 年陕甘宁边区建立后，积极倡导中西医结合和发展边区医药卫生事业，将群众卫生运动、群众卫生宣教与重塑民众卫生观念、行为相结合，将防疫及公共卫生建设之社会动员和资源整合发挥到极致。可引申者，相较于西方语境中的国家与社会关系之讨论，民间力量较广泛参与防疫作为近代西北普遍存在之社会现象，或更应是"国家与社会并不截然二分并相互合作"的传统智慧的

---

① 李廷安：《中国乡村卫生问题》，第 9—10 页。

② 胡定安：《卫生上之社会革命与心理建设》，《胡定安公众卫生言论集》，大东书局，1930。

③ 胡定安：《中国卫生行政最低限度之建设途径》，《胡定安国事言论集》。

④ 《陕西防痨协会章程》，中国防痨协会陕西分会，1947，陕西省档案馆藏。

"再现"。

在近代西北瘟疫防治中，受现实条件所限，国家（政府）与社会力量各有短长，皆需共同面对瘟疫引发的社会公共危机。此境遇下，传统荒政实践注重吸收民间力量参与赈灾的思想，自当可为动员社会成员参与防疫提供智慧启迪。国立与私立医院（含教会医院）、诊所、医学校等参与防疫亦有前此内生思想文化资源为支撑。

但是，所不同者，西北现代防疫和公共卫生建设因关联于现代国家建设，因此，国家与社会合作应对是国家把治理部分公共事务的权力空间让渡给社会，而未必是以促进社会自治为要。一方面，国力衰弱是民间力量参与防疫并凸显作用的关键原因之一；另一方面，如前述防痨协会陕西分会之史实所显示，参与社会公共事务治理只是社会组织发挥其作用的方式之一。特别是，国家主导防疫及公共卫生建设的趋势凸显，在现代公共卫生观念指引下基于政策、法令或组织条例，既动员其自身各部门和社会各界参与防疫，又试图主动规范所有参与者的行为及活动空间。这一切需以国家在知识、观念、组织和经费、物质等方面提供保障为基础，非此，综上"合力而为"的实效就会降低。

然近代以降，西北面对的现实是国力衰微、社会衰败，经济发展落后，时局不靖、政治不良、文明不兴等因素相互叠加。近代西北瘟疫防治本土经验演化在实践中展现为应然当期而实然尴尬之根因当在于前述事实。

（三）本土经验演化的民众卫生观念重塑与社会动员

防疫卫生宣教作为一种社会动员，能促成民众养成良好卫生习惯。然而，此等举措的收效常不如倡导者所预期。时人于此亦言："民众心理，亟宜革除也。……与言公共事业，有若牛琴相对，掩耳疾走，故不谈公众卫生则已，不然宜先谋民众之心理建设。"①

疫情肆虐使防疫等公共卫生建设应时而生，如学人言及近代中国社会变迁所论，近代医学机构、医学教育等在西北防疫及公共卫生建设中的引入皆关涉中西之间物质文明、制度文明、精神文明的互鉴，它引发的社会

---

① 褚民谊：《序》，《胡定安公众卫生言论集》，第 2 页。

变迁"或潜移默化，或幡然更迭，或取长补短，或移花接木，无不发生重大变化"。① 若此，近代防疫及公共卫生建设在西北之推进，实牵连甚广。

卫生宣教有助于改良民众卫生观念，加速西北防疫及公共卫生建设现代化。此间，防疫及公共卫生建设之推进是现代国家将自身应承担的公共卫生职能向基层社会拓展，其社会动员和行政权力整合，既是现代国家构建之重要内容，又是近代防疫等公共卫生事业发展之关键条件。应指出，从晚清新政至民国，西北各省卫生行政机构、医院、医学校等的创设及一系列卫生政策、法规、制度的确立，为开展群众防疫卫生宣教提供了知识、组织、人员、制度保障，而前述保障最终形成又关联于现代国家建构，它更表明，国家促进民众接受新知识和新观念的教育，与传统中国注重"养民""教民"的政治文化传统有契合处。此种契合是近代西北广泛开展群众防疫卫生宣教得以凭借的内生性思想文化资源。于是，涵盖西北在内，一种趋势出现了，即国家在防疫及公共卫生建设中逐渐成为"公共社会行动"的引领者、组织者、责任承担者。由此之故，国家主导作用凸显是近代西北瘟疫防治本土经验演化突出的关键特征之一。

需强调者，本书并不完全认为此种角色转化在近代境遇下如部分学人所言是现代国家权力扩张之双面性展现，即国家权力触角向基层社会渗透与扩展之同时，又在"证明此种渗透与扩张过程的合法性"。② 就近代西北瘟疫防治本土经验演化而论，本书更愿强调前此角色转换中关涉的下述事实。

防疫和公共卫生建设推进，加速使分散且互不联系、主要是以族群单位为基础的地方性社会，逐渐转变为整体性的且联系更紧密的以国族为基础的现代国家。如马克斯·韦伯所言，"政权领域的各个部分，离统治者官邸愈远，就愈脱离统治者的影响；行政管理技术的一切手段都阻止不了这种情况的发生"。③ 此间，千万个"碎片化"的地主和士绅掌控乡土社会之状况，以及严重抑制社会新力量成长的旧官僚专制体系掌控中国的状

① 熊月之主编《西制东渐：近代制度的嬗变》，长春出版社，2008，第1页。
② 〔美〕杜赞奇：《从民族国家拯救历史：民族主义话语与中国现代史研究》，王宪明、高继美、李海燕等译，社会科学文献出版社，2003，第86页。
③ 〔德〕马克斯·韦伯：《经济与社会》（下），林荣远译，商务印书馆，1997，第375页。

况，亦不得不因防疫等公共建设的推进而受到挑战，时人每每反思政治不良是导致西北公共卫生建设不如预期之重要原因。就社会变迁之根本趋势而论，公共卫生建设等确实关联于建构现代国家之需求，这势必要求国家防疫机构在能有效行使全部卫生行政权力的同时，又能相对有效地与其他政府部门、医院、科研机构及民间防疫组织进行权力运用和事务组织的协调，强化国家对社会的渗透与控制。大量开展群众防疫卫生宣教活动，建立防疫机构，开展医学教育等，既是通过资源整合和动员以促进民众卫生观念转化，又在公共卫生行政网络完善过程中必然伴随国家权力的扩展，从而与现代国家建构的宏大目标关联。同时，防疫等公共卫生行政建设实效如何在很大程度上取决于现代国家建构的实现程度。因此，近代西北瘟疫防治中群众卫生宣教作为社会动员而时常出现即势所必然，亦是前此社会变迁趋势的折射，其内容必然地涉及民众家居环境的改善、个人卫生观念和行为重塑等私人领域。此过程漫长且见效缓慢。现代国家建构恰又关联于社会整体的知识更新、观念转化，特别是政治改良和社会经济发展进步，综上于近代西北恰是其局限所在。此故，在近代西北的瘟疫防治中，民众卫生观念重塑与社会动员再次出现前述所论的应然可期而实然尴尬。

参考文献

馆藏档案文献

甘肃省档案馆藏

卫生署档案，全宗号：029。

军事委员会兰州服务所档案，全宗号：029。

西北公路局档案，全宗号：022。

西北防疫处档案，全宗号：029。

卫生署西北医院档案，全宗号：053。

陆军十二师三十五团档案，全宗号：029。

西北兽疫处档案，全宗号：030。

空军第四路司令部档案，全宗号：029。

青海省赈务会档案，全宗号：029。

甘肃省政府档案，全宗号：004、033、059。

甘肃省卫生事务所档案，全宗号：059。

甘肃水泥公司档案，全宗号：029。

甘肃省会警察局档案，全宗号：029、032。

甘肃省卫生处档案，全宗号：026、059。

甘肃省国医分馆档案，全宗号：015。

1947 年甘肃法院系统人犯注射疫苗档案，全宗号：013。

甘肃省财政厅档案，全宗号：004。

兰州市政府档案，全宗号：059。

兰州市卫生事务所档案，全宗号：059。

兰州市新药业公会档案，全宗号：059。

兰州市防疫公会档案，全宗号：059。

甘肃定西卫生院档案，全宗号：029。

宁夏回族自治区档案馆藏

宁夏农林处档案，全宗号：030。

新疆维吾尔自治区档案馆藏

新疆省政府档案，全宗号：002。

新疆民政厅档案，全宗号：002。

新疆卫生处档案，全宗号：001。

陕西省档案馆藏

陕西卫生处档案，全宗号：045、057、091。

陕西卫生事务所档案，全宗号：023。

陕西省卫生试验所档案，全宗号：025。

第二历史档案馆藏

蒙藏委员会档案，全宗号：141。

官报、政府公报、工作报告

《内务官报》，1921。

《行政院公报》，1928、1940、1941、1943。

《青海省政府公报》，1938。

《宁夏省政府公报》，1941。

《青海省政府工作报告》，1939、1942。

方志

1949 年之前方志

张尔介纂修《安定县志》，康熙十九年（1680）。

何锡爵修《宝鸡县志》，康熙二十一年（1682）。

张充国修《西宁县志》，康熙五十一年（1712）。

刘于义修，沈青崖纂《陕西通志》，雍正十三年（1735）。

许容纂修《甘肃通志》，乾隆元年（1736）。

黄文炜、沈青崖纂修《重修肃州新志》，乾隆二年（1737）。

王如玖主修《商州总志》，乾隆九年（1744）。

杨应琚编撰《西宁府新志》，乾隆十二年（1747）。

金秉祚修，丁一焘、周龙官纂《山阳县志》，乾隆十四年（1749）。

吴炳纂辑《宜川县志》，乾隆十八年（1753）。

梁善长撰《白水县志》，乾隆十九年（1754）。

折遇兰编修《正宁县志》，乾隆二十八年（1763）。

费廷珍编修《直隶秦州新志》，乾隆二十九年（1764）。

吴炳纂修《陇州续志》，乾隆三十一年（1766）。

张象魏纂《三原县志》，乾隆三十一年（1766）。

邱大英撰修《西和县志》，乾隆三十九年（1774）。

葛晨纂修《泾阳县志》，乾隆四十三年（1778）。

吴鼎新修《皋兰县志》，乾隆四十三年（1778）。

钟赓起纂《甘州府志》，乾隆四十四年（1779）。

金嘉琰、朱廷模修《朝邑县志》，乾隆四十五年（1780）。

杨仪修，王开沃纂《周至县志》，乾隆五十年（1785）。

李国麟纂修《兴安府志》，乾隆五十三年（1788）。

程明愫修《华亭县志》，乾隆五十六年（1791）。

徐家瑞纂修《民国高台县志》，1925年铅印本。

杨渠统等修，王朝俊等纂《民国重修灵台县志》，成文出版社，1976。

萧钟秀：《邠阳县乡土志》，北京图书馆出版社，1987。

吴炳南修《光绪三续华州志》，《中国地方志集成》第23册，凤凰出版
　　社，2007。

李天秀：《民国华阴县志》，《中国地方志集成》第25册。

李体仁修，王学礼纂《光绪蒲城县新志》，《中国地方志集成》第26册。

余正东修，黎锦熙纂《民同同官县志》，《中国地方志集成》第28册。

刘必达修，史秉贞等纂《民国邠州新志稿》，《中国地方志集成》第28册。

田惟均修，白岫云纂《民国岐山县志》，《中国地方志集成》第 33 册。

焦思善修，张元璧、王润纂《光绪增续汧阳县志》，《中国地方志集成》第 34 册。

刘济南、张斗山修，曹子正纂，曹思聪续纂《民国横山县志》，《中国地方志集成》第 39 册。

1949 年之后方志

《陕西省志·人口志》，三秦出版社，1986。

《镇原县志》，庆阳地区印刷厂印刷，1987。

《陕县志》，河南人民出版社，1988。

《宁县志》，甘肃人民出版社，1988。

《哈密县志》，新疆人民出版社，1989。

《甘肃省省志·卫生志》，甘肃人民出版社，1989。

《淅川县志》，河南人民出版社，1990。

《枣阳志》，中国城市经济社会出版社，1990。

《永济县志》，山西人民出版社，1991。

《伊川县志》，河南人民出版社，1991。

《渠县志》，四川科学技术出版社，1991。

《崇阳县志》，武汉大学出版社，1991。

《绵竹县志》，四川科学技术出版社，1992。

《眉山县志》，四川人民出版社，1992。

《平安县志》，陕西人民出版社，1993。

《麻城县志》，红旗出版社，1993。

《静宁县志》，甘肃人民出版社，1993。

《平安县志》，陕西人民出版社，1993。

《民和县志》，陕西人民出版社，1993。

《山丹县志》，甘肃人民出版社，1993。

《玛纳斯县志》，新疆大学出版社，1993。

《库车县志》，新疆大学出版社，1993。

《庆阳县志》，甘肃人民出版社，1993。

《芮城县志》，三秦出版社，1994。

《天水市志》，甘肃教育出版社，1994。

《德阳县志》，四川人民出版社，1994。

《内江县志》，巴蜀书社，1994。

《广元县志》，四川辞书出版社，1994。

《宁强县志》，陕西师范大学出版社，1995。

《青海省志·财政志》，黄山书社，1995。

《万源县志》，四川人民出版社，1996。

《民乐县志》，甘肃人民出版社，1996。

《景泰县志》，兰州大学出版社，1996。

《平凉市志》，中华书局，1996。

《泾川县县志》，甘肃人民出版社，1996。

《陕西省志·卫生志》，陕西人民出版社，1996。

《新疆通志·卫生志》，新疆人民出版社，1996。

《文县志》，甘肃人民出版社，1997。

《山西通志·卫生医药志》，中华书局，1997。

《青海省志·畜牧志》，黄山书社，1998。

《商州市志》，中华书局，1998。

《郑州市志》，中州古籍出版社，1998。

《洛阳市郊区志》，中州古籍出版社，1998。

《庄浪县志》，中华书局，1998。

《渭源县志》，兰州大学出版社，1998。

《兰州市志》，兰州大学出版社，1999。

《甘南藏族自治州志》，民族出版社，1999。

《甘谷县志》，中国社会科学出版社，1999。

《清水县志》，陕西人民出版社，2001。

《西安市志》，西安出版社，2001。

《秦安县志》，甘肃人民出版社，2001。

《武山县志》，陕西人民出版社，2002。

《乾县县志》，陕西人民出版社，2003。

《漳县志》，甘肃文化出版社，2005。

《武威市志》，兰州大学出版社，2005。

《宁夏通志·卫生体育卷》，方志出版社，2007。

《正宁县志》，甘肃文化出版社，2010。

民国报刊

《边政公论》《畜牧兽医月刊》《《大公报》《东方杂志》《甘肃民国日报》《革新与建设》《公共卫生月刊》《国际贸易导报》《解放日报》《抗战日报》《陇铎》《农商公报》《农学》《农业建设》《《农业推广通讯》《青海民国日报》《陕西卫生月刊》《陕卫》《陕政》《申报》《盛京时报》《时兆月报》《实验卫生季刊》《绥农》《同仁医学》《拓荒》《卫生杂志》《西安晚报》《西北通讯》《西北卫生通讯》《西北文化日报》《西京日报》《西京医药》《西南医学杂志》《新甘肃》《新疆日报》《新青海》《新天津》《新新疆》《新医与社会汇刊》《新中华报》《医药卫生月刊》《银行周报》《战时医政》《中华医学杂志》《中西医学报》

民国著作

毕汝刚：《公共卫生学》，商务印书馆，1945。

陈纪滢：《新疆鸟瞰》，商务印书馆，1941。

金宝善：《战时地方卫生行政概要》，中央训练团，1940。

胡定安：《胡定安公众卫生言论集》，大东书局，1930。

胡定安：《胡定安医事言论集》，中国医事改进社，1935。

胡定安：《中国卫生设施行政计划》，商务印书馆，1928。

胡鸿基：《公共卫生概论》，商务印书馆，1929。

胡宣明：《中国公共卫生之建设》，亚东图书馆，1928。

赖斗岩：《公共卫生概要》上海中华书局，1949。

李寰：《新疆研究》，安庆印书局，1944。

李廷安：《中国乡村卫生问题》，商务印书馆，1935。

马允清：《中国卫生制度变迁史》，天津益世报馆，1934。

杨劲支：《建设甘青宁三省刍议》，京华印书馆，1931。

余云岫：《鼠疫概论》，上海海港检疫所刊印，1937。

俞风宾、程瀚章：《卫生要义》，商务印书馆，1930。

汇编资料、印刷品

蔡鸿源主编《中华民国法规集成》，黄山书社，1999。

甘肃省社科院历史研究室编《陕甘宁革命根据地史料选辑》第 1 辑，甘肃
　　人民出版社，1981。

兰州军区后勤部编《革命战争时期西北部队卫生工作史（1927—1949 年）》，
　　八一印刷厂，1993。

李耀宇口述，李东平整理《一个中国革命亲历者的私人记录》，当代中国
　　出版社，2006。

陕西省档案馆编《陕甘宁边区政府大事记》，档案出版社，1991。

陕西省档案馆、陕西省社会科学院编《陕甘宁边区政府文件选编》，档案
　　出版社，1987—1990。

武衡主编《抗日战争时期解放区科学技术发展史资料》，中国学术出版社，
　　1980—1986。

西北五省区编纂领导小组、中央档案馆编《陕甘宁边区抗日民主根据地·
　　文献卷》，中共党史资料出版社，1990。

张在同等编《民国医药卫生法规选编》，山东大学出版社，1990。

赵士炎主编《白衣战士的光辉篇章：回忆延安中央医院》，陕西科学技术
　　出版社，1995。

中国社会科学院近代史研究所、民国时期文献保护中心编《民国文献类
　　编·医药卫生卷》，国家图书馆出版社，2015。

中华续行委办会调查特委会编《中华归主：中国基督教事业统计（1901—
　　1920）》，中国社会科学出版社，1987。

《中央防疫处十二周年刊》，1931。

《陕西防疫处第二周年纪念特刊》，1934。

甘肃省政府编印《甘肃省之卫生事业》，1942。

《十年来宁夏省政述要·卫生篇》，宁夏省政府印行，1942。

《陕西省卫生试验所成立三周年纪念特刊》，1943。

专著

中文著作

〔美〕E. A. 罗斯：《病痛时代：19—20世纪之交的中国》，张彩虹译，中央编译出版社，2005。

〔苏联〕Л. C. 贝尔格：《气候与生命》，王勋等译，商务印书馆，1991。

〔美〕艾志端：《铁泪图：19世纪中国对于饥馑的文化反应》，曹曦译，江苏人民出版社，2011。

〔美〕安娜·路易斯·斯特朗：《中国人征服中国》，刘维宁、何政安等译，北京出版社，1984。

曾问吾：《中国经营西域史》，新疆人民出版社，1986。

陈邦贤：《中国医学史》，上海书店，1984。

陈慧生、陈超：《民国新疆史》，新疆人民出版社，1999。

陈胜昆：《中国疾病史》，台北：自然科学文化事业公司，1984。

邓铁涛主编《中医学新编》，上海科学技术出版社，1971。

邓铁涛主编《中国防疫史》，广西科学技术出版社，2006。

〔美〕杜赞奇：《从民族国家拯救历史：民族主义话语与中国现代史研究》，王宪明译，社会科学文献出版社，2003。

〔日〕饭岛涉：《鼠疫与近代中国：卫生的制度化和社会变迁》，朴彦、余新忠、姜滨译，社会科学文献出版社，2019。

范宝俊主编《灾害管理文库》第2卷《中国自然灾害史与救灾史》，当代中国出版社，1999。

范行准：《中国预防医学思想史》，人民卫生出版社，1953。

范行准：《中国病史新义》，中国中医古籍出版社，1989。

〔瑞典〕贡纳尔·雅林：《重返喀什噶尔》，崔延虎、郭颖杰译，新疆人民出版社，1994。

何小莲：《西医东渐与文化调适》，上海古籍出版社，2006。

胡成：《医疗、卫生与世界之中国（1820—1937）》，科学出版社，2015。

胡厚宣：《甲骨学商史论丛初集》，上海书店，1989。

胡平生：《民国时期的宁夏省》，台北：学生书局，1988。

胡宜：《送医下乡：现代中国的疾病政治》，社会科学文献出版社，2011。

〔美〕霍普金斯：《天国之花：瘟疫的文化史》，沈跃明、蒋广宁译，上海人民出版社，2006。

〔英〕凯瑟琳·马嘎特尼等：《外交官夫人的回忆》，王卫平、崔延虎译，新疆人民出版社，1997。

李经纬：《中外医学交流史》，湖南教育出版社，1998。

李文海、林敦奎等：《近代中国灾荒纪年》，湖南教育出版社，1990。

李文海、林敦奎等：《近代中国灾荒纪年续编（1919—1949）》，湖南教育出版社，1993。

梁其姿：《面对疾病——传统中国社会的医疗观念与组织》，中国人民大学出版社，2012。

林鹏侠：《西北行》，甘肃人民出版社，2002。

刘奎：《松峰说疫》，人民卫生出版社，1987。

卢希谦、李忠全主编《陕甘宁边区医药卫生史稿》，陕西人民出版社，1994。

陕西卫生志编纂委员会办公室编《陕甘宁边区医家传略》，陕西科学技术出版社，1991。

陕西省卫生厅、陕西省卫生防疫站、陕西卫生志编委会办公室编《陕西省预防医学简史》，陕西人民出版社，1992。

马伯英：《中国医学文化史》，上海人民出版社，2010。

〔德〕马克斯·韦伯：《经济与社会》（下），林荣远译，商务印书馆，1997。

〔美〕明恩溥：《中国人的素质》，秦悦译，学林出版社，2001。

〔美〕默利尔·亨斯博格：《马步芳在青海（1931—1949）》，崔永红译，青海人民出版社，1994。

〔俄〕尼·维·鲍戈亚夫连斯基：《长城外的中国西部地区》，新疆大学外语系俄语教研室译，商务印书馆，1980。

〔美〕弗朗西斯·亨利·尼科尔斯：《穿越神秘的陕西》，史红帅译，三秦出版社，2009。

〔美〕尼姆·韦尔斯：《红色中国内幕》，马庆平、万高潮译，华文出版社，1991。

〔日〕山田庆儿：《中国古代医学的形成》，廖育群、李建民编译，台北：东大图书公司，2003。

国家防汛抗旱总指挥部办公室、水利部南京水文水资源研究所编著《中国水旱灾害》，中国水利水电出版社，1997。

〔瑞典〕斯文·赫定：《丝绸之路》，江红、李佩娟译，新疆人民出版社，1997。

唐流德、廖小安编《红区科技图话》，贵州人民出版社，2002。

〔美〕威廉·H. 麦克尼尔：《瘟疫与人》，余新忠、毕会成译，中国环境科学出版社，2010。

夏明方：《民国时期自然灾害与乡村社会》，中华书局，2000。

夏天主编《现代中医学》，高等教育出版社，2001。

新疆社科院历史研究所编著《新疆简史》，新疆人民出版社，1980。

熊月之主编《西制东渐：近代制度的嬗变》，长春出版社，2008。

阎树声、胡民新、李忠全主编《延安时期若干重大问题研究》，人文杂志社，1997。

杨念群：《再造"病人"：中西医冲突下的空间政治（1832—1985）》，中国人民大学出版社，2006。

叶笃正、陈泮勤主编《中国的全球变化预研究》，地震出版社，1992。

余新忠：《清代江南的瘟疫与社会：一项医疗社会史的研究》，中国人民大学出版社，2003。

余云岫：《古代疾病名候疏义》，人民卫生出版社，1953。

中华中医药学会编《中医必读百部名著·伤寒卷》，华夏出版社，2007。

袁林：《西北灾荒史》，甘肃人民出版社，1994。

张波：《西北农牧史》，陕西科学技术出版社，1989。

张根福：《抗战时期的人口迁移——兼论对西部开发的影响》，光明日报出版社，2006。

张剑光：《中国抗疫简史》，新华出版社，2020。

张泰山：《民国时期的传染病与社会——以传染病防治与公共卫生建设为中心》，社会科学文献出版社，2008。

赵学敏：《串雅全书》，中国中医药出版社，1998。

外文著作

Carol Benedict, *Bubonic Plague in Nineteenth-Century China*, Stanford：Stanford University Press, 1996.

Jack W. Hopkins, *The Eradication of Smallpox*, Westveiw Press, 1989.

Kiang Wen-han, *The Northwest Advances*, *The Chinese Recorder and Educational Review*, March, 1940, published monthly by the Editorial Board Headquarters, Missions Building, Shanghai, China.

论文

中文论文

曹丽娟：《试论清末卫生行政机构》，《中华医史杂志》2001 年第 2 期。

曹树基：《国家与地方的公共卫生——以 1918 年山西肺鼠疫流行为中心》，《中国社会科学》2006 年第 1 期。

曹树基：《鼠疫流行与华北社会的变迁（1580—1644 年）》，《历史研究》1997 年第 1 期。

陈方之：《中国猩红热简史》，《医学史与保健组织》1957 年第 2 期。

程恺礼：《霍乱在中国（1820—1930）：传染病国际化的一面》，刘翠溶、伊懋可主编《积渐所至：中国环境史论文集》，台北：中研院经济研究所，1995。

〔日〕饭岛涉：《"传染病的中国史"诸问题探讨》，徐慧译，《历史研究》2015 年第 2 期。

傅惠、邓宗禹：《旧卫生部组织的变迁》，《文史资料选编》第 37 辑，北京出版社，1989。

高钦颖：《陕甘宁边区中西医团结合作史话》，《中西医结合杂志》1984 年第 7 期。

高升荣：《民国时期西安居民的饮水问题及其治理》，《中国历史地理论丛》2021 年第 2 期。

何小莲：《论中国公共卫生事业近代化之滥觞》，《学术月刊》2003 年第 2 期。

胡勇：《清末瘟疫与民众心态》，《史学月刊》2003 年第 10 期。

黄庆林：《国民政府时期的公医制度》，《南都学坛》2005 年第 1 期。

孔淑贞：《陕甘宁边区的妇幼卫生事业》，《陕西卫生志》1985 年第 3 期。

孔淑贞：《陕甘宁边区防疫工作的成就》，《中华医史杂志》1991 年第 2 期。

李并成：《民国甘肃疫灾与畜疫灾研究》，《甘肃社会科学》2020 年第 5 期。

李化成、沈琦：《瘟疫何以肆虐？——一项医疗环境史的研究》，《中国历史地理论丛》2012 年第 3 期。

李庆坪：《我国白喉考略》，《医学史与保健组织》1957 年第 2 期。

李永宸、赖文：《霍乱在岭南的流行及其与旱灾的关系（1820—1911 年）》，《中国中医基础医学杂志》2000 年第 3 期。

李玉尚、曹树基：《咸同年间的鼠疫流行与云南人口的死亡》，《清史研究》2001 年第 2 期。

李玉尚：《霍乱在中国的流行（1817—1821）》，《历史地理》第 17 辑，上海人民出版社，2001。

李玉尚：《近代中国的鼠疫应对机制——以云南、广东和福建为例》，《历史研究》2002 年第 1 期。

李玉尚：《民国时期西北地区人口的疾病与死亡——以新疆、甘肃和陕西为例》，《中国人口科学》2002 年第 1 期。

李孜沫：《清代（1816—1911 年）霍乱流行的时空特征、危险模拟与边界探测》，《地理研究》2020 年第 1 期。

李孜沫：《清代鼠疫流行的时空特征及其危险分区》，《干旱区资源与环境》2020 年第 9 期。

梁烈庭：《陕甘宁边区的卫生防疫及卫生运动》，《陕西卫生志》1985 年第 2 期。

梁其姿：《明清预防天花措施之演变》，《国史释论：陶希圣先生九秩荣庆祝寿文集》，台北：食货出版社，1987。

梁其姿：《麻风隔离与近代中国》，《历史研究》2003 年第 5 期。

梁其姿：《宋元明的地方医疗资源初探》，《中国社会历史评论》第 3 卷，中华书局，2001。

凌富亚：《民国时期西北地区现代医疗卫生事业的发展——以甘肃省为例》，

《西安文理学院学报》2015 年第 4 期。

刘炳涛：《1932 年陕西省的霍乱疫情及其社会应对》，《中国历史地理论丛》2010 年第 3 期。

刘锦增：《清末民国边疆地区疫情的治理与反思——以新疆鼠疫为中心》，《青海民族研究》2020 年第 4 期）。

刘俊凤：《近代公共卫生体系的建立与社会生活变迁——以民国时期陕西防疫处的活动为考察中心》，《社会科学评论》2008 年第 3 期。

刘牧之：《麻风病在中国医学及历史上的记载》，《中华皮肤科杂志》1956 年第 1 期。

路彩霞：《年中度岁与晚清避疫——以光绪二十八年为主的考察》，《史林》2008 年第 5 期。

罗尔纲：《霍乱病的传入中国》，《人民军医》1956 年第 7 期。

吕强、王昕：《民国西北卫生状况与防疫体系的建构——基于报刊舆论的考察》，《西安电子科技大学学报》2020 年第 3 期。

〔英〕马克·哈里森：《疾病的漩涡：19 世纪的霍乱与全球一体化》，邹翔译，《西南民族大学学报》2018 年第 2 期。

马明忠：《早期进入青海的天主教传教士考述》，《青海社会科学》2009 年第 6 期。

毛光远：《抗战时期青海蒙藏牧区畜疫防治述论》，《青海民族研究》2008 年第 4 期。

牛桂晓：《边疆·卫生·抗战：全面抗战时期西北地区卫生建设述论》，《日本侵华南京大屠杀研究》2019 年第 1 期。

庞京周：《中国疟疾概史》，《医学史与保健组织》1957 年第 1 期。

齐霁：《陕甘宁边区禁烟禁毒运动初探》，《甘肃社会科学》1999 年第 4 期。

秦爱民：《论抗战时期陕甘宁边区的医疗卫生工作》，《宁夏社会科学》2003 年第 5 期。

单丽：《从方志看中国霍乱大流行的次数——兼谈霍乱首次大流行的近代意义》，《中国历史地理论丛》2017 年第 1 期。

单丽：《中国霍乱始发问题辨析》，《中国历史地理论丛》2014 年第 1 期。

尚季芳：《亦有仁义：近代西方来华传教士与西北地区的医疗卫生事业》，

《西北师大学报》2011 年第 3 期。

孙忠年：《陕西医药期刊述略（1909—1949）》，《中华医史杂志》，1991
年第 2 期。

谈荣梅、陈坤、屠春雨：《气象因素变化与霍乱发病的相关性研究》，《中国
公共卫生》2003 年第 4 期。

谈荣梅：《气象因素与霍乱发病关系的生态学研究》，《中国预防医学杂志》
2004 年第 5 期。

田涛：《清末民初在华基督教医疗卫生事业及其专业化》，《近代史研究》
1995 年第 5 期。

王飞、王运春：《陕甘宁边区传染病防治机制》，《经济社会史评论》2020
年第 4 期。

王静：《清代走方医的医术传承及医疗特点》，《云南社会科学》2013 年第
3 期。

王鲁茜、阚飙：《气候变化影响霍乱流行的研究进展》，《疾病监测》2011
年第 5 期。

王荣华：《民国时期宁夏现代医疗卫生业述论》，《宁夏社会科学》2013 年
第 6 期。

王睿、姚远：《近现代陕西医学期刊的起源和发展》，《河北农业大学学报》
（农林教育版）2005 年第 4 期。

王小军：《中国史学界疾病史研究的回顾与反思》，《史学月刊》2011 年第
8 期。

王元周：《抗战时期根据地的疫病流行与群众医疗卫生工作的展开》，《抗
日战争研究》2009 年第 1 期。

魏长洪：《近代西方传教士在新疆》，《新疆大学学报》1989 年第 3 期。

温金童：《试析抗战时期陕甘宁边区的中西医合作》，《抗日战争研究》
2010 年第 4 期。

温金童、李飞龙：《抗战时期陕甘宁边区的卫生防疫》，《抗日战争研究》
2005 年第 3 期。

温金童、罗凯：《抗战时期陕甘宁边区的妇幼保健》，《医学与社会》2010
年第 10 期。

温艳、岳珑：《民国时期地方政府处理突发事件的应对机制探析——以 1930 年代陕西霍乱疫情防控为例》，《求索》2011 年第 6 期。

杨念群：《如何从"医疗史"的视角理解现代政治》，《中国社会历史评论》第 8 卷，天津古籍出版社，2007。

杨阳：《民国西北防疫处述论》，《新乡学院学报》2017 年第 1 期。

杨志娟：《近代西北地区自然灾害特点规律初探——自然灾害与近代西北社会研究之一》，《西北民族大学学报》2008 年第 4 期。

杨智友：《1942 年青海牛瘟案述评》，《中国藏学》2006 年第 3 期。

余新忠：《从避疫到防疫：晚清因应疫病观念的演变》，《华中师范大学学报》2008 年第 2 期。

余新忠：《复杂性与现代性：晚清检疫机制引建中的社会反应》，《近代史研究》2012 年第 2 期。

余新忠：《清代江南疫病救疗事业探析——论清代国家与社会对瘟疫的反应》，《历史研究》2001 年第 6 期。

余新忠：《医疗史研究中的生态视角刍议》，《人文杂志》2013 年第 10 期。

余新忠：《真实与建构：20 世纪中国的疫病与公共卫生鸟瞰》，《安徽大学学报》2015 年第 5 期。

余新忠：《中国疾病、医疗史探索的过去、现实与可能》，《历史研究》2003 年第 4 期。

余永燕：《烂喉痧（猩红热）病史考略》，《中华医史杂志》1998 年第 3 期。

张萍：《脆弱环境下的瘟疫传播与环境扰动——以 1932 年陕西霍乱灾害为例》，《历史研究》2017 年第 2 期。

张萍：《环境史视域下的疫病研究：1932 年陕西霍乱灾害的三个问题》，《青海民族研究》2014 年第 3 期。

张启安：《陕甘宁边区的医疗卫生工作和医德建设》，《中国医学伦理学》2001 年第 3 期。

郑大华：《民国乡村建设运动之"公共卫生"研究》，《天津社会科学》2007 年第 3 期。

郑怀林：《1932 年陕西霍乱大流行》，《陕西卫生志丛刊》1985 年第 1 期。

中国第二历史档案馆：《国民政府赈济 1942 年青海牛瘟档案史料》，《民国档案》1996 年第 2 期。

外文论文

Angela Ki Che Leung, "Organized Medicine in Ming-Qing China: State and Private Medical Institutions in the Lower Yangzi Region," *Late Imperial China*, Vol. 8 (1), 1987.

Helen Dun-stan, "The Late Ming Epidemics: A Preliminary Survey," *Ch´ing Shih Wen-ti*, Vol. 3 (3), 1975.

学位论文

曾达：《农林部西北兽疫防治处述论（1941—1949）》，硕士学位论文，兰州大学，2011。

李佳晔：《二十世纪三四十年代甘肃省卫生处研究》，硕士学位论文，兰州大学，2016。

李明慧：《近代陕西中西医交流与社会变迁》，硕士学位论文，陕西师范大学，2016。

单丽：《清代古典霍乱流行研究》，博士学位论文，复旦大学，2011。

单联喆：《明清山西疫病流行规律研究》，博士学位论文，中国中医科学院，2013。

王鲁茜：《中国伤寒和霍乱的时空分布及气候地理因素的关联性分析》，博士学位论文，中国疾病预防控制中心，2011。

后　记

　　《现代化视域下的西北瘟疫防治"本土经验"演化（1850—1949）》得以出版，幸得学校资助。它源于我主持的国家社科基金结项课题，更是对我心心念念之"西北问题"的思考的继续——它是关涉中国研究之关键命题，且已然超越"近代"之时间界限。然而，心愿虽可期且可据小而为，却难免言辞不达，以致或言犹未尽，或困囿于目下眼界，妄自断言而多有遗漏。此情势下，期许固存，忐忑更多，故书写"后记"以作"报告"或"补救"。

　　历史时期，灾、荒、疫、病曾交相危害西北，此深度影响西北社会发展和民众对灾、荒、疫、病的文化心理调适，以及此间国家—社会关系演进中的权势转移与秩序重构。然而，西北作为可呈现前述命题的一典型差异化"样本"，受学界之关注远不及东南、华北甚至是西南地区。事实上，既有研究所做论断未必是1850—1949年西北瘟疫防治的全部知识镜像，其理论思考缺失属客观存在。因此，这本小书基于对"本土经验"的严格界定而力图陈述下列论断：近代西北瘟疫防治"本土经验"演化关涉社会变迁和区域社会发展现代化转型，它呈现出的"传统—现代"间承继、融汇的特质，既关涉内生性思想文化资源和嵌入性新知识的调适与融合，又关联于现代国家建构，更是现代中国之建设需基于自身历史连续性、主体性顺势而为的历史论证。而且，国家主导作用发挥被镶嵌入其对"社会精英"的引导与合作并存的行动架构中，并由二者共同扮演新知识、新制度供给者和新观念、新风尚塑造者的角色，此或可说是现代中国建设在后发地区践行之独特路径。若此，因应"现代性"嵌入而势必在社会生活领域出现的对"公共领域""地方自治"等命题的讨论，似乎就很难出现于近代西北瘟疫防治实践中，至少是不同于东南社会。相反，它在促成公共事务及其治理领域不断拓展的同时，更驱使国家借此以"政府—社会"合作的形式将其权力触角深入民众生活各领域，从而完成社会政治动员和资源整合。前此镜像或根因于西北之工商发展程度较低。这更显示出近代中国转型路径的多歧或曰非均衡性，此同样是根因于历史时期以来中国自身发展的非均衡性。

在此，我应对小书的题目何以涉及"现代化"概念做如下说明。因需迁应学校科研强调学科辨识度要求，又结合小书原论核心问题，即社会变迁或区域社会发展现代化转型中的"国家主导与地方实践"，我最终以"现代化"概念替代"国家主导与地方实践"，并据此将书稿大做整修，呈现为现在的"模样"。其间，"中国早期现代化""中国式现代化早期实践"等提法都曾进入眼帘，但是，即便想凸显历史连续性，亦必须注意"中国式现代化"的规范性内涵与"中国早期现代化""中国式现代化早期实践"的关键区别。而且，小书研究时段纵跨晚清—民国或曰新、旧民主主义革命时期。最终，经权衡思虑，即成现在题目。英文语境中，"modern"内含"近代、现代"之意。它不仅与 ancient、contemporary 形成对照，又与 ancient、ancientry、contemporary、modernize、modernization 等构成一组概念谱系。其无论属形容词、动词或名词，抑或是在表达中形成动宾结构或系表结构，都已然对应于深刻的时代、价值内涵，迥异于不同历史、文化环境下的"世界观"和"方法论"。中文语境中，"近代""现代""当代""现代化""现代性""中国早期现代化""中国式现代化"同样已成概念谱系，且对应于 1840 年以降宏阔历史及其内涉的多元现代性。因此，小书中少量涉及的"近代"概念使用，仅为凸显其时间维度且基于约定俗成，其余涉及的"传统""现代""现代化"这类概念使用更意在凸显新、旧价值内涵变化。小书所论瘟疫防治本土经验是指经长期累积而成的瘟疫防治的观念、知识、制度和技术举措及其势必关涉的组织、机构变迁等的总和。基于"传统"与"现代"比照，"本土经验演化"外显为瘟疫防治具体举措，也就是指西北为推进防疫公共卫生建设而建立新组织机构，采行新的政策、措施和制度，颁行现代卫生防疫法令和开展防疫社会动员，等等。它们关联于现代国家建构中的"理论知识"和"实践经验知识"的主动或被动引入及其显性化具体行动，而又势必是现代中国之建设在西北展开的实在表现。若此，小书所谓"本土"的空间范围，也可以进一步拓展为涵盖西北在内的整个中国。

还应报告或曰敬请见谅者：因史料运用涉及时段问题，最终促成小书将研究时段定格于1850—1949年。较多运用方志、报刊、档案等资料或许是小书的特色，但是，对医书、医学刊物等史料的运用还有诸多不足。而且，小书虽开篇即称疫病史、灾荒史、环境史、文化史相融是目下"新史学"研究的新动向和热点，但是，着力从环境史视角分析问题的功力和谋篇布局的欠缺亦是笔者后续研究亟待补救处。

最后，小书得以出版，我还应感谢诸多提供帮助之人。其中，西南政法大学马克思主义学院学术委员会全体同人、学校科研处和学院领导的宝贵意见和真诚支持都令我铭感在心！社会科学文献出版社编辑团队的认真负责，亦是小书能呈现在读者面前的关键支持。

谢　亮

2024 年 5 月 27 日